双心医学和精神医学
——临床实践与理论再认识

Psychocardiology and Psychiatry：

Clinical Practice and Theoretical Recognition

审　　校　胡大一

编　　著　梁　军

图片设计　梁　虓

北京大学医学出版社

SHUANGXIN YIXUE HE JINGSHEN YIXUE——LINCHUANG SHIJIAN YU LILUN ZAI RENSHI

图书在版编目（CIP）数据

双心医学和精神医学：临床实践与理论再认识 / 梁军编著 . —北京：
北京大学医学出版社，2024.10
ISBN 978-7-5659-3107-9

Ⅰ.①双…　Ⅱ.①梁…　Ⅲ.①精神障碍－诊疗②心脏血管疾病－诊疗
③精神病学－诊疗　Ⅳ.① R749 ② R54

中国国家版本馆 CIP 数据核字（2024）第 054299 号

双心医学和精神医学——临床实践与理论再认识

编　　著：梁　军
出版发行：北京大学医学出版社
地　　址：（100191）北京市海淀区学院路 38 号　北京大学医学部院内
电　　话：发行部 010-82802230；图书邮购 010-82802495
网　　址：http://www.pumpress.com.cn
E-mail：booksale@bjmu.edu.cn
印　　刷：北京信彩瑞禾印刷厂
经　　销：新华书店
策划编辑：高　瑾
责任编辑：畅晓燕　　责任校对：靳新强　　责任印制：李　啸
开　　本：889 mm×1194 mm　1/16　印张：11　字数：310 千字
版　　次：2024 年 10 月第 1 版　2024 年 10 月第 1 次印刷
书　　号：ISBN 978-7-5659-3107-9
定　　价：89.00 元

本书由

北京大学医学出版基金资助出版

序

不求扬名立万，但求解除病痛，不只求为一个人解决病痛，更求为更多人在更大程度上解决病痛，当是医者毕生之追求。

自从 1995 年我悟出并提出"双心医学"以来，如今已近 30 年。至今，双心医学的学术组织和从业人员表面上看起来蓬勃发展，但我看到更多的是开展具体业务时的举步维艰。为何？

想来至少有以下三个主要障碍。

一是当前的医疗现状：双心医学无论对从业者本人还是医院相关负责人，经济效益都不理想，再加上服务耗时费力，能长久坚持下来的从业者少之又少。

二是双心医学的理论：双心医学无非是精神医学在心脏病学中的运用，而精神医学目前所涉门类庞杂，各种理论充斥其中，但从临床医学的角度看，精神医学诊断的现行依据是现象学［包括症状（群）、病程特点和预后，还包括患者的睡眠与情绪、人生经历、生活事件、性格、就诊的经过及就医过程中产生的医源性问题］，而精神病理现象变化无穷。梁军大夫自谦说他比较愚钝，在精神科临床摸爬滚打了十多年后才大致掌握了这一套诊断技能，然而，即使其他的双心医学专业人员更聪明，至少也要数年才能熟练掌握，并且实际上多数人的受训时间远远达不到这一界限。精神病理现象的医学术语虽然称不上佶屈聱牙，看上去每个字都很普通，但组合起来偏偏不那么容易掌握，所以很多从业者常常用评定量表对患者进行评估和诊治。如此，受训后的从业人员可能同质性很高，但要知道通过现象学所构建的理论有"空中楼阁"之嫌，虽有"透过现象看本质"之说，但能在多大程度上看出多少本质很值得怀疑。无疑这是精神医学的弱点，也反映了人类目前对大脑作为一个复杂系统的认知局限性。

三是患者与亲属乃至社会对精神（心理）障碍中出现的躯体症状不理解，对精神（心理）疾病较普遍地存在病耻感，并且对治疗药物存在偏见。

在双心医学临床治疗中，药物和心理治疗是两类常用方法，每个从业人员根据自己所掌握理论的不同在治疗中侧重点不同。最近看到国外有精神医学专家撰文说精神障碍的治疗，"怎么开药"比"开什么药"更重要，还能找到支持的证据或观点，这倒是得到大多数相关从业人员的支持，但也或许是对当前现实的无奈之词，因为理论上本应该是"开什么药"比"怎么开药"更重要才对。所以，双心医学的从业者即使临床上取得了比较满意的疗效，也不要忘记可能存在的陷阱，因为双心疾病往往比精神专科的精神疾病更轻，而且很多时候是你对患者的态度和诊治患者的方式产生了强大的安慰剂效应，这无疑对缓解疾病是有益的，但还是需要根据理论在"开什么药"上多下些功夫，使得用药更恰当，与安慰剂效应结合使用效果才更让人满意。

医疗现状的问题作为临床医生个体似乎难有作为，但理论上的问题应有可为，只不过要看在什么时候。大众对精神疾病的不理解、病耻感和偏见，也需要将理论变成百姓容易理解的科普内容后，日久才会消解。

值得欣喜的是，在看了梁军大夫的书稿后，我感觉精神医学从宏观的现象学到微观的大脑结构，再到超微观的神经递质、受体和酶等，有了较以前理论更清晰的逻辑联系，使得精神疾病的诊断和治疗似乎有了相对清晰的生物学基础，使得能被人感知的精神症状与无法被人感知的微观和超微观的变化之间有了相关性，尽管这种相关性目前从临床角度还无法被"生物学标记化"。这当然也使双心医学工作者受益，尽管仍要费口舌地向患者尽可能解释清楚。

本书分为双心医学——现行理论与临床实践和

精神医学——问题、理解与理论再认识两部分。第一部分是论述当下的精神医学理论如何在双心医学实践中得到体现和运用，与临床实际密切结合，相较之下，双心医学工作者会看到与自己所掌握的理论和实践运用有何不同。第二部分先从精神医学临床实践的实际问题出发，再借鉴他人的发现，结合自己的实践经验和感悟，重塑了精神医学理论。之后又有临床案例示范和常见问题的个人解答，可以看到理论如何指导了实践。双心医学同样可以"拿来"使用。

难能可贵的是，梁军大夫多年与我一起出"双心医学"门诊，他在书中结合自己在精神科和非精神科的从医经历，指出了学习双心医学和精神医学过程中个体和群体的问题，提出了自己的观点。

在非精神（心理）科经常遇到因精神（心理）障碍所致的躯体不适患者，而非精神（心理）科（如心内科、消化科等）的医生和护士识别和解决"双心医学"临床问题的知识与能力普遍欠缺，迫切需要更多专著和教材。梁军大夫既热爱并刻苦读书，又注重临床实践，他在疫情期间孕育成这本专著，是非精神（心理）科专业人员学习理解"双心医学"的好书。

掩卷细思，似乎意犹未尽，希望梁军大夫将来查漏补缺，细化、深化理论与实践中的有关叙述，也希望双心医学和精神医学工作者读此书后如我一样，受益匪浅，同时在未来可能的情况下，加强两个专业间的合作，互相取长补短，造福更多的患者。

是为序。

2024 年 6 月 14 日

前言

跟随胡大一老师从事双心医学临床实践已有十多年了。回想起来真是不知道人这辈子的际遇会如何。记得2005年"五一"国际劳动节前，胜利老师说他抽不开身，让我陪胡大一老师去我的老家进行义诊活动。能回老家又能为"娘家"单位干点事，我欣然应允。此后，我慢慢地与胡老师熟络起来，并一直跟随老人家下基层、走边疆，进行双心医学的服务。在这一次次的行动中我看到了一些问题，也学到了以前只在精神科学不到的知识。想来至少有以下收获：

第一，对精神科出现的涉及心脏的问题不再犯怵。如今，经验丰富的精神科医生也难免碰到此类问题，会让患者先去心脏科看病。在接触双心医学之前，我也一样。但现在我大多能听出患者到底有没有真正的心脏病，患者的表现跟心电图所示及心血管影像学结果等有无关联，不会盲目将患者推给心脏科。

第二，比以前更加理解精神（心理）问题患者中的非器质性躯体症状，而不是过去认为的，此类症状是精神障碍的从属症状。

第三，胡大一老师提出的"五大处方"，不仅适用于躯体疾病，同样适用于精神疾病。

第四，精神疾病的预防策略同躯体疾病的策略一致。

第五，注意饮食和运动，养成良好的生活习惯，即生活方式要健康。

临床实践中，总是遇到诸多问题，诚如下文所述。

一种叫法

目前，"精神"和"心理"这两个词的使用比较混乱，还是胡大一老师说得比较干脆，精神就是心理，心理就是精神。即使是专业名词和术语的运用，人们也往往难以免俗，专业人员似乎不俗，实际也来自世俗，譬如"国家精神心理疾病临床研究中心"这样的名称，也是"精神""心理"都能兼顾，而不必非要求其含义唯一。所以书中所言精神（心理）问题、障碍、疾病，专业上含义均不一样，但大家可以大概认为是一个意思。因为最后，如果从其生物学基础来看，实际上没有太大的区别，只是人为地有不同的理论背景支撑而已。为了兼顾涉及双心医学的术语，本书中统一称为精神（心理）问题、障碍或疾病。

两个路径

大家都清楚临床上要解决患者的问题，首先要做诊断，之后进行治疗。所谓"第一路径"是按照从过去发展到如今，精神医学界公认的路径来认识治疗精神（心理）疾病，即先识别症状，再进行症状组合并考虑病程特点等，对患者的疾病进行鉴别诊断和诊断，再根据教科书、指南和最新研究等对患者的疾病进行相应的治疗。这个过程我将其称之为"第一路径"。

如果第一路径完成后患者的病情转归不佳，甚至更多的患者如此，我们是否就此结束，只是让患者"望梅止渴"或者"画饼充饥"地等待新技术、新理论的出现，更以此来为自己诊疗的效果不佳找到统计学数据的支持而就此欣然接受呢？

不！

我想还有一种可能，就是在第一路径的基础上，将第一路径中的理论重新认识使其更加合理，运用重构的理论进行治疗后，患者的结局可能更好，这个过程我将其称为"第二路径"。尽管目前还没有更多的证据支持，但关键是要先有少数人观念上的改变，才会转变研究范式，才能积累越来越多的证据。只是这个过程恐怕要走很长的路，需要更久的时间。在等待这些研究证据的同时，另一种形式的研究——临床实践，也在积累一些证据，只是在从事研究的人来看不那么"硬气"而已。但无论如何，"实践是检验真理的唯一标准"。

两个路径的选择取决于医生自身，大多数肯定还是愿意走第一路径。我提出第二路径不是否定第一路径，而是多一条路径，至少应该可以作为第一路径的补充。

其实，我也曾是"第一路径"上的常客，略知其中的是非曲直、酸甜苦辣，更有不少困惑和遗憾。困惑和遗憾在这次新型冠状病毒肺炎（COVID-19）疫情之前的一段时间特别明显，若有所悟也常被质疑。最明显的是，在双心医学服务中，我似乎总是能从存在双心问题的患者中找到所谓不典型双相障碍的表现，这又似乎与更早对这类患者的判断不同，连胡大一老师都拿文献提醒我是不是"过度"诊断了。所幸疫情开始后的一段时间里，倒是有时间多读几本书，包括经典的教科书。某一天，不知为何就将所看的书、行医的困惑和感悟的信息融合到一起，渐渐地似有所悟。

第二路径是对第一路径痛定思痛后的修整，而非空穴来风。诸君会问：有何证据？窃以为真要把大家所需证据拿出来证实或证伪，恐非几年、十几年甚至数十年之功所能达成。倒不如立于现有理论之上，开动脑筋，重新摆设原体系中的建构，否则到本世纪末似乎也看不到美妙的前景，因为原有理论框架已把从业人员的思维"框住"了。

三个属性

"伽利略把音乐的音调归于空气振荡的波长。音符的高低视其弦线在某一特定时间内的振动次数而定。他告诉我们，只有当振荡波有规律按节奏地传导入我们的耳朵时，它制造的音响才会听起来和谐有韵律。他还说，只有那些能通过数学表达的物质特性（如维数、位置、运动及密度）才真正属于物质，而其他特征如声音、味道、气味、颜色诸如

此类，只能产生于人的意识中，没有活生生的观察者，就没有这些特征。他假设，有朝一日这些次级属性也可以转化为能用数学测量的一级属性。"这是《人类文明史》[1]中关于17世纪伽利略对音乐认识的描述。我们不妨借用伽利略的理念，将精神（心理）问题的表现和体验称为其次级属性，患者因为出现症状而致其功能改变，称为其三级属性的变化，可惜的是至今为止我们对导致出现次级和三级属性变化的一级属性变化却不甚了解，兜兜转转在次级和三级属性里说来说去，理论不少，效果堪忧。精神（心理）问题的一级属性变化应当是身体微观生物学变化，可惜目前的技术手段无法直观地呈现给世人，推测的成分居多。等未来一级属性里的变化可以呈现给世人且能进行数学测量，其科学性就会不容置疑，疗效也会更加确切。

关于本书

本书主要分为两部分，第一部分主要涉及双心医学的精神医学有关知识和临床实践，都是第一路径中的内容；第二部分主要谈到第二路径，同样也都适用于双心医学和精神医学。

既然本书谈的是对双心医学和精神医学的临床实践和理论再认识，本书的读者想来应该主要是从事双心医学和精神医学的同道，其他有兴趣的读者当然也在欢迎之列。

阅读文字如与人隔着时空"意谈"，味同嚼蜡自当弃之如敝屣；如拍案而起，弃之不顾，算是不欢而散；倒是愿意高山流水，会心一笑，如此可称得一知己。我虽弹不出高山流水之音，但也愿得一知己。所写几行小字，能有一二人愿读亦足矣。我深知，所写酸腐定会漏洞百出，愿读者不吝赐教。我的理解仅供同道们参考。

拙作得以出版，首先要感谢我的老师们，他们是我在北京大学第六医院精神科的老师们和心血管科领域的前辈胡大一教授，是他们引领我进入精神医学和双心医学领域，不仅让我学习了知识，更让我学会独立思考。尤其要感谢胡大一老师年逾古稀还认真地逐字逐句阅读和修改书稿并欣然作序。从他为心脏科患者看病的过程和提出"双心医学"并身体力行的效果来看，无愧于上海的王乐民教授曾

说的，"胡大一老师是中国近百年来少有的杰出医学家"之评。当然，还要感谢我遇到的形形色色的患者"老师"，是他们让我学到书本上学不到的知识，也使我更懂得对书本知识的灵活运用和对书本知识的纠错纠偏。

本书成稿时，鉴于图片修改问题而请出正在大学学习的有绘画特长的儿子梁㠭进行图片设计，后生可畏，感谢他的鼎力相助。

本书得以出版，感谢北京大学医学出版社编辑部的冯智勇、高瑾和畅晓燕老师，他们为本书的书名以及内容的编排提出很多宝贵的建设性和专业性建议，在此一并致谢。

梁 军

2024 年 5 月于北京

目录

第 1 部分

双心医学——现行理论与临床实践

第1章

什么是双心医学？

一、学术定义

对于双心医学，有教材如此定义：研究心血管疾病和心理因素相互关系的医学。通过综合干预情绪因素和行为异常，改变不健康生活方式，提供给患者一些方法，改善心血管疾病患者的生物学因素，从而提高患者的近远期预后[2]。

虽说此类定义学术味道很浓，也无可非议，但很容易使人误解，另外多少有些"犹抱琵琶半遮面"之意。若看双心医学的英文 psychocardiology，翻译过来无非是"心脏"或"心理"谁在前后的问题，倒很少有人愿意将其翻译成精神心脏病学。看来"精神"一词较为可怕，容易使人联想到精神病，人人惧之、避之而不及，就连从事相关工作的很多医师也不例外。英文字典里对应"精神"的词有两个：psyche 是指控制人态度和行为的心灵——最深处情感；mental 是指人心灵的健康或状态。看来人的精神既可以是健康的，也可以是不健康的，甚至是病态的。也难怪，很多人对其有耻感或病耻感，无非是精神障碍（也可广义上称精神病）在某种程度上具有道德含义[3]，分析原因可能有以下几方面。

1. 基因记忆　当今的人类是进化而来的，精神问题一直伴随着人类，早期不知道精神问题从何而来，觉得它神秘而怪异，就将其归因于鬼神作怪或遭受惩罚之类，唯恐避之而不及，这就自然在人类及其文明的基因中留下了"记忆"。

2. 病因不明　不要说人类早期，即使是在科技日新月异的今天，人们虽然锲而不舍地想弄清楚精神障碍的病因，相关研究的结果也能订册成书，甚至算浩如烟海，但从根本上仍然没有弄清楚。人类对原因不明的东西总是充满恐惧（也可能好奇），

这也是人类对精神障碍深有耻感的原因之一。

3. 控制不灵　虽然经过百年发展，精神障碍的治疗得到了很大的改观，但还是不尽如人意。对于不能很好控制的东西，人类也会感到恐惧，进而有耻感。

4. 科普不力　虽然经过努力，大众在一定程度和一定范围对精神障碍有所了解，但毋庸置疑的是，关于精神障碍的知识，大众化程度远远不够，学界和大众之间的距离还很远。大众不了解甚至误解或错解也使得人们对精神障碍羞于启齿，除非自己或者自己的亲友出现了相关问题，才会真正想去了解相关问题。当然，这也与学科本身复杂性以及目前从业人员理解的局限性有关，比如理解不恰当的专业人员所进行的科普就会不尽如人意，有时反而起到不良的作用。

看来医患之避讳，可以理解。据说某精神专科医院更名为某心理医院，"生意"（请原谅用这个词）较前大为改观，可见观念的力量不可小觑。

二、临床定义

从临床实际上讲，双心医学无非是精神医学（精神医学也比精神病学好听）在心脏科的应用，是二者的交叉。为什么不是医学心理学与心脏病学的交叉融合？虽然心理咨询和心理治疗也能满足一部分临床需要，解决一部分临床问题，但如果从学科设置大家不难看出，医学心理学属于应用心理学，精神医学乃属于临床医学，只是不太受主流医学的重视而已。患者去心脏科大多是去看病，有了精神（心理）问题就要进行相应的医学分类诊断，而心理咨询师或心理治疗师可能大多不太熟悉精神障碍的分类和诊断，他们更喜欢将患者的心理

问题归因于社会心理方面。就临床所见，即使半路主攻心理治疗的心理治疗师出身于精神科，也变得更喜欢将患者的心理问题非生物因素化。据说，在国外心理治疗师大多是没有处方权的，故其不属于临床医生之列。可见，双心医学是精神医学融合于心脏病学，为解决患者实际问题而自当存在的交叉学科。它延伸于精神医学，有其自身的特点。

在我国，作为一个新兴学科，双心医学始于胡大一教授，成于胡大一和于欣教授的一拍即合。

三、心身医学的引入

双心医学临床实践中，常常又引入心身医学，这倒不必太大惊小怪。心身医学实际还包括神经精神医学、肿瘤心理学、功能性胃肠病学等分支学科，双心医学只是其分支学科之一。其引入一是可以避免耻感和病耻感，二是引入某些国家在此领域的特定叫法而已。值得一提的是，不必因此而另立一套概念和理论，或者是面对各种概念、理论的"大杂烩"，游移于不同的"套路"之间，否则临床上的各种说法极易引起混乱。还是遵循国际通行的《国际疾病分类》（International Classification of Diseases，ICD）和《精神障碍诊断和统计手册》

（Diagnostic and Statistical Manual of Mental Disorders，DSM）为好。

四、双心医学中的 WICOS 问题

作为心脏科的一种服务，如果是心脏科医生本人来服务，先后主次，他自会分得清楚。但目前的情形是很多非心脏科医生进行精神（心理）服务，作为团队服务的一部分展现（其他还有运动治疗师、营养师），团队中的"领头羊"是谁？据说，这是医学里的 WICOS 问题，即 Who Is Captain Of the Ship？显然，心脏科医生是这个团队的"船长"。如同说话、运动是大脑功能的一部分一样，卒中后很可能这些功能受损，人的精神心理也是神经系统（或者说主要是大脑）功能的一部分，神经系统出现问题，既可能出现神经病的表现，也可以出现精神（心理）问题，还有可能出现与中枢神经系统相连的自主神经系统支配的各部分症状（却找不到这些部位的器质性病变或与表现不相称的器质性发现）。这或许也是大多数精神科医生从事生物精神医学服务的原因所在。

临床双心医学服务，尽管不可避免地会涉及儿童，但限于本人自身的局限性，本书仅叙述涉及成人的部分，而不涉及儿童的双心医学问题。

第 2 章

双心医学临床诊治过程

临床上患者前来就诊大概要经过如图 2-1 所示的诊治过程。就诊时，医生开始收集患者的相关资料，包括患者的一般资料，如年龄、性别、婚姻状况等；病史涵盖家族史、既往史、现病史，女性还有月经、婚育史；最后别忘了记录患者给你的整体感受和某些关键细节。

接下来是诊断，在完成诊断之前，医生在对上述患者相关资料的分析理解基础上要对患者进行检查，包括体格检查、实验室检查、辅助检查以及精神检查。然后对患者目前的状况进行横断面的判断，即所谓"症状学诊断"。有人看到写着"××状态"，就称之为"状态学诊断"，实际上并没有这个术语。症状学诊断对应的疾病分类学诊断是非唯一的，如同在非精神（心理）科所见的"发热""心悸"之类，最后要进行疾病分类学诊断，即 ×× 病或 ×× 障碍，使得诊断变得相对唯一。当然，最后的疾病分类学诊断可能越细化越好，比如，心境障碍不如抑郁障碍细化，抑郁障碍不如复发性抑郁障碍细化，复发性抑郁障碍不如"复发性抑郁障碍，目前为不伴精神病性症状的重度抑郁发作"细化。不过，有一种情况例外，就是为了规避某些规定，避免给患者带来不必要的麻烦而使用相对含糊的诊断名称，如某些患者是双相障碍，但如果写明，根据相关规定就需要通过上报系统将患者情况上报，而实际上患者，至少是很多患者并无肇

事或肇祸风险。此时，写上"心境障碍"的诊断是为了保护患者，这种情况下，至少医生本人要明白如此书写的具体原因是什么。不过，疾病分类学诊断中还有另一种趋势就是目前受 DSM-5 的影响，平行诊断变得流行起来，它的好处是不会丢掉患者身上出现的问题或症状，但也有深层的弊端，就是医生慢慢不再深究患者症状之间的关系，而使得医生对患者疾病的理解碎片化，对患者疾病的整体把握可能会差强人意，也使得处理患者时不得要领、主次不分，或表面上面面俱到，实际上画蛇添足。

明确诊断后，接着是进行治疗。双心医学中精神（心理）问题的治疗可大致分为药物治疗和非药物治疗。非药物治疗包括心理咨询或心理治疗、物理治疗，也可包括运动疗法，只是运动疗法多被单独列出，并非为解决精神（心理）问题所独有，故此处不作单列。按理说，非药物治疗也包括精神外科疗法，只是这种方法即使在精神科也罕见使用，故而不再强调。目前来看，药物治疗和心理咨询或心理治疗更被医生推崇，至于优先采用什么治疗主要取决于医生对疾病本身和相应治疗方法的理解。医生对疾病的理解若倾向于生物学，更喜欢用药物治疗；若倾向于社会心理，则更愿意推荐心理学治疗，如今风靡的正念疗法即是如此。

治疗后，患者疾病的疗效如何，有无副作用，短期、中期和长期有何变化，都需要随访加以了

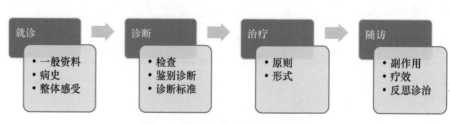

图 2-1　双心医学诊治过程流程图

解，好则巩固，不好则需调整治疗。如果在某诊断之下，所有的方法都得以规范使用，效果本该好却不见好，或者先好后不好，或者时有变化，反过来就应该考虑是否诊断本身或者治疗中哪里出现问题。可见，临床诊治过程可以是单向的直线活动，也可以是循环往复又螺旋上升的活动，有时还可以是跳跃性活动，直到取得目前为止被大家公认的效果为止。当然，如果一个医生能比多数医生取得更多、更好的效果，则更佳。

医生的诊疗活动是一个动态过程，在此为了叙述的方便将其分开而论。显然患者就诊与医生的诊断是一个互动过程，一般来说，更多的主导权掌握在医生手中。因为理想上恰当掌握了医学理论和技能的医生才会更好地接诊和做出适当的诊断。但要让一个医生达到如此理想的状态是一个漫长的过程。

第3章

双心医学中精神（心理）问题的诊断

不同于脑器质性疾病和躯体疾病的诊断，精神（心理）问题的诊断过程具有如下特殊性[4]。

1. 患者心理 双心疾病患者中，不少人存在病耻感，自觉或不自觉地排斥精神（心理）问题的判断，否认或敌对自己存在这类问题，对检查治疗不合作。

2. 诊断依据 由于精神（心理）问题本身特点，决定其诊断较少以生物学标志物和物理检查结果作为诊断依据，而主要以症状学为依据。

3. 诊断思路 精神（心理）问题诊断过程中，主客观冲突最为突出。由于无法借助医疗仪器检查获得客观数据和影像，医生的主观推理判断所起作用更大，但更常见的是不理解躯体不适症状与精神（心理）问题的关联，也容易失去约束。

4. 医生心理 处理精神（心理）问题时，医患之间有更多的情感卷入，有时这种情感卷入足以影响症状的认证和疾病的诊断。

要想逐渐掌握对双心医学中精神（心理）问题的诊断，就要牢记 ICD-11 和 DSM-5 相关诊断标准，在与患者的互动中，并在有经验医生的督导下，由具体到抽象、再由抽象到具体，通过反复锤炼才能逐渐掌握这些诊断标准。

记得在对双心医学感兴趣的同道微信群里，国家卫生健康委发布《精神障碍诊疗规范（2020年版）》时，有些同道称"精神障碍居然有这么多种！"可见，其对精神（心理）问题的熟悉程度不足，同时也反映了精神（心理）问题诊断的复杂性。

一、病症分离

双心医学中的一种现象是病症分离。双心医学实践中，患者的症状学特征常为症状多部位、多样

化，不同时间发作的症状可不同或不一致；有些主诉症状用生物医学模式不能或难以解释，如支架会响动、脑鸣等。"病症分离"是胡大一老师对某些患者病情的总结，包括两种情况：第一种情况是患者的躯体疾病或病变无法解释其症状，如患者存在冠状动脉粥样硬化，没有冠心病，却心慌、胸闷，尤其是心慌、胸闷与运动无关，还比如患者仅有期前收缩（早搏），却头晕、耳鸣；第二种情况是病变在患者身上，症状却在他人身上，如儿童的早搏，反复追问患早搏的孩子，其并无任何不适，但经过某些医生对早搏的不正确解释后，家人很担心孩子会发生心源性猝死而出现焦虑症状（原本没有相关疾病）。

双心医学如今在国内方兴未艾，虽然更新版的《在心血管科就诊患者心理处方的中国专家共识（2020版）》[5]已经发布，但从临床实践看，不尽如人意。究其原因，其中之一就是精神（心理）问题的诊断和治疗不同于心脏及心外脏器或系统疾病，尤其是诊断模式。

如今的医疗现状导致医生从无时间问诊和与患者充分沟通，到认为问诊的必要性不大，医生以单纯的生物医学固化思维进行诊断，加上影像学等诊断技术快速发展，很多临床医生的诊断套路太过于依赖各种实验室和影像检查，反而使本应是医生基本功的问诊和物诊受到冷落，也使得医生对疾病的直觉理解越来越淡，而精神（心理）问题的识别恰恰需要这一点。

二、双心医学的诊断过程及所遇疾病

（一）从诊断过程谈起

从患者踏入诊室的那一刻起，甚至是未入诊

室而先闻其声，或者听其敲门声，或见其被带入诊室的面貌，当是既初步看到来者为何人，又看到其病的大致外在表现。接着是按照"五指原则"（图 3-1）诊断。按照手指的功能，拇指和示指占到整个手功能的一半，也就是问诊和物诊再加上必要的床旁检查，就能诊断大部分疾病。可惜的是，如今的临床有将"五指原则"倒挂之势。问诊时间短暂，被戏称为"三句半"。实际上一般几分钟是诊断不出结果的，所以胡大一老师说"三分钟不看病"。一般来说，诊断先从患者的不适入手，问清是什么症状，有什么特点，跟其他有类似表现的疾病鉴别点何在，然后构建综合征，最后确定诊断，进行治疗。然后是系统随访。

（二）心脏科会遇到什么疾病？

如图 3-2 所示，在心脏科可以见到三类疾病：一是心脏疾病；二是心外（躯体）疾病；三是精神（心理）问题或障碍。当然也可以是这三类疾病的不同排列组合形式。心脏科医生前往其他科室会诊更容易遇到排列组合式的疾病存在。然而，现代医学的一个趋势是分科细化，导致专科医生所学受限，而患者的病不会专科化，所以专科医生

有时候处理患者就会遇到难题，尤其是大家不太熟悉的精神（心理）问题。当然，还可以遇到的一类情况，大致可以称之为"无病"。比如平时并无不适，但体检后发现检查项目中一个或几个并无临床意义的结果，医生没有恰当解释，患者心怀不安，时间稍久可能真的出现类似"心脏相关"症状，这是一种医源性伤害。更有甚者，听说或目睹亲朋好友猝死于心脏病，更容易出现类似"心脏相关"症状，有时表现为恰似猝死者死前的症状——濒死感。

三、诊断标准

双心医学中的精神（心理）问题其实就是心脏科所涉及的精神（心理）障碍。我们先看看精神（心理）障碍诊断的 4 个标准：①症状学标准；②病程标准；③严重程度标准；④排除标准。为了学习和理解的需要，可把整体的患者分解为人和其病，而其病又符合人为的 4 条标准。这里首先提醒的是，无论先分后总、还是先总后分、还是兼而有之，都是要求医生从总体和细节上把握好患者。

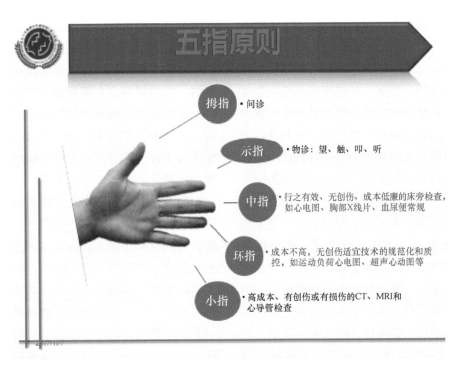

图 3-1　"五指原则"诊断法

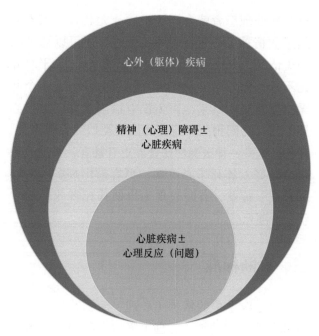

图 3-2　心脏疾病、心外（躯体）疾病与精神（心理）障碍的关系

（一）症状学标准

双心医学精神（心理）问题的诊断中要看症状的主次、症状之间的关系、发生发展的过程及其排列组合的恰当性。还有一些修饰性术语，在专业人员交流时会经常用到，需要双心医学的医生掌握。下面简要介绍有关描述性精神病理学的几个术语和概念[6]。

1. 主观和客观　在一般医学中，客观是指医生所见的表现，如水肿、震颤，严格而言仍是医生本人的主观判断。在精神医学中，客观是指在晤谈中观察到的特征，即患者的外表和行为。如在评估抑郁时，患者诉说情绪低落和想哭是主观特征；而医生观察到患者愁眉苦脸和哭泣，甚至动作迟缓则是客观特征。二者的结合则证据更为有力。如果患者在晤谈中行为举止都正常，医生便记录为"有主观诉述，但客观上见不到抑郁（征象）"。然后医生应该找到为何主客观之间存在差异，再决定应如何做出诊断。一般而言，客观征象更具诊断价值。因此，如果客观证据充分，即使患者否认有主观的抑郁体验，医生仍然可以做出抑郁的诊断。反之，即使患者诉说情绪低落突出，医生仍可对此提出质疑。实际临床上，这两种情况都存在，只要患者不是诈病或做作，诊断都可成立。有趣的是，如今临

床上许多患者的症状越来越不典型，这就需要医生的学识与时俱进，不宜墨守成规。

2. 形式和内容　根据目前对精神疾病的认识，区分精神症状的形式与内容是有益的。因为症状的形式对诊断更具决定性，而内容对处理的具体措施更具指向性。如果一位患者划伤手腕或胳膊，有的人称如此做是让自己有痛的感觉或看到出血说明自己还存在着而感到高兴或让自己舒服些，还有的人是想自杀而没有完成。前者属于自伤，后者属于自杀未遂，形式类似，内容不同。后者可以作为诊断抑郁的症状之一，处理中要严防自杀，前者一般不会有生命之虞，处理时只需设法缓解患者自伤时的病态体验即可。

3. 原发和继发　这对术语意义有二。一是时间上原发意味着首先发生；二是因果关系上原发说明"直接起源于病理过程"，而继发则是"对原发症状的反应"。这对术语在临床实践中更多地用于时间意义上，而不涉及对因果关系的推测。然而，许多患者无法说明其症状发生的先后顺序。在此情形下，当一个症状看似是对另一症状的反应时也被称为继发（含有因果意义）。但这种判断有一定的危险性，这是联想主义的弊端之一。据说，所谓原发，其本来意义是"不知道什么原因"。

4. 理解和解释　雅斯贝斯（Karl Jaspers）比较了理解症状学的两种形式。一是理解，指试图去感受患者的主观体验，力争感同身受，这需要直觉和共情。二是解释，主要根据外界因素来解释某些事件，需要精神障碍病因学知识；但这种解释往往带有"想当然"的意味，将一些症状合理化或正常化。为了减少这些可能出现的偏颇，对精神医学更加深入和科学地理解才是正道。

5. 单个症状的意义　一般而言，单个症状不能确定某种精神障碍，但它提示应彻底探查精神障碍的其他症状和征象（sign），必要时还需反复进行。不遵循这一原则有一定危险性。在双心医学和精神医学临床中，这种现象似乎很常见，以致误诊或漏诊很常见。一旦真正理解了精神疾病，就会发现每一个就诊的患者出现症状时，一般不会只有单一症状，其他症状或轻或重、或隐或显、或先或后（一次病程中）、或早或晚（整个病程中）地存在着。否则，医生往往可能执着于固有的精神疾病框架和

对精神医学的理解局限而做出某种障碍的诊断。

6.患者的体验　症状和征象仅仅是精神病理学研究对象的一部分。它还涉及患者对疾病的体验，以及精神障碍患者对自己的认识、对未来的希望和对世界的看法。要从这一角度理解患者对精神障碍的体验，精神科医生，也包括双心医学医生，必须如同传记作家了解他的传记主人公那样了解患者。这一了解方式有时也称为传记研究法。最好的学习是花时间倾听患者的诉说。主要有四问：一问病情，二问心情，三问生活、工作或学习经历及事件，四问性格特点。

7.精神病理学的文化差异　尽管精神（心理）症状的形式在广泛的不同文化中大致相同，然而暴露于医生面前的症状仍存在文化和亚文化的差异，例如在我国不同地区对同一症状的用词便存在很大差异。这种差异往往体现在精神症状的内容有文化差异，即所谓的精神现象的病理塑型作用。而透过内容概括其形式时，这种差异似乎就会消失。

8.症状学诊断方法　在了解患者的症状后，就可以做出症状学诊断，一般是"××状态"，往往是横断面的判断。双心医学中经常使用的是"焦虑状态""抑郁状态"和"焦虑抑郁状态"。许又新老师在其《精神病理学》（第 2 版）[3] 中提到，"对现在的医生来说，仅仅诊断'抑郁'或'抑郁状态'而不做进一步的归类或描述，是很少有临床意义的：它可以是一类感受非常特殊的精神障碍，也可以是精神分裂症与情感障碍过渡中的一个中间类型；可以是卒中后一个器质性因素为主的综合征，也可以是躯体疾病、酒精或药物直接生理作用影响下的精神异常；可以是一种人格之极端化，还可以是神经症性障碍中一个界限模糊的类别；可以是应激或适应障碍的表现，儿童也可以表现出来；可以与焦虑有纠缠不清的混合，甚至可能是正常的变异。"因此，宽泛的抑郁状态的鉴别诊断几乎涉及新的 ICD-11 中的绝大多数类别。由此可见，精神症状没有特异性！这也包括焦虑状态、焦虑抑郁状态等。

之所以"××状态"如今大行其道，固然有其现实的需要，如一时拿不准疾病分类学的诊断或是为了应对法律法规的规定，这尚可理解，但更多

的是医生内心对诊断和鉴别诊断的模糊不清。如果仅是非精神科医生避免与法律相关规定的冲突，那也应该从口头上告诉患者和（或）伴诊者实际的疾病分类学判断（对方接受与否是另外的问题），至少自己心里要明白。

众多周知，不同的疾病可能预示着不同或不尽相同的治疗或预后。患者常问"这个或这些药，我要吃多久？"就是最明显的例子。无论是教科书或是新的研究都会将此类问题的回答归入某一种或一类障碍，一般不会只针对某一症状。可以这样理解，"××状态"是目前横断面的判断，"××障碍"通常既包括横断面的判断，也包括纵向的理解和判断。

精神（心理）问题，其症状的发生、发展及组合造成不同的医生判断有别。如涉及心脏等的非器质性躯体症状、睡眠障碍、焦虑和抑郁，它们可以渐次出现，可以同时出现，也可以夹杂着出现，轻重可以不同，表现也可能千奇百怪。

关于症状的轻重，有时也会遇到临床陷阱。许又新老师在其《精神病理学》（第 2 版）中有一段叙述[3]："雅斯贝斯所说的复杂的单元或整体，可视为相当于医生的综合征或病理状态……现象学和临床精神病学的着眼点有所不同：现象学的重点是理解，而临床精神病学关心的是效度。举例说，现象学力求理解症状之间的意义和联系，而临床精神病学则注重症状之间的统计学相关。

实际上，临床上这两点密不可分。

按疾病分类学传统，精神症状可分为：

（1）神经症性心理冲突，如强迫。

（2）精神病性症状，如幻觉、妄想。

（3）缺陷性和不可逆的症状，如痴呆的智力缺损。

（4）人格障碍的特征，如病态的猜疑。

从诊断上考虑，归入这四类症状必须是无疑存在且达到中等程度以上的，也就是典型的，否则，应该视之为不确定的症状。

（5）不确定的症状，包括……抑郁症状……各种不典型的或轻微的精神症状。宜待诊和继续观察。

（6）心理生理障碍。

要强调的是'不确定的症状'这一类……临床

病例讨论上医生们（尤其是年轻医生）之间的意见分歧常常是由于对这一类症状的评定不一致……我们也就不会做出依据不充分的诊断了。"

其实，从临床实践看，还有一种分类法，即显性症状（问题）和隐性症状（问题）。显性症状往往典型，达到了中等程度及以上；而隐性症状却表现不典型，达不到中等程度，甚至被掩盖，往往影响医生的判断。如果所谓隐性症状不影响疾病本身的判断则尚无大碍；但如果一旦隐性症状明确后，疾病分类学诊断大变，或即使疾病分类学诊断大类不变，但是次大类却需要变更，就会给治疗带来很多问题。前者如患者是有焦虑症状或障碍的抑郁障碍，却只被诊断为焦虑障碍，这在年轻、老年患者中都很常见。后者如被诊断为抑郁障碍的患者再发现隐性症状——不典型的非抑郁发作的发作相（包括亚临床的轻躁狂发作、混合发作、易激惹）后，则被更改为双相（谱系）障碍。

作为现象，真假、轻重、纠缠不清的夹杂情况客观存在，定义一个标准并不能使争论消失，甚至有忽视或无视之嫌，再加上不同医生对同一患者症状的感知差异，更是使争论一直持续。1999年许又新老师为其《精神病理学——精神症状的分析》[7]一书作序，说明这类现象之前就已存在，这么多年过去，这种情况依然延续。

所谓隐性症状或障碍，是常常被医生看出或引出（elicit）显性症状或障碍却没有发现这些显性症状或障碍背后隐藏的部分，会导致误诊。在双心医学中往往是被诊断的精神障碍背后还有分类等级更高的诊断未被发现。一般来说，显性症状或障碍有几个特点：

（1）急（发作）：如惊恐障碍的惊恐发作时。但惊恐发作的前后如果有时间长短不一的不适，则很可能不被患者或知情者描述，医生若没有警惕性，就会漏诊。如可能存在惊恐障碍+抑郁障碍，甚至双相抑郁，这类患者在惊恐发作后仍然有不适（不只是担心惊恐再发）。

（2）太轻或太重（程度）：这可能与平素的人格表现相混淆，例如"我（他）这人本来就外向开朗""他平常就能干！"可能会掩盖患者轻躁狂的表现；"他平时就是急性子，有脾气"，可能会掩盖患者易激惹这种病理性心境。上述的惊恐障碍除了

"急"外，还可以很重，以至于医患双方都把注意力集中于又急又重的表现上而漏掉不紧急又不那么重的表现。

（3）短（持续时间）：同样，惊恐发作前后，有些患者还有不适，持续时间长短不一，而对于持续时间短者（如数小时或数天），很多时候就被忽略掉，造成漏诊。

精神障碍的疾病分类有等级之分，而症状却没有。但实践中，很多医生尤其年轻医生会有意无意地混淆这两个概念。例如，精神病性症状与心境症状在一人身上共存，若前者突出、后者不明显，或前者引出在先、后者在后（实际回忆不一定可靠），又或者患者否认存在心境症状，即会认为患者乃精神病性障碍。实际上，这只是一种可能。自从DSM-5发布以来，推行平行诊断、提倡共病，等级诊断的概念往往被忽视。这也难怪，从思维模式的进化看，等级诊断比较费力，不太容易做出诊断。

显、隐性症状或障碍之分在精神科有一种情况，就是显性症状重而掩盖了轻的症状，如伴精神病性症状的心境障碍被诊断为精神分裂症，这时候常常是精神病性症状突出，患者心境症状隐蔽，否认或不主动提及心境症状，即使做量表筛查，可能仅查出轻中度的心境症状，甚至筛查不出。这种情况中患者对精神病性症状多有自知力。也难怪，翻开精神障碍现行的诊断分类，心境障碍诊断标准中一般都是重度发作才会伴精神病性症状。如此，有时就限制了医生的思维，导致误诊。也就是说心境障碍中，轻中度发作照样可以存在精神病性症状，且容易被精神病性症状掩盖。个别患者还有可能被误诊为谵妄。例如一位79岁女性，住院病历记录患者病史16年，出院诊断为：①谵妄；②复发性抑郁障碍，目前为不伴精神病性症状的重度抑郁。回顾其病史，实有40多年，抑郁发作没有规律，每次发作多为1～2个月，至多不超过半年，发作间期长短不一。这次抑郁复发是刚出院不久，正是国内新型冠状病毒肺炎的疫情期间。患者不规律服用艾司西酞普兰5～10 mg/d。实际最近一次住院前患者时常不认识家人，突发言语凌乱。在排除了痴呆之后，综合判断当属双相障碍。但即使训练有素的精神科医生也容易受到老年精神障碍患者

"4D"诊断模式（详见后述）的影响，双相障碍常不在考虑的范围内。

有人会问，有什么证据支持这种分类法？答案是实践中据此诊断后的疗效。因为大多数精神障碍，无论是宏观还是微观层面，目前还没有生物标志物（biomarker）。若要想找到数据支持不太容易，因为如今研究的入排标准中，早将隐性症状或障碍排除在研究之外，零星出现的只是一些专业人员的提醒，有些不入主流的感觉。当然，这种分类法虽无理论上的证据支持，但有临床实践的经验支持，更在于它有助于更多、更好地解决患者的问题，有时还有预测作用——尽管这种预测有面向未来的，也有回溯过去的——也更符合一元论的思维，如有些患者目前存在抑郁，可以使人反推患者过去更早时候出现过类似或不同的症状，而很多时候这些症状会被医患双方忽略或作为其他现象理解与解释。如同"隐匿性抑郁（masked depression）"不是单独的疾病分类一样，隐性症状或问题一旦被揭开面纱（mask），也就归属到相应的诊断类别。前面已经说过，精神（心理）症状属于疾病的次级属性。

（二）病程标准

1. 病程时间　时间是人类把握事物的一个因素，疾病中存在很多的时间问题，双心疾病中的精神（心理）问题亦不例外，如疾病或症状的起病时间、持续时间、缓解时间。病程当是病情与时间点或时间段的组合。表 3-1 所示为双心疾病中常见精神（心理）障碍的病程[8-9]。

（1）起病时间（年龄）：焦虑障碍、抑郁障碍和双相障碍可以起病于任何年龄。但是一般来说，40 岁以后起病的人大多不再考虑或者不单独考虑广泛性焦虑障碍[10]。实践中仍见很多老年人被诊断为焦虑障碍。值得注意的是，有些双相障碍患者起病很早，甚至起病于幼年，很容易被扔进"儿童青少年情绪和行为障碍"的分类"垃圾桶"。临床上很奇怪的一个现象是，很多患者都是在成人后或者对生活、学习或工作产生明显影响后才会将其抑郁时的不适讲给医生听，或者干脆忽略，直到有经验的医生问到时才提及，也就是看病时间晚于起病时间很久。很多医生不再追问既往情况。当然，这与医生对疾病的把握和理解有关。最恰当的办法是从患者对其病情的叙述中发现一些特征性的细节。认知障碍一般起病于 60 岁以后[10]。

（2）持续时间：冠心病的心绞痛发作一般持续几分钟，很少超过 15 分钟；心肌梗死可持续时间更长，但会出现器质性疾病的相应检查指标改变，

表 3-1　双心疾病中常见精神（心理）障碍的病程

障碍		病程时间		
		DSM-5	ICD-11	真实世界
心境障碍	抑郁发作	≥2 周	≥2 周	≥2 周
	抑郁症	≥2 周	≥2 周	数月或数年
	双相抑郁	≥2 周	≥2 周	长短不一
焦虑或恐惧相关障碍	惊恐发作/急性焦虑发作	<1 小时（一般）		
	惊恐障碍	≥1 个月		
	广泛性焦虑障碍	≥6 个月	数月（≥3 个月）	
	害怕/恐怖性障碍	≥6 个月	数月	
应激特定相关障碍	PTSD		数周	
	适应障碍		<6 个月	
躯体症状障碍/躯体痛苦障碍		>6 个月	至少数月	
神经认知障碍				
谵妄	急性	数小时或数天	短期内出现，波动性病程	
	持续性	数周或数月		

PTSD，创伤后应激障碍。

如心电图改变和血清肌钙蛋白升高。短于或长于此类疾病的病程时间可能多为精神（心理）问题所致。例如，急性焦虑发作或惊恐障碍发作有以秒计或以分钟计的，一般不超过1小时；抑郁发作按照诊断标准一般至少2周，一般来说，抑郁障碍的抑郁发作多以月、年计，除非发病后看病及时，或复发者看病及时。如果发作时抑郁表现明确，而以分钟、小时或天计者，这种抑郁发作很有可能为双相抑郁。广泛性焦虑障碍往往持续数月到数年。恐怖性障碍持续时间与患者所面对的恐怖对象分开的时间相对应，可长可短，如无法躲避，只能痛苦地忍受，直至离开恐怖对象。

（3）时间间隔（又称发作间期或间歇期）：发作性精神（心理）疾病会有间歇期。急性焦虑发作或惊恐障碍的发作间期如同常人，只是有些人担心复发，其发作间期可长可短，有的人一天数次发作，有的人可以数天、数周、数月甚至数年发作一次（即频率可多可少）。有一点值得关注，即急性焦虑发作或惊恐障碍发作前后本该如常，却仍有不适，就应当注意患者有无共病情形，有可能存在比其等级更高的精神障碍。抑郁障碍发作间期常为数月、数年，因为抑郁障碍复发的诊断前提是一次抑郁发作至少临床痊愈数月，以最小值计，也应为2个月。如果一个患者被诊断为抑郁障碍，发作间期短和（或）发作频繁，应当注意其有无双相障碍的可能性。双相抑郁的发作间期可长可短。

如果除了本次病期中的症状，患者还有病程中其他时段的症状，还要考虑不同时段症状之间的关系，因为按照一元论的观点，不同时段的症状最好能合在一起用一种疾病解释为上。

2. 病程特点 精神（心理）问题常见有以下病程特点：①发作性，包括急性发作和慢性发作；②慢性；③波动性。

各种病程特点可组合出现，如惊恐障碍共病抑郁障碍或双相障碍、广泛性焦虑障碍间发惊恐障碍、恐怖性障碍夹杂惊恐障碍等，即是发作性+发作性、慢性+发作性、慢性+发作性+波动性的病程。

病程又大致可以分为两种：进行性和非进行性。焦虑症可持续多年，但还是属于非进行性病程，因为不导致缺陷。老年人的抑郁往往持续很长时间（2年以上），我们最好称其为"迁延病程"而不用"慢性"这个词。非进行性病程可以是发作性（episodic）的。如果反复发作，可以叫间歇性病程，如心境障碍和惊恐障碍。进行性病程除去逐渐不断恶化者外，还有两种情况：一种是波动性（fluctuating）病程，即病情轻重有显著变化，不同于间歇性病程之处是没有完全缓解期；另一种是阶梯性（stepwise）病程，即进行到一定程度就暂时停止下来不再恶化，甚至出现相当的好转，如此停顿一段时间后又进一步恶化，好像步入另一个台阶一样[3]。

3. 精神障碍的分期[3] 一般来说，精神障碍有如下分期。

（1）潜伏期：病因开始起作用但还没有任何症状。

（2）前驱期：出现轻微而不典型的症状。

（3）早期：已有个别特征性症状。

（4）极期：临床相已充分发展。

（5）缓解期：症状逐渐减轻、减少以至消失。

目前，精神障碍的潜伏期几乎无法在当时加以确定，事后的推断也不准确，这是由于许多精神（心理）问题的病因和发病机制都还不清楚，对它们也没有检测方法。

缓解有四个维度：①症状消失；②自知力完整；③社会功能恢复至病前水平；④人格与病前相同，没有改变。

缓解可以是完全的，也可以是不完全的。不完全缓解有两种主要形式：残余状态和缺陷状态。前者指原有症状以较轻的形式还残余存在，如抑郁症的不完全缓解，患者的口头禅是"我好多了"。后者是智力缺损或不同程度的人格改变，以致妨碍社会功能，如卒中后患者出现的智力缺损和（或）人格改变。

完全缓解后再度出现称作复发。如果缓解一直不完全，病情加重就应该叫恶化或复燃。

4. 病程举例

（1）神经认知障碍

1）谵妄：常急性起病，呈波动性病程，多在夜间加重，白天减轻或如常。

2）阿尔茨海默病：隐匿起病，慢性病程，进展快慢不一。

3）血管性神经认知障碍：阶梯式病程。

（2）心境障碍：多为发作性病程，发作间期（缓解期）如常，发作时持续时间不一。

（3）焦虑障碍：心脏科常见的焦虑障碍有以下几种。

1）广泛性焦虑障碍：多为慢性持续性病程，不一定会加重。

2）惊恐障碍：发作性病程，发作时持续时间多不超过 1 小时，发作间期如常人，但可能会担心再发作。

3）恐怖性障碍［包括特定恐怖症、社交焦虑障碍（社交恐怖症）、广场恐怖症］：发作性病程，发作为特定场景或对象引起，症状持续时间取决于患者逃避其所害怕的场景或对象的快慢，避开后症状会明显减轻或消失。但会出现预期焦虑。焦虑作为一种症状，在比焦虑障碍更高等级的精神障碍中持续时间长短不一。

（三）严重程度标准

严重程度一般从两个方面考察：一是患者内心痛苦的程度；二是对患者功能的影响，如社交、工作、学习等。这些判断有一定的个人主观性，最好结合症状和医生本人的感受来综合判断。还有一种情况就是症状的条目数（如 ICD-11 中对抑郁障碍严重程度的界定）。如果看诊断标准，精神疾病严重程度的判断还与对患者本人或他人的风险（如自伤、自杀或攻击风险），以及某些症状的可理解程度密切关联，如伴精神病性症状的抑郁一般是重度抑郁，至少诊断标准中是如此界定的。当然，目前流行的一种判断依据是用量表或问卷打分，根据分值来界定有无障碍或某类症状以及严重程度，大家越来越熟悉此类方法，在此无须赘述。其实不管哪种评判，都存在很大的主观性，这是精神医学发展至今的一大尴尬，因为没有工具能精确测量某个症状或障碍。严重与否很大程度上取决于医生个人的判断，而判断常常以个体的经验为参照。比如临床上见过极其严重抑郁的医生，在评估当前的患者时，即使其量表或问卷分值很高，在医生眼里患者也不见得就严重，或者即使评估为严重，也是重中之轻。严重程度的评判属于对疾病三

级属性的判断。

（四）排除标准

1. 鉴别诊断 排除标准所要做的主要是鉴别诊断。一般来说，由症状构建综合征后，按照等级诊断原则，在这一综合征从高到低的诊断排列中，根据综合征或症状本身具有的特点，以及与要鉴别的疾病有何相似或不同之处，逐一排除各种可能的诊断（"选言推理"），剩下最后一个诊断一般较为妥当。当然，随着医生在其从医的不同阶段对症状、综合征及疾病的整体和细节的把握渐进准确，医生对患者的鉴别诊断也日渐成熟，最后的诊断越来越恰当。此外，还需要在症、病、人的综合判断中相互印证诊断的合理性。

由于心脏科临床上见到的精神病性症状（谵妄中多见）、躁狂很少，双心医学中精神（心理）问题从症状学上看，更多见到以下几种情况：①焦虑状态；②抑郁状态；③焦虑抑郁状态；④非器质性躯体症状。

（1）鉴别诊断注意事项：在进行鉴别诊断时，需注意以下几点。一是精神（心理）问题的症状没有特异性，即使不多见的精神病性症状也不意味着患者所患一定是精神病（狭义），正因为如此，笔者建议大家如果有意学好双心医学，最好能在精神科病房里待上一年半载，对比较重的精神障碍有个大概的认识，再回头观察心脏科中的双心疾病，二者合起来就会大概形成精神（心理）问题的整体观，不至于稍微遇到不熟悉的问题就不知将其安放于诊断框架的何处；二是严格按照等级诊断的原则（详见后文）训练自己的思维，这样就不会遗漏某种可能的诊断，而使诊断变得唯一。尽管当今 DSM-5 盛行，其诊断分类方法则变成平行诊断，如此很不利于医生临床思维的训练。

（2）ICD-11 的精神障碍分类及其适用于双心医学的分类

1）ICD-11 的精神障碍分类[9]如下：

神经发育障碍

精神分裂症或其他原发性精神病性障碍

紧张症

心境障碍

焦虑或恐惧相关障碍

强迫或相关障碍

应激特定相关障碍

解离（分离性）障碍

喂食或进食障碍

排泄障碍

躯体痛苦或躯体体验障碍

物质使用障碍或成瘾行为

冲动控制障碍

破坏性行为或反社会障碍

人格障碍及相关特质

性欲倒错障碍

做作性障碍

神经认知障碍

妊娠、产褥或产后精神行为相关障碍

继发分类于他处的障碍或疾病的精神行为
  综合征

睡眠–觉醒障碍

2）适用于双心医学的ICD-11精神障碍分类：上述精神障碍分类经简化后，以下面这几类问题在双心疾病中更常见，而被简化掉的精神障碍则很少见。

心境障碍

焦虑或恐惧相关障碍

应激特定相关障碍

躯体痛苦或躯体体验障碍

物质使用障碍或成瘾行为

人格障碍及相关特质

神经认知障碍

妊娠、产褥或产后精神行为相关障碍

继发分类于他处的障碍或疾病的精神行为
  综合征

睡眠–觉醒障碍

这其中"物质使用障碍或成瘾行为"里，最常见的是烟草使用障碍，也是心脏科临床关注的主要问题之一；另一个问题就是酒精使用障碍，就是人们平常所说的"酒瘾"或"酒精依赖"，这类问题中也会偶尔见到患者出现戒断症状或因长期使用酒精出现心脏病变，戒断症状常和焦虑症状并存或混淆，慢性酒精中毒也会有抑郁表现，甚至出现痴呆和（或）精神病性症状，有时在会诊中可以见到。双心问题中见到的人格障碍患者很少，倒是相关人

格特质的患者不少见。至于"神经认知障碍"，虽然不仅仅包括痴呆，但也可以大概理解为等同于痴呆，尤其是在心脏科可能遇到老年患者的相关问题时。妊娠或围生期出现的双心问题大多在会诊时或在妇产科因可能的心脏问题转诊到心脏科时可以遇到，最好有所了解。"继发分类于他处的障碍或疾病的精神行为综合征"，是指患者在脑器质性疾病或躯体疾病或治疗过程中出现问题的基础上继发性出现精神行为问题，如卒中后出现焦虑抑郁，用药后出现焦虑抑郁。

3）适用于双心医学的ICD-11精神障碍的等级分类：如果按照等级诊断原则进行排列（图3-3），位列于第一方阵的有：

物质使用障碍或成瘾行为

神经认知障碍

继发分类于他处的障碍或疾病的精神行为
  综合征

这些问题是器质性问题的一部分或有器质性问题作为基础。

位列于第二方阵的有：

心境障碍

妊娠、产褥或产后精神行为相关障碍

位列于第三方阵的是：

焦虑或恐惧相关障碍

应激特定相关障碍

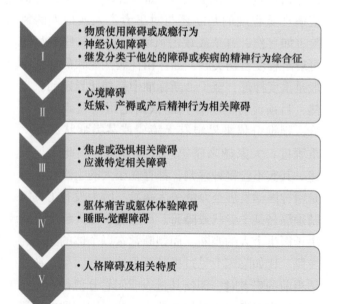

图3-3　双心疾病中常见精神障碍的方阵分布

位列于第四方阵的是：

躯体痛苦或躯体体验障碍

睡眠-觉醒障碍

位于最后的是

人格障碍及相关特质

尽管一个患者出现的精神（心理）问题跟事件、人格、处境以及时间等密不可分，但最终能用一种障碍解释最好，也就是一元论。退而言之，即使不按一元论进行判断，在尽力后处理效果不佳，就要反思之前的诊疗思路是否哪里出现问题，而非一味地将原因推给疾病或患者，尽管做到这样不太容易。以后的具体病例中还会谈到这一问题。

2. 精神（心理）问题诊断分析基本步骤[4]

（1）症状分析——落实所有症状，按照"知（认知）、情（心境或情感）、意（意志行为）"归类。

（2）构筑综合征——从现有症状中识别出可能存在的临床综合征。

（3）提出假设诊断——按照"马和斑马"原则（听到马蹄声首先考虑马而不是斑马）考虑所有可能的诊断。

（4）鉴别与排除诊断——按照"选言推理"原则（排除法），根据在时间上的表现，纵横交叉地鉴别与排除。

（5）应用诊断标准——运用现行诊断标准对最可能的诊断进行核实。

（6）反向验证——验证当前诊断是否可以解释所有资料，并考虑多轴诊断和共病诊断。在此应注意，尽量用一元论的诊断来解释所有资料，而非诊断仅解释部分或大部分资料，剩余部分的资料用非一元论的理论进行解释，甚至在处理后未有好的结果，而将问题推给患者或疾病，如有时候的疑病障碍、躯体症状障碍（躯体痛苦障碍）。

此外，笔者个人增加一条：

（7）直觉的理解——这是一种对患者的总体把握，需要多年的临床学习、验证、反思才能形成这种相对可靠的能力。但这绝非是故弄玄虚。实质上是医生对患者当前整体和细节及其生病过程的综合快速判断，或许一时没有依据，但最后会有依据。

四、等级诊断与平行诊断

等级诊断原则是精神障碍诊断的基本原则之一（另一个是症状学诊断原则）。等级诊断以"一元论"为指导思想，将器质性精神障碍作为最高等级（即诊断"功能性精神障碍"首先应排除"器质性精神障碍"）。大致思路可以是器质性精神障碍——功能性精神障碍，功能性精神障碍中，先考虑精神病性障碍，再考虑非精神病性障碍，如焦虑障碍[10]。在双心医学临床中也是这个诊断思路，但更多见的是心境障碍——焦虑障碍——躯体症状障碍（躯体痛苦障碍）——人格特点突出。这有助于提高诊断的一致性，但并不利于全面理解和解决患者的问题，因此，ICD-10同时也强调"有多少诊断就做多少诊断"的思路，DSM系统也提倡共病诊断来弥补其不足。目前，DSM-5提倡平行诊断，其劣势在于不再注重症状和障碍之间的先后、主次关系，对于临床医生的思维训练有着显而易见的缺陷。如惊恐障碍与抑郁障碍在同一患者身上出现，平行诊断就要求两个诊断并列列出，而在等级诊断中，可以只作抑郁障碍的诊断，而不必列出等级较低的惊恐障碍诊断，但这似乎并不影响医生已将惊恐障碍了然于胸。

等级诊断中的疾病分类呈金字塔式的分布（图3-4），从整体上目前似乎可以说，神经认知障碍、物质相关及成瘾障碍的器质性因素显著，处理上以控制症状、延缓进展为主；精神分裂症等精神病性障碍以部分控制症状、尽可能多地恢复功能为上，病因的生物学成分偏多，不太容易完全逆转；心境障碍以最好既完全控制症状又可恢复功能为目标，病因中有器质性成分但可逆转，所以它是临床医生最能找到成就感的一类疾病；等级诊断中再往下的诊断类别生物学病因偏少，心理社会因素占优，治疗会有很大的不确定性。总而言之，若以器质性和功能性两分病因，越往上则器质性成分越多，功能性成分偏少，越往下则相反。

按一般理解，是否功能性成分多的精神障碍就一定好治呢？其实不一定。如人格障碍，是患者从小到大的经历塑造了其特定的大脑神经突触网络反应模式，比较固定，不太容易打破这种模式，焦虑障碍、强迫障碍等也有类似模式的基础，

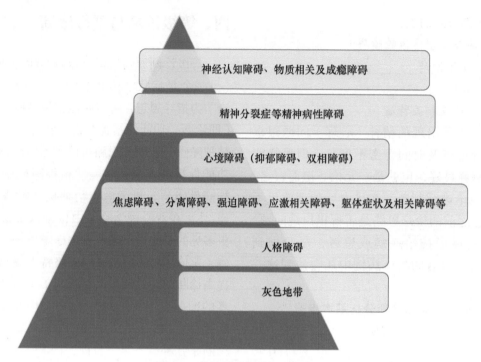

神经认知障碍、物质相关及成瘾障碍

精神分裂症等精神病性障碍

心境障碍（抑郁障碍、双相障碍）

焦虑障碍、分离障碍、强迫障碍、应激相关障碍、躯体症状及相关障碍等

人格障碍

灰色地带

图3-4　精神障碍的金字塔式分布

尽管理论上有改变的可能，但是操作起来有一定难度。

简言之，在进行双心疾病中精神（心理）问题的判断时，当你发现一个症状或症状群（综合征），不仅要想到它应该属于哪一等级的障碍，还要考虑有无比此等级更高的精神障碍的可能性，有无同级的精神障碍，是否包括可能的低等级障碍。

第 4 章

从事精神（心理）卫生服务的医生所需知识

一、知识与双心医学的学习

图 4-1 展示了人在宇宙中的位置以及人体内部构成，从宏观到微观，需要医生学习的知识很多。如果要对患者的疾病做出恰当的诊断处理，古人常说的"上知天文，下知地理"恐怕已不能应对，将这些知识恰当运用，更非一日之功。涉及精神医学的双心医学更是如此。对人体向内的了解及对局部和整体的了解，需要有基础医学和临床医学的功底，向外又会涉及心理学、社会学、人类学以及哲学等，还要涉及人类进化过程中身体和精神的演变过程。而各学科又有交叉。对于人群和个体以外的世界，有关的知识也是浩如烟海，需要根据自己的兴趣所在进行日积月累。至于人体内的物质世界和精神世界，对其理解也恐非只把教材学好即可。如此看来，双心医生最好有全科医生的全面知识，又要有心脏科和精神科医生的专科知识深度，学好确属不易！所以，有人认为双心医生不可能成为精神科医生。同样，精神科医生也不太可能胜任心脏科医生的工作。要想成为更加合格的双心医生，需要培养机制的改变以使两个学科分合有度，使得医生可以在两个学科里反复打磨。目前最切合实际的做法是组成多学科团队（multidisciplinary team, MDT）。

提供双心医学服务的医生，服务水平参差不一。由于患者所患的疾病复杂程度不一，医生只有尽量提升自己，才能更好地为更多患者解除或减轻痛苦，而不是为自己的不足寻找各种借口。因此，问题的关键不是成为哪个科的医生，而是能否成为解决患者相关问题的医生。假如患者的心理问题大

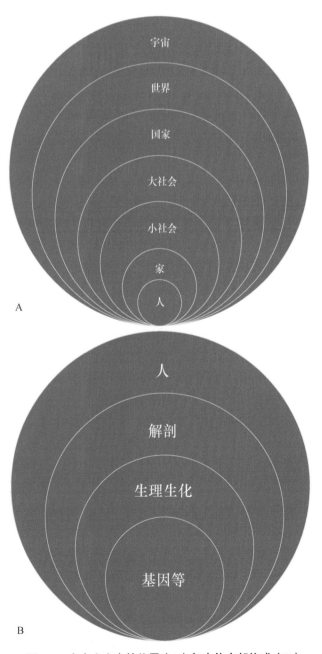

图 4-1 人在宇宙中的位置（A）与人体内部构成（B）

17

多数精神科医生也不能解决，那么成为精神科医生也不见得就是应该追求的目标。

《思考的盲点》[11]中谈及，成为某领域真正的专家需要 7～10 年。可见学习时间之长且期间又充满变化，因为相关概念、术语的学习需要付出艰苦的努力。

双心医学作为一门交叉学科，掌握它需要学习成本，真正掌握其中的相关概念则要多年的专注工作。实际上，很少有人愿意投入巨大的时间和精力成本。

在一个学科还要兼顾另一学科，这就非常考验一个人的大脑。对于心脏科医生要学习精神医学的相关概念和基本理论，即使不是学习全部也并非易事，因为既要理解相关知识的部分，又要理解这些知识所在的框架，并且有效地应用于临床需要多年的实践。这也正是临床组建 MDT 的原因所在。

可见，如果没有浓厚的兴趣和坚韧的毅力，想把双心医学学好绝非易事。短、平、快的办法尽管有其适用的阶段、人群和区域，但是如果从为患者提供良好服务出发的话，则需耐心学习数年。

在笔者看来，要想成为一名真正的双心医学医生，除了是一名真正的心脏科医生，其身上还应有"半个"精神科医生的功夫，这里的"半个"是数量，可以不去治疗心脏科遇到的一半精神障碍患者，但自身质量绝不可降低。否则，一旦质量要求降低，临床上对患者的诊断和治疗就会语焉不详，粗枝大叶，顾此失彼。如若作为职业精神的追求，质疑与反思也当是医者一世的两大主题。这需要的就不仅是知识，更多的是能力建设。

《思考的盲点》里还说[11]："有关精神障碍的分类和运用于人类行为的医学模式的误区已经吵吵闹闹争论了几十年了。而在另一个层面，……不是每一个进行孤独症研究的人或有关孤独症的书面资料或从事孤独症儿童的相关工作的人，都知道这些分类和理论模型的争论。实际情况是，很多人认为这是一种已经正式定义了的病症，并且那些确实一起出现在有些儿童身上的症状是被广泛认可的，这意味着可以假设有些有明显障碍的儿童患有孤独症，即使这可能有个体差异。"

"我们还能看出，定义孤独症的特点是用非常笼统的术语概括的。孤独症的典型特点确实需要用笼统的术语概括，这是因为个体特点的差异很大，但是，一个群体的普遍症状通常不够具体，难以追踪到究竟是什么导致了个体患者的症状。……孤独症的根本问题在于：尽管孤独症的诊断原则并没有明确说所有的孤独症特点都是由相同的原因造成的，对不同的症状的诊断结果是一样的，但这是隐含的假定。"

上述文本中将"孤独症"换成大家熟悉的"心境障碍或抑郁症"等精神（心理）问题同样适合。这就需要医生从个体到群体，再从群体到个体的循环往复中把握患者的共性与个性，从而真正地做到个体化服务。

从图 4-1 中可以看到，从事精神（心理）问题工作的医生需要多个层次的知识储备和更新；需要知道精神（心理）问题的形成是多因素相互作用的结果，其表现从群体而言千差万别，就个体来说在疾病的过程中也可以变化多端，这同时说明疾病是一个过程，尽管从理解上可以相对简化，但应知道它是非静态的，而且复杂多变；理解其微观世界的变化，应当知道，一个或一类精神疾病往往都是大脑多个通路出现了微观病变，而这种病变也大多是多靶点（多种神经递质通道、受体和离子通道）出现了变化而使得神经信号的产生和传导出现问题，导致神经系统功能出现问题而产生精神疾病，干预上也应想到多通路、多靶点的干预措施（不是简单的药物等措施的累加）。

二、物质世界的三观与精神现象

这里还能体现物质世界一大规律：宏观决定于微观，微观决定于超微观世界。施一公教授说，宇宙中有三个层面的物质：第一个层面是宏观的，就是能被感知到的、可以看到的物质，如人、门、房子等。第二个层面是微观的，包括肉眼看不到的物质；我们可以借助仪器感知到、测量到，从直觉上认为它存在，如原子、分子、蛋白质等，还有100 亿光年以外的星球。第三个层面是超微观的物质，对于这一类，我们只能理论推测，用实验验证，但是从来不知道它是什么，包括量子、光子。我们人就是宏观世界里的一个个体，所以我们的本质一定是由微观世界决定，再由超微观决定。人的精神似乎不是物质的，但可以感知到，且有其微观世界的物质基础。只是目前我们对人体系统，主要是神经系统的微观世界还所知不多，只有支离破碎的认识[12]，更遑论超微观世界。这就相当于我们对人体这三个层次的世界仅了解其中一个层次的一小部分，却要盲人摸象地去揣测其整个世界，所以才会有各种理论假设。但显然每个人对这些理论的接受程度和理解程度以及运用取舍大不相同或不尽相同，也许人的精神（心理）问题本来就是"无法还原的象"，作为医生，需要各尽其力。

医学里见诸文字的皆可称为知识，即使一个人或一群人的智慧变成文字，也不是都会被认可。认可，或是读者有相同或相似的经验或感悟，或需要一段时间的转化或被智慧地运用，之后才会变成其他人的智慧。所以，后来思虑再三，不能对别人的期待过多，要求也不必过分，应该相信"可遇不可求"。

第5章

精神（心理）问题的分类^[6, 10]

一、诊断、疾病和障碍

（一）诊断

"诊断"大概有两种意义：一般是指"说出一样东西不同于另一样东西"，而其医学含义是"知道患者所诉症状和征象的潜在原因"。潜在原因与症状表述使用的术语大不相同，如急性心肌梗死的症状不同于其在医生心中形成的冠状动脉堵塞及引起心肌缺血、缺氧的观点。医生满足于提示病因的诊断且有益于患者，因为它立即提示诊治过程中可能需要采取的措施。可惜的是，对大多数精神（心理）问题患者的诊断几乎不可能达到如此程度，唯一例外是对"器质性"精神障碍的定义。

（二）障碍

由于缺乏医学意义上明确的疾病类别，精神医学使用"障碍（disorder）"这一术语。ICD-10 中对障碍这样定义："一系列临床可识别的、引起大多数患者痛苦或妨碍个人功能的症状或行为。单独的社会偏离或冲突，而没有个人功能障碍，不应该包括在这里所定义的精神障碍之中。"DSM-Ⅳ中的定义类似："一种有临床意义的行为或心理综合征或模式。发生于个体，并伴有当前的痛苦（痛苦的症状）或功能障碍（一个或多个重要功能领域的损害），或严重增加死亡、疼痛、功能障碍风险或自由的重大丧失。另外，这种综合征或模式决不能仅仅是对某一特定事件的可预知的反应，如亲人的死亡等。不管起初的原因是什么，但目前必须被视为是个人的一种行为、心理或生物学功能障碍的表现。既非偏离的行为（如政治的、宗教的或性的），也不是本来就存在于个人与社会之间的冲突，除非

这些偏离行为或冲突是如以上描述的个体功能障碍的一种症状。"

这两个定义相似，但也有一个易被忽视的差别。在 ICD-10 中，"妨碍个人功能"仅指妨碍个人生活自理能力或其接触的环境之类的情况，并不包括妨碍工作或其他社会角色。在 DSM-Ⅳ中"一个或多个重要功能领域的损害"则涉及所有功能。

两种定义都表明：大多数精神障碍皆非基于理论概念或病因学的推测，而是基于可识别的症状群或行为，也就是仅基于现象学。难怪有很多关于所分类别的信度和效度的争论。

二、当代分类的构建原则

（一）器质性与功能性

第一个问题是习惯上把器质性与功能性障碍区分开来。器质性障碍是指那些起因于明确的脑或系统的病理过程的疾病，核心的障碍有神经认知障碍（含痴呆）、谵妄以及各种神经精神综合征。而"功能性"一词则是对其他所有精神障碍的总括。这种二分法主要的分类含义有二：

（1）它是一种哲学维度，与身心二元论密不可分。它的极端含义是功能性障碍的基础是心理和社会因素，与有生物学基础的器质性障碍无关。这会导致盲从的医生看不到两方面的病因都发挥作用。

（2）它具有实用含义，因为"器质性"基于病因学给障碍下定义；而所有其他精神障碍纯属描述性的，基于症状和征象群。这就导致交叉点上的不一致与问题。

由于上述及其他原因，器质-功能二分法被广

泛认为应该抛弃。但目前却无更好的抉择，希望阅读本书后，大家有更好的选择。

（二）神经症与精神病

过去，精神病（psychosis）与神经症（neurosis）这两个概念在绝大多数分类系统中都很重要。尽管在 ICD-10 或 DSM-Ⅳ 中它们都非构建原则，但日常临床工作中，这些术语依然普遍使用，因此有必要了解它们的历史。

1. 精神病 精神病这一术语是 Feuchterleben 在 1845 年出版的《医学心理学原理》一书中提出。该作者提出的"精神病"指严重的精神障碍，同时他也采用"神经症"这一术语，并将其作为精神障碍的总称。他在书中写道："所有的精神病都是神经症，但并非每一种神经症都是精神病。"随着神经症这一概念的缩小，精神病也不再作为其亚组，而被视为一些独立的疾病。现在，在确定神经症和精神病的定义时所遇到的困难大多源于此开端。

在现代用法中，"精神病"泛指严重的精神障碍，包括精神分裂症以及一些器质性和心境障碍。人们提出许多标准以求使定义更准确，但都不尽如人意。疾患的严重程度是常见的分歧，有些精神病病例相当轻微，而一些神经症则是严重的，至少就功能障碍而言是如此。缺乏自知力常被视为精神病的一个标准，但自知力这一术语本身很难界定。有人提出更为直接的标准，即不能区分主观体验与外界现实，如妄想和幻觉。类似于给全部这些术语下定义所遇到的困难（ICD-10 甚至避免定义"妄想"），"精神病"这个标签不如人意，因为这一术语包含的情况没什么共同点，对特定障碍的分类通常需要更多的资料。基于以上原因，对神经症-精神病的区分，这一基本构建原则（一直使用到 ICD-9）在现行的 ICD 和 DSM 分类中都被抛弃。

尽管精神病这一术语在精神障碍分类体系中价值不大，但是对一些通常是严重的，以妄想、幻觉或是不寻常的或稀奇古怪的行为为特征的障碍，尤其是仍然不能给出更确切诊断的障碍，精神病是一个使用方便的术语。这一术语的形容词也很有用，在 ICD-10 和 DSM-Ⅳ 分类中都在沿用。

2. 神经症 目前通常是指那些比较轻微、常伴

有焦虑或紧张的一类障碍。如今已被 ICD 和 DSM 两大分类体系抛弃。

三、等级诊断、共病和精神障碍的"物化"

（一）等级诊断

类别系统常常包括一个内涵的类别等级。如果存在两种或两种以上的障碍，习惯上假定有一个优先，并作为治疗的主要障碍加以记录，例如器质性障碍高于精神分裂症，精神分裂症优先于心境障碍，这种假定或许是恰当的，因为有临床证据表明，在一些障碍之间有一个内在的重要性等级。例如，焦虑症状通常与抑郁障碍一起发生，并且时常是其表现特征。如果治疗焦虑，几乎没有效果或仅有一时之效，但是如果治疗抑郁障碍，焦虑和抑郁症状则都可能改善。但要注意这种以一种现象来解释另一现象可能造成假象的弊端。在决定治疗顺序，以及在服务统计中只要求记录一个障碍，决定要记录哪一个障碍时，这些观点可能很重要。然而，绝不能忽视把所有存在的障碍和各种症状，以及其如何随着时间和治疗而变化都记录在病历中的重要性。

（二）共病

最近，与既往形成鲜明对照的是，等级诊断更少被强调，而更多强调共病（也叫做双重或多重诊断），其原因有三：第一，有研究表明共病很常见，如 50% 患重性抑郁障碍的患者同时也符合焦虑障碍的标准。第二，它鼓励临床医生注意所有可能存在的各种障碍，而无须假定最高等级的障碍必须是唯一的，甚至是最重要的治疗目标。第三，在现行的分类系统中所用的诊断"规则"鼓励做出多个诊断。

"共病"包含以下两种不同的情况：

（1）目前认为属于不同的疾病但可能有因果联系。换言之，一种疾病过程有两种或两种以上的临床表现，但由于缺乏知识或因为临床惯例，分别进行论断，如一个有抑郁症和焦虑症的患者。研究表明这是共病的最常见形式。

（2）没有因果联系的疾病。即偶然在一起出

现的两种疾病，如一个有长期惊恐障碍的患者患上早发性痴呆。

注意只有当符合两种或两种以上诊断标准的时候，才适用于共病。它不能用在介于两种诊断类别之间而不符合任何一个标准（即过渡诊断）的患者。

（三）精神障碍的"物化"

以作为可能的障碍的工作模型开始，可以使其更易有自己的生命。这被称为"物化"，借此，一个抽象或假设的概念能不断假设其有一种具体的存在，通常不需要充足理由。

DSM 等诊断分类系统为医生之间的业务沟通提供了便利：提到某个诊断，医生大致能够绘制出患者的轮廓。然而另一方面，如今的精神科诊断似乎沦为了单纯的"提问题，数症状"——当 X 个症状条目中满足至少 Y 个，持续存在一段时间，造成主观痛苦及功能损害，且满足排除标准，即可构成诊断。Kendler 指出："自 DSM-Ⅲ 开始，我们开始将 DSM 的条目具象化，并简单认为，DSM 标准就是精神障碍本身。换言之，我们将某种东西的指代物当成了这个东西本身。"[13]

虽然如此，在没有更好选择又要让从业人员趋于同质化的情况下，实际上"物化"或"具象化"是临床学习中的一个必经阶段。

四、类别问题和非典型障碍

在几个类别中，太多不尽如人意的障碍编码为"非典型的"或是"其他未分类"。一个突出的例子是"非典型进食障碍"，其比典型进食障碍加在一起的患病率还高。其实，抑郁或双相抑郁也存在同样现象。

五、阈下障碍和临床意义

常有与分类中的一些障碍相似但又不完全符合诊断标准的情况，尤其是在卫生保健和社区样本中。一个最近的研究强调，是否包括"轻微的"病例会使精神障碍在人群中的患病率相差好几倍（WHO 世界精神卫生协作组，2004 年）。有意义的值应设在何处、有何依据等问题，在诊断分类系统没有实质改变的情况下，会一直争论不休。

六、ICD-11 与 DSM-5

DSM-5 的分类按照"发育及生命周期"进行排序且与近年研究进展密切关联。ICD-11 精神与行为障碍分类与 DSM-5 大致一致，其中所有精神障碍均有定义及较详细描述，以指导使用者。

从发布时间和应用时间上，DSM-5 早于 ICD-11，人们会更熟悉前者，而从适用范围上看，后者适用范围更广，只是细节上有些不同，可互相参照。

综合起来看，精神障碍的分类是以精神和精神病理现象学为基础，假以科学方法的帮助，更多的源于哲学。这就使得各种观点充斥其中，人们在实践中根据自己的需要进行灵活取舍，所以难免造成一定程度的混乱甚或矛盾，但似乎一切又照常前行。恰如中国的大多数人在日常活动中，游移于儒、释、道精神之间一样，各不相同，却又相安无事。

第6章

临床上如何从心脏疾病过渡到精神（心理）问题？

不同的医生情况不同，如低年资的医生本身对心脏疾病和心外疾病把握不够，也没有相关的精神（心理）常识，就不会想到患者可能存在这类问题。而高年资医生，已经熟练掌握心脏疾病和心外疾病的诊治，如果再掌握精神（心理）常识，会自然过渡到精神（心理）问题。其他医生可能介于上述二者之间。当然，这里还有过程问题和际遇问题。

从心脏问题过渡到精神（心理）问题尽管有"三问题法"[5]，日久就不会固着于此，而会灵活寻找线索，适时切入。医生可从两个线索入手，如此就包含于"三问题法"中：一是非器质性躯体症状，二是睡眠障碍。临床实践中，也可能不仅这两个线索。在排除心脏和心外器质性疾病之后，如果**躯体症状**有以下特点，则患者可能存在精神（心理）问题。

一、双心医学中躯体症状的特点

1. 症状性质　胸闷、胸痛是心脏科常见的症状，如果是心脏疾病所致，若是源于心肌缺血或耗氧量增加，一般是闷痛，甚至是压榨式的；如果疼痛被描述为隐痛、跳痛、窜痛、热痛、胀痛，一般来说应考虑精神（心理）问题所致。

2. 泛化　症状常不局限于心脏表现，可以见到从头到脚几种或更多种症状的组合，牵涉到多个部位或系统。常见的是心脏、胃、汗腺、肌肉系统（如后背）不适和异常。冠心病的心绞痛症状在不同的患者中部位可以不一样，但同一患者中的部位往往固定，相对局限。

3. 游走性　有些患者的症状不固定，一时一处，不时他处。

4. 持续时间和发作频率　心脏病症状，如胸闷、胸痛往往持续几分钟，休息几分钟后渐轻或缓解，如果仅仅数秒或15分钟甚至更久，常常是焦虑和（或）抑郁相关障碍的表现。这里需要注意的是，急性焦虑发作或惊恐障碍每次发作的时间一般不超过1小时，可以很短——"嚯嚯两下"；广泛性焦虑障碍持续时间至少半年；抑郁发作每次持续时间长短不一，抑郁障碍诊断标准中要求持续至少2周，问题是从数小时到短于2周的情况算什么？

发作性病程的双心疾病有谵妄、急性焦虑发作或惊恐障碍、心境障碍，以后两者更常见。急性焦虑发作或惊恐障碍发作频率不定，可一天数次，也可1～2年1次；心境障碍中抑郁发作的发作频率也不固定，可以1天数次，也可以数月或数年1次。这些发作在大多数来心脏科就诊的患者中都会见到相关的躯体症状。

5. 症状与活动、情绪、处境、季节的关系　心脏病症状往往在运动中出现，停止运动后不久缓解，如果运动后出现或运动时胸闷或胸痛症状渐轻、消失或更舒服，一般来说是精神（心理）问题的症状；如果患者的症状跟情绪关系密切，也很可能是精神（心理）问题所致，如有些女性生气后心悸明显，甚至去住院，气消后心悸也消失，恢复日常，就是她们生气的反应程度偏离了一般人；对于某些处境下患者出现类似的"心脏症状"，则要考虑恐惧性障碍，如一中年女性，一进电梯或地铁等密闭空间就心慌难耐，出了密闭空间就正常，实际上这是一种恐怖症的表现；还有些患者在某些季节出现心脏症状，而与运动无关，则有可能存在季节性心境障碍。

6. 典型征象 经常会遇到患者，尤其是女性，长吸气或说"气不够用"并有相应的动作，据说这是抑郁中肺功能不足的典型表现[3]，真去检查肺功能，各项指标大多正常，而非器质性疾病的表现，实则可能为中枢神经系统微观病变通过自主神经连接引起的肺部症状。还有不时地叹气，这往往也是抑郁的一种表现。

7. 叙述常异于躯体疾病的躯体症状 有经验的双心医生一般能听出患者叙述的到底是否为真正的心脏疾病症状，其中一条就是某些患者描述的躯体症状会让医生觉得很奇怪，如"心里有气，就跟拧着一样的难受"。

如果患者某一或某些症状符合上述情况中数

个特点，就更加支持患者存在精神（心理）问题的可能。

但存在这类躯体症状并不能诊断精神（心理）问题。大家知道精神（心理）问题的诊断也有标准，多数条目为精神症状。

这里我们不妨看一下躯体症状在精神障碍中的位置。

二、躯体症状与精神障碍的关系

在精神障碍中没有一个或一类症状是特异性的，躯体症状也不例外。根据 ICD-11 的分类，精神和行为障碍的 10 大类均可见到。

根据非器质性躯体症状判断患者有无精神（心理）问题，可参阅以下流程图（图 6-1）。注意症

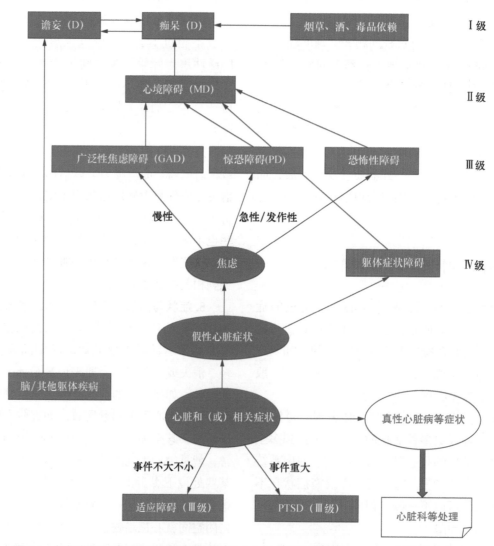

图 6-1　根据非器质性躯体症状判断患者精神（心理）问题流程图。PTSD，创伤后应激障碍

状在患者身上的表现可以很明显，也可以很隐蔽，尤其是精神症状。诊断时有以下几种模式。

（一）诊断模式

1. 躯体症状——焦虑障碍　这种情况是患者存在躯体症状，但找不到器质性病因，患者常常对这种或这些躯体症状过分担心是否罹患大病或绝症，或对很多事担心过分，进一步询问没有抑郁症状。

2. 躯体症状——抑郁障碍　患者有非器质性躯体症状，有或没有焦虑症状，甚至可以达到焦虑障碍的诊断标准，但进一步询问发现抑郁症状，而没有双相障碍中的非抑郁发作的发作相，是这一情况的体现。

3. 躯体症状——双相抑郁　如果经过询问确定患者存在躯体症状，有或无焦虑症状，又发现有抑郁症状，还能发现患者存在或存在过非抑郁发作的心境发作（包括躁狂发作、轻躁狂发作、易激惹或混合发作），可以确定为此情形。但此情形的认定中不确定因素太多，医生的认识千差万别，导致出现诊断的不确定性。

4. 躯体症状——神经认知障碍　在某些老年患者中可见到这种现象。患者存在无对应器官器质性发现的躯体症状，但却发现认知功能2个或更多方面受损，如记忆力减退、无法完成原来熟练的精细操作等，就要考虑这种情况，这种患者一般会有神经认知功能障碍的基础病，如高血压、糖尿病、高脂血症等，一如冠心病的危险因素。

5. 躯体症状——抑郁障碍或双相障碍——神经认知障碍　如果上一情形存在，追问下又能发现患者既往存在抑郁障碍或双相抑郁的病史，有或者没有神经认知障碍的危险因素，可以认定有此问题。

即使患者很多症状很隐蔽，一般来说也是由其显性症状的一些特点而使经验丰富的医生联想到患者可能存在隐性症状。

虽然这里分述各类疾病，但对于坐在医生面前的每个患者，做初步或最后的诊断往往都需要综合考虑。

（二）心脏科常见睡眠障碍及注意事项

作为一种躯体症状，**睡眠障碍**在心脏科也很常见。

如果把人类的睡眠分成三段，可以大致分成入睡阶段、维持阶段和醒前阶段。对应阶段出现问题可表现为入睡困难、睡眠维持困难（时睡时醒）和早醒。当然，还有睡眠质量问题，如睡眠浅或轻、睡眠感觉缺失和多梦。还有一类睡眠问题，大家不易重视，即嗜睡或睡眠时相前移或后移，嗜睡即睡得多，常常睡8～9小时以上，甚至连睡几天；睡眠时相前移就是睡眠时间基本正常，但"睡得早醒得早"，易被误判为"早醒"；睡眠时相后移就是睡眠时间基本正常，但"睡得晚醒得晚"，易被误判为"入睡困难"；睡眠时相移动的极致是睡眠颠倒，即白天睡，晚上不睡。这些都可能提示患者存在一些相应的精神（心理）问题，后面再详细叙述。当然，还有些患者在不同时段睡眠问题的表现不同，也要详加追问。至于睡眠中出现异常行为，则属于更专业的问题，心脏科并不多见，此处略过。

一般来说，单纯的失眠或失眠症不会对患者日常活动影响显著，可通过补觉或服用小量安眠药解决问题。一旦发现患者存在睡眠障碍而且对患者第二天情绪、认知或日常活动产生明显影响，也提示患者可能存在精神（心理）问题。

值得一提的是，患者有睡眠问题容易引起大家关注，如果患者没有睡眠问题，是不是就意味着无须关注呢？至少有一种情况：在排除了器质性疾病的基础上，医生又发现患者存在抑郁综合征，而患者否认有睡眠问题。这里又分为两种情况，一是按照常理，抑郁患者多有睡眠问题（尽管不是全部），而患者却否认，为什么？二是患者否认的睡眠问题是其自己的判断而已，比如睡得多的人认为自己睡眠很好，实际上是嗜睡；睡得早醒得早，而睡眠时间基本正常的，患者也认为睡眠没问题，而实际上是睡眠时相前移，也就是睡眠节律出现问题。所以，抛弃简单的判断，最好问一下患者睡眠的起止时间：一般从几点睡到几点（不要忘了日常活动的影响，如晚睡的学生因为上学不得不早起，以及药物的影响，本来睡眠已颠倒，服用奥氮平以后变得嗜睡），就能大致弄清楚。

还有一种情况大家应该注意，就是患者只说自己认为生病后出现的睡眠问题，而不说之前可能就存在的睡眠问题，因为患者觉得没必要说，或者认为过去睡眠好。如一位老年患者老说胃部不适、失眠，消化科检查后没有明显器质性病变，在用了米氮平、奥氮平和氯硝西泮后，睡眠依然没有明显改善。这几种药即使是在精神科也是公认的普遍使用的助眠药，也几乎是助眠药的极致，为何效果还不佳？细问下，才知道患者目前是入睡困难，睡得偏少，但年轻时"睡得好"——不上课每天睡9小时以上，"倒头就睡"，因为教书，每天也就睡7小时左右。大家可以看到患者这一生的睡眠，有多有少，是有变化的，如果仅关注目前的睡眠而一味地使用镇静药，可能效果不理想。而只有用药照顾到她一生的睡眠状况，想办法"稳定"其睡眠，才会有理想的效果。

有时候即使询问患者情绪如何，患者偏偏觉得自己情绪很好，是不是就没有情绪问题呢？答案是：不一定。可以参见本书"心境障碍的诊治"。

第7章

精神（心理）问题的病因与归因

一、"扳机"作用与内外病因

有人将生活事件在精神障碍发病时的作用称为"扳机"作用[10]。"扳机"之力可大可小，也就是事件可大可小，当然，这种大小对患者和他人来说可能判断不同。如果将精神（心理）问题的出现比喻为打枪，那枪中射出子弹（某病或障碍）一定是枪中本有子弹或日久酝酿出的子弹，否则没有子弹，"扳机"力度再大也只是一声空响。子弹射出还可能因为枪的保险失灵，而保险和子弹不仅源于遗传，更有后来家庭、社会因素的长期相互影响。一旦枪的保险不同程度地遭到破坏，遇上不同的扳机力度就可能会导致子弹射出。即使是遗传因素，也并非只是源于父母，甚至可追溯得更久远。所以，在形成疾病的因素中，生物学因素是基础（内因），且处于不断变化之中，社会因素是外因，个体心理因素中介了内、外因的互动。

至于人一生中何时、何事之后所生何病，对于个体而言是无法预测的，病后的处理及之后的情况，同样不好预测。

所以，对疾病的处理也有生物学和心理-社会学两条途径，生物学方法应该是基础（如果有的话），心理-社会学角度的处理办法虽然会起作用，甚至有时作用还很大，但不宜过分夸大。只是前者不易把握，后者似乎较易理解，却容易天马行空。实践中，似乎没人那么在意这些，后者更易被多数人接受——不论是医患，因为"行不行"排在"为什么"之前，非要追究个究竟，易被认为学究气太重。还有一点就是，目前对精神（心理）问题的处置效果似乎大多不如人意或不尽如人意，故而身心二元论仍大有市场。也就是，很多人并没有感受到生物精神医学带来的甜头，所以折衷的说法更易

于被接受，至于执行的时候大多数医生依然各行其是，或者在生物学治疗效果不佳后推给心理治疗师进行治疗，并美其名曰——药物合并心理治疗。研究也声称二者结合治疗效果更好。

医生对疾病的归因可能相同或者很不相同，患者往往归因于发病前或在发病前期出现的生活事件，这些都源于大家对疾病的成因认识的不同。

二、双心医学中精神（心理）问题与生活事件的关系

生活事件与双心医学中精神（心理）问题的关系可从两方面考虑：一是生活事件与精神（心理）问题的时间关系；二是生活事件的严重程度、急慢性与精神（心理）问题的关系。

总的来说，精神障碍的原因还不清楚，双心医学中的精神（心理）问题也是如此。但从临床实际出发，不妨采用3P考量[3]，即素因（predisposing factor）、诱因（precipitating factor）和持续因（perpetuating factor）（图7-1）。因为这样的思考和分析框架便于构思防治计划和安排适当措施。

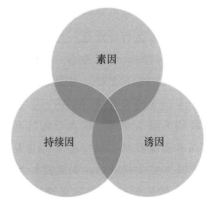

图 7-1　精神障碍的病因：3P

1. 素因 包括遗传和先天因素、围生期不利因素，身体（尤其是神经系统）发育和健康史（有无残疾），家庭成员的关系及教养情况，学校教育及师生、同学关系，社会文化背景的影响，个人的经验（经历和体验）和人格特点。

2. 诱因 生活事件，以及身体（包括神经系统）疾病对人的直接、生物学影响（患者对患病的态度和心理行为反应则属生活事件）。

3. 持续因 这是临床医生要对付的主要因素。素因和诱因的不利作用持续存在，本人对精神（心理）问题的认识态度和反应、家属及其他重要关系人对患病的态度和反应、本人所在单位对患者的态度和反应，受到歧视，医疗情况及共病。

由图 7-1 可见三种因素关联交织在一起对精神（心理）问题的发生、发展起作用。从时间上，与起病时间相隔久远的事件，如果与患者精神（心理）问题无必然联系，可称为无关事件。当然，这是医生的判断，有时患者和（或）知情人会将这些无关事件和发病联系起来，可能需要医生的解释。如果紧挨着生活事件之后起病，该事件或诸多生活事件一般会被认为是诱因，相当于对起病起到"扳机作用"。如果其病后出现的生活事件，以及诱因未得到妥善解决，则会单独或一起成为维持因素。

三、应激与正常状态的神经回路[14]

精神（心理）问题主要是源于神经系统疾病，应激对其有何作用，要看看它对正常的神经回路有何影响。下面是《Stahl 精神药理学精要：神经科学基础与临床应用（第 3 版）》中的论述：

当单一的情绪创伤作用于静息状态的神经回路时，可引起神经回路过度激动但并不出现临床症状，因为该回路有能力处理这一应激负荷，当创伤源消失后，神经回路就回到常态。

但如果神经回路反复处于应急刺激，使得回路持续激活，不仅变得容易激动，而且在应急刺激消失后仍保持明显激活状态，但由于回路有一定代偿能力，可以不出现症状，但对将来的应激就变得敏感而易于患病，发生精神症状的风险增加。

处于应激敏化的神经回路在遭遇随之而来的情绪性创伤后，回路失去代偿能力，这意味着回路活动增强非但不能应对和处理情绪性创伤使其复原，甚至使此回路总体上不再激活。随着生物学**表型**的恶化，临床症状逐渐显现。出现精神症状的个体已经存在神经回路的功能异常（反之不一定成立）。

精神障碍的生物学内表型和临床症状内表型之间并不完全匹配。特别是一个从精神疾病发作中获得痊愈而无症状的患者可能因为其神经回路的应激敏化而对将来的应激会有过度反应而易复发，所谓痊愈只是临床症状的消失而已。即生物学内表型持续，而症状内表型正常。这就是要求有的患者要坚持维持治疗的原因，比如反复发作次数多的抑郁障碍患者。也就是有些医生宁愿背负"过度治疗"的罪名而不愿忽略对症状的完全治疗并坚持维持治疗更久的原因。

也可以发现，有时用生活事件解释症状的出现会有一定的风险。

精神分裂症高度取决于生物学，极小或根本没有应激的情况下患者就会发病。对许多个体而言，抑郁症仅在中等程度上（一定程度上）取决于生物学，没有环境的介入，在主要应激出现时仅脆弱但不足以发病。

当一个个体经历摧毁性应激，如被强暴或自然灾害，即使正常的基因组也会变得脆弱而出现症状，如创伤后应激障碍。所以，应激负荷和遗传负荷相互作用，最终决定个体是否在信息处理方面存在问题，沉默脑回路是否无效和是否出现症状。

双心医学的精神（心理）问题中可以用几种障碍的发病来看看生活事件所起的作用。

1. 广泛性焦虑障碍 该障碍的发生常和生活应激事件相关，特别是威胁性的事件，如人际关系问题、躯体疾病以及工作问题。临床上会发现很多患者存在焦虑性人格，当属素因。这正符合焦虑障碍共有特征中的两个：①起病常与社会心理因素有关；②病前多有一定的易感素质和人格基础。一般来说引起焦虑障碍的应激事件的强度往往不十分强烈，往往是多个事件反复发生，持续时间长，更多见的是令人牵肠挂肚的日常琐事，但对患者来说是威胁；应激事件往往对患者具有某种独特意义，也许他人认为微不足道；虽自知不必要却不能自拔；更多地源于患者的内心冲突[3, 10]。

2. 惊恐障碍　多数患者发病没有规律，发无定时，发病前有或无生活事件，有负性生活事件或劳累等更容易出现。少数人似乎在紧张、生气或劳累后较多出现。该病的生物学基础比重较大，生活事件可以视其作用而加以处理或应对。

3. 适应障碍　是指明显生活改变或环境变化时所产生的短期和轻度的烦恼状态和情绪失调，常有一定程度的行为变化等，但并不出现精神病性症状。典型的生活事件有：居丧、离婚、失业或变换岗位、迁居、转学、患重病、经济危机、退休等，发病往往与生活事件的严重程度、个体心理素质、应对方式、来自家庭和社会的支持因素等有关。应激源可以突然而来，如自然灾害，可以较慢，如家庭成员关系不融洽。某些应激源带有特定的时期，如新婚期、离退休后一段时间、转学后一段时间。应激源的严重程度不能预测适应障碍的严重程度[4]。也就是说，是否出现问题，出现何种问题，出现问题会不会转变（如适应障碍后更改为抑郁障碍诊断），是应激源与个体相互作用的结果。

适应障碍有时间界定，一般超出半年（可延长至 12 个月），诊断可能要更改。

（1）居丧：任何丧失事件，通常涉及一个人的死亡[8]。

（2）悲痛：和居丧有关的情感、思维和行为[8]。它与重性抑郁发作的鉴别见表 7-1。

表 7-1　悲痛反应与重性抑郁发作的鉴别[8]

	悲痛反应	重性抑郁发作
感受	空虚和失去	持续抑郁，无力预见幸福或快乐
不快乐	波浪式递减，与逝者有关（想到或被提示）	持久、泛化
可伴随正性情绪或幽默	是	否
思考内容	思念、回忆逝者为主	自责或悲观的沉思
自尊	保留	自卑
自我贬低性思维	意识到对不起逝者	无价值
死亡	跟逝者"一起死"	无法应对痛苦的自杀观念

4. 创伤后应激障碍　是指个体经历、目睹或遭遇一个或多个涉及自身或他人的实际死亡，或受到死亡威胁，或严重的受伤，或躯体的完整性受到威胁后，所导致的个体延迟出现和持续存在的一类精神障碍。诊断本障碍的标准之一就是重大创伤性事件，主要有四类：①战争；②重大自然灾害；③重大犯罪事件和人为灾害；④重大疾病问题[8]。创伤事件是否重大可能各人判断有别，其实应该是对患者来说意味着身体或精神的完整性遭到破坏或有破坏威胁才可构成，ICD-11 称其为"异乎寻常"。所以本障碍的诊断除了时间、严重程度和排除标准外，应该是表现和事件互相印证才能成立。应该说事件起到关键作用。曾有被诊断为本障碍的患者法院判决赔付方赔付患者所花费的一半费用。

有人将创伤分为以下两类[8]：

（1）Ⅰ型创伤：单一、危险而无法抵抗的事件，包括突然、令人惊讶和具灾难性的孤立（常罕见）的创伤经历，持续时间有限。

（2）Ⅱ型创伤：源于持续而重复的令人痛苦的应激源（一系列创伤事件或暴露于长期的创伤），应激源可以是可变的、多种的、慢性的、重复的和可预料的，而且通常是人为的。这可能导致"复杂的创伤后应激障碍"。

四、生活事件与环境应激事件和抑郁障碍

抑郁发作前，92% 的患者有促发生活事件。抑郁障碍的女性在发病前所经历的生活事件是正常人的 3 倍[6]。实际上，人非生活在真空中，无论生活或环境的负性事件，在发病前或近或远、或多或少地存在着，有时会被称为"反应性抑郁"；若真找不到此类诱发或促发事件，就会被称之为"内源性抑郁"。实际上，即使反应性抑郁，也有内源性（生物学）基础。

（一）排除干扰

需要提示的一点就是，医生相信患者或其知情者的叙述时，尽量不被其判断干扰。一位年近八旬的退休口腔科医生，几个月前跟家人一起在泰国

旅游时，老伴突然去世。料理完后事后失眠，女儿认为父亲是丧偶之痛而失眠，并无其他严重的躯体疾病。但见患者满面笑容，问其睡眠怎么不好，他回答问题却兜圈子，"半天"后还能把话题兜回来。否认其他不适。只字不提老伴，旁人提及老伴，他也只顾讲自己的，态度过分客气。问其家人，患者说话兜圈子有多久，称已有2～3年。听此老人兜圈子说话明显与其身份不符，是病理性赘述的表现，提示脑器质性疾病，而非其女儿认为的仅仅丧偶后出现的睡眠问题。经查完全符合痴呆的表现。双心医学中，用事件解释症状的情况屡见不鲜，即将症状正常化、合理化，但应注意，如果像你或患者解释的那样，患者症状的程度和数量、持续时间、发作频率是否符合你所判断的心理问题疾病分类学中具体的那种疾病。当然，你可以说"我觉得符合"。实际上，每个人的把握不尽相同，你所认为的符合也可能不符合。用你所判断的疾病不能完全而恰当地解释患者的情况，这种判断就值得怀疑。

（二）合理化的弊端

应激源对于患者来说，有急缓、轻重和长短之分，又有着不同的组合。

对于精神（心理）问题的病因，教科书上无非是从生物-心理-社会三方面介绍截止到目前的一些研究结论。实际上，如同其他很多慢性疾病一样，精神障碍的发生往往是个过程，只是在某一时间点或某一个或几个事件后起病而已，之前身体包括大脑已经发生很多变化，只是我们无从知道，它们已经形成患者发病的基础，在某一时间或事件后被诱发出来。即使是与事件有很大关系的创伤后应激障碍（posttraumatic stress disorder, PTSD），也并非经此类似或相同事件的人都会产生，而且发病者比例常常仅占少数。如此理解，人们就不会执着于寻找原因，而是去寻找解决问题的办法。也难怪，人类似乎更愿意知道事情或现象的原因，否则无法安心。找到原因，即使无法解决，似乎也能认命。

所以，每当患者或其知情人或其陪伴者问到病因相关的问题时，鉴于每个医生对疾病的理解不同，也就有相同、相似或大不相同的回答。尽管有

些回答是模糊的，但患者似乎得到确定的答案。比如，"我之前遇到了某某事，又加上看到了同事死于心肌梗死。你看我的病跟这些有没有关系？"回答有关系的医生不少，患者会因此找到"权威"确定性的判断。实际上，这种"有关系"往往只是时间上的先后关系，并非就是因果关系，而被认为是因果关系而已。无论远近的事件，都有可能被患者及其知情人拿来解释精神（心理）问题的成因。看来，无论医生还是患者，对疾病的归因都受其经历、见识和学识的影响，遇到这类情形时，需要多加沟通，以消除疑虑。

（三）内外归因的偏颇及对医疗活动的影响

皮肤作为人体最大的有形器官，是身体与外界的有形屏障，如果把精神（心理）和行为视为身体（主要是大脑）功能的话，那么，精神（心理）就是身体与外界的无形（至少到目前为止可视为无形）中介。精神（心理）出现问题，尽管要考虑其本身及其所处的自然、人文环境，但更为根本的还是身体，最主要的还是大脑是其基础。毕竟，即使有时候归因于外因，也别忘了"外因要通过内因而起作用"。所以，临床上，由于理解的不同，导致医生处理患者问题的时候倾向性不同，即使生物医学倾向的医生在使用自己掌握的生物学方法却效果不理想后，也会自觉不自觉地转向心理-社会学角度，而不会在原先的角度里换另一种方式去理解患者。当然，笔者并不否认从心理-社会学角度去解释、理解患者，身体内部各器官互动，身体内外也互动，从心理-社会学角度也能在一定范围内、一定程度上解决一些问题，但笔者在此强调的是，生物学因素最为基础。

就拿人们经常谈论的精神障碍的遗传因素来说，基因常常是谈论的对象，遗传精神医学也成了一个分支学科。实际上，基因只是参与生命过程，而并非起决定作用[14]。所以，到头来仅是些似是而非的研究结论，但已然成为一些人的谈资，也难怪，那些或许是他们谋生资本的一部分！遗传力最早于20世纪20年代被提出，用于指导当时的优育计划，并主要作为一个浅显的统计概念，即某一特质的变异比例。该概念与基因变异的统计数据密切相关，是在受控的环境条件下开展培育

实验估测出来的。然而它却被做另类解读并向公众和媒体传播，曲解成具有明确意义的可遗传性，即某一特质的重要程度，毕竟每一个体均有其遗传力决定[15]。知晓这些，你就不会被"精准用药基因检测"或"个体化用药基因检测"所迷惑。所以，不要拿一些医学上的概念，尤其是还不能成熟运用于临床的技术，误导患者，否则反而给自己造成麻烦。即使这些概念对解释疾病有一定价值，往往是些概率的数字游戏而已。既然无论器质性疾病还是精神（心理）问题都有其生物学基础，最好的办法是有病治病、无病防病，精神疾病的预防应类似于脑器质性疾病和躯体疾病，大可不必单搞一套预防理论。

（四）人工智能因果论与精神（心理）问题的临床启示

珀尔在提到人工智能发展过程时，把因果论分为三个层面，他称之为"因果关系阶梯"：第一层级研究"关联"，第二层级研究"干预"，第三层级研究"反事实推理"。第一层级，只是被动地接受观测结果，考虑的是"如果我看到……会怎样"这类问题。处于第二层级的"干预"则关乎主动实施某个行动，考虑的是"如果我做了……将会怎样""如何做"这类更高级的问题。例如，如果某人服用某药，他还会睡不着吗？第三层级的"反事实"在现实世界里并不存在，它是想象的产物。反事实推理处于因果关系之梯的最高层，这类问题属于反思性问题。反事实推理是人类独有的能力，也是真正的智能。借助它，人类才可以超越现实，在虚构的世界里张开想象的翅膀，在追悔莫及、痛定思痛的反思中变得更加成熟[16]。

按此阶梯之论，精神（心理）问题的临床工作做的多是第二、第三层级的工作，其中也包含对第一层级知识的运用，而临床研究做的多是第一层级和第二层级的工作。所以，"思维胜于数据"[16]。临床工作不仅要多做，还要多思。

第8章

双心疾病中一些术语的使用

一、自主神经功能紊乱、心脏神经官能症或心脏神经症[17]

ICD-10 中，在神经症性、应激相关的及躯体形式障碍下有"躯体形式的植物功能紊乱"。其包含心血管系统的心脏神经症，消化系统的高低胃肠道的胃神经症、肠易激综合征（irritable bowel syndrome，IBS）、腹泻综合征等，呼吸系统的心因性咳嗽和过度换气，泌尿生殖系统的心因性尿频和排尿困难等。其诊断在于其特征性临床特征的结合：①明确的自主神经受累；②非特异性的附加主观主诉；③坚持将障碍归咎于某一特定器官或系统（先占观念）。看来，自主神经功能紊乱是对这一诊断条目的简称。现在 DSM-5 将其归入躯体症状及相关障碍，ICD-11 则归入躯体痛苦或躯体体验障碍。若说因为恐怕患者无法接受精神障碍的诊断，而笼统依此术语告知可以接受，但医生间的交流最好规范一些。

除了上述三点的结合，还有两个前提：一是没有有关器官或系统存在躯体障碍，即没有相应器质性疾病；二是没有明确的精神症状，如焦虑、抑郁、精神病性症状或智能障碍。第二个前提有个问题，就是临床医生的判断不同，即使有症状也会被予以正常化的解释。这是精神医学的弱点，没有客观证据支持谁的判断对错。还有一点，就是要求症状持续存在，看到不少医生在患者症状呈发作性存在时也做此诊断，感到诧异。实际上自主神经功能紊乱只是说到病理机制的"一段"，它更根本的病变在大脑。遗憾的是最新版本的内科学教材里心血管疾病中仍然写着"心脏神经官能症"，岂不知如今通行的国际分类中早已将其弃用，可见编写教材的专业人员依然没有跟上时代的步伐。

二、躯体化和躯体化障碍

包括心脏科在内的很多人已经学会"躯体化症状"和"躯体化障碍"这两个术语。很多医生只要患者以躯体症状为主诉而检查又皆阴性时，便称之为躯体化。可惜大多用得不对，许又新老师称之为滥用[3]。我想这不怪使用者，他们也是从别人那里以讹传讹地学去。据说错误始于外国人，很多医生的误用又是源于国内的精神医学界。许又新老师推测这种错误源于一些量表，尤其是 SCL-90。此量表 90 个条目分为 9 类，第一类被译为"躯体化"，实际应称"躯体症状"。该量表引进日久，无论精神专科还是非精神专科都广泛应用，所谓已经"习惯成自然"。实际上，躯体化是精神分析学说的一个术语，它意味着某些特殊的躯体症状是患者觉察不到的某种心理冲突引起，也就是某种心理冲突通过"躯体化"这一过程转化成躯体症状。躯体化就是"转换"，而转换症状以前的分类术语是"癔症"。

所以，如果愿意严谨，就还称"躯体症状"。如果已习惯，那就顺其自然。实际上，这些没有器质性疾病基础的躯体症状，很可能是中枢神经系统微观的变化所致，通过自主神经系统传导而出现在相应器官上的表现，但目前尚不清楚其中的具体机制，故而两种解释模式并存。

躯体化障碍在 DSM-Ⅳ 和 ICD-10 中均可见到，在 DSM-Ⅳ 中其诊断标准[18]如下：

A. 30 岁以前起病，患病已多年，病史中有多种多样的症状。

B. 症状满足以下四条要求：

（1）至少 4 个疼痛症状；

（2）至少 2 个胃肠道症状；

（3）至少 1 个性功能症状（疼痛不算）；

（4）至少一个伪神经病学症状。

C. 下述（1）或（2）：

（1）适当的检查无法充分解释 B 条中的任何症状，既不能诊断某种内科疾病，也不是精神活性物质所致；

（2）即使有某种内科疾病，也无法解释患者症状所致的过分痛苦和社会功能障碍之严重程度。

D. 不是故意做作，也不是装病。

若据此标准，符合者寥寥无几。尤其是要存在伪或假性神经病学症状，就是转换症状。

即使做出该诊断，一要严格，不能太随意；二是诊断后进行随访，因为有部分病例查出器质性病变的证据。但临床上一旦做此诊断，就意味着患者似乎无可救药，因为治疗效果不好，可能会被置之不理或敷衍塞责。还有非专科医生做此诊断引来官司的情况出现。

可见，在精神（心理）问题上，"躯体化"一是指一种过程，二是用在一种特指的障碍。其他的用法均属不当。有意思的是，目前非精神科临床医生一边熟练地使用着被输送过去的"躯体化症状"一词，同时又使用抗抑郁药兼顾治疗"焦虑和（或）抑郁障碍"和所谓的"躯体化症状"，二者似乎相得益彰。实则前者为社会-心理取向，后者为生物学取向。看来又会回到心身二元论上，这恰好是大多数从事精神（心理）问题服务的临床医生的取向。

记得十九年前，一位精神科专家在全国的同道面前用到"躯体化症状"一词，在其离开会场后，上海的徐俊冕教授即指出其使用不当并加以解释。只可惜，这种声音此后很少再听到。

三、疑病障碍

"疑病"这个词在涉及精神（心理）问题的临床上很有市场，它可以从一端是正常反应的"虑病"，到另一端的"疑病妄想"不一而足。两端之间的常被称为疑病症，现称疑病障碍。它可以分解成四个成分：①对身体健康的过虑和担心；②对身体的过分注意、过分觉察和感觉过敏；③患病行为的特殊模式；④疑病观念。这四者可以有不同形式

的组合，构成了丰富的临床相。其中①是基本的和必要的。前两个成分中"过分"的判断都是从医生的角度做出的，有一定的主观性[3]。人们对疾病有各种不同的解释模式（explanatory models），对于同一种疾病，尤其是精神（心理）问题，患者、知情者、医生以及不同地域的人解释各异或不尽相同，疑病观念是一种私人的特殊的解释模式。患者确信患有某种实际上并不存在的疾病，尽管根据不足，但并非毫无理由（实际上这是医生的推断，有着权威的姿态）。外行人听后并不能发现有什么荒谬的地方。在此观念之下患者经常到处求医，英文作者称之为 doctor-shopping，意思是说，这种患者找医生就像逛商店一样，高兴即买点，也可能什么都不买，笔者将其译为"逛医"。尽管可以将疑病症用生物-心理-社会医学模式解释其成因，仍不免有似是而非之嫌。它大体上可分为继发性和原发性两类。现在看来，原发性疑病症不是没有，但更多见的应该是继发性，尤其不要忽略患者除了躯体症状外，还存在比较轻的精神症状，如焦虑抑郁。医生如果误诊，相应的治疗效果就可能不如人意，转而更加强化医生的判断，尽管医生可能并不自知。这样做的结果只是医患互相抵触，患者痛苦未得到有效治疗而反复就诊，医生将疗效不佳归因于患者及其所患疾病的几不可治性而有意无意地排斥患者，自己一时心安。至少有时候，医生反思一下是否自己的判断出了问题，有什么途径可以进一步为患者有效服务。可惜的是，医生的思维模式一旦定型，便一时很难修正，因为修正很大程度上会受大环境的影响，大环境都是如此，即使自己有所反思，很快也就被"同理"。

疑病症被 DSM-5 摒弃，是因为它被认为具有轻蔑意味，并对治疗联盟的形成具有反作用。在DSM-5 中，将原来的疑病症分为躯体症状障碍（somatic symptom disorder，SSD）和疾病焦虑障碍两组[19]。

躯体症状障碍是 DSM-5 中的一个诊断，它描述了一组有令人痛苦的躯体症状，并针对这些症状出现异常的观念、感受和行为的患者。它是一个涵盖性术语，目的是描述大部分以前被诊断为躯体化障碍、疼痛障碍、疑病症等的患者，这些诊断在DSM- Ⅳ中归为躯体形式障碍。核心的区别就是诊

断 SSD 须寻找阳性症状，如痛苦和功能障碍，而不是寻找阴性症状。患者可以有生理学依据的医学诊断。但是这个新诊断促使临床医生关注于痛苦和异常的观念、感受和行为，而不是证实患者的医学主诉[19]，也就是强调理解而非解释患者的症状。如此，在为患者渐轻或消除症状之苦的路上戛然而止。因为如果没有更为合理的解释，要想真正理解患者恐怕只是权宜之计，更不用说找到恰当的办法。要知道，患者的症状一旦减轻或消除，所谓"虑病"或"疑病"也就随之烟消云散。

第9章

心脏科常见焦虑障碍的诊断

一、两大分类系统中的焦虑障碍

如果翻开最新的疾病分类体系，在 DSM-5 中会发现**焦虑障碍**主要包括[8]：

- 分离性焦虑障碍
- 选择性缄默症
- 特定恐怖症
- 社交焦虑障碍
- 惊恐障碍或惊恐发作
- 广场恐怖症
- 广泛性焦虑障碍

在 ICD-11 中，**焦虑和恐惧相关障碍**包括[9]：

- 7B00 广泛性焦虑障碍
- 7B01 惊恐障碍
- 7B02 广场恐怖症
- 7B03 特定恐怖症
- 7B04 社交焦虑障碍
- 7B05 分离性焦虑障碍
- 7B0Y 其他特定的焦虑和恐惧相关障碍
- 7B0Z 未特定的焦虑和恐惧相关障碍

心脏科医生看后会一时"头大"。仔细看来，大家会发现，除了特定和未特定的焦虑和恐惧相关障碍外，作为分离性焦虑障碍，是当与主要依恋对象分离时，有分离焦虑的儿童可能出现社交退缩、冷淡、悲伤等，躯体症状有头疼、腹部不适、恶心、呕吐等[8]。可以发现，这类患者一般不会在心脏科就诊；选择性缄默，顾名思义，就是患者会出现不说话，一般也不会就诊于心脏科。

"其他特定"的界定针对以下情况：患者明确患有此类疾病，病史及症状信息较完备，但无法放入特定的诊断分类。"未特定"主要针对以下情况：患者明确患有此类疾病，但目前信息不充分，导致临床相模糊，尚达不到诊断"其他特定"的水平[8, 17, 20]。可见，这类分类可以归入一大类，但次一级分类不甚清晰，临床上适度把握。

剩下的还有什么？如果大家熟悉更早的疾病分类，就会发现，剩下的就是两类障碍，一是焦虑症，它包含广泛性焦虑障碍和惊恐障碍或惊恐发作，前者为慢性病程，后者多为发作性病程。二是恐怖症，包括特定恐怖症、广场恐怖症和社交恐怖症。

先看焦虑症之一的广泛性焦虑障碍。

二、广泛性焦虑障碍

首先要说明几个概念。

1. 焦虑（anxiety） 一种内心紧张不安、预感到似乎将要发生某种不利情况而又难于应付的不愉快情绪体验。适度的焦虑具有积极意义。如果焦虑无具体原因地持续，或无现实依据地预感到灾难、威胁或大祸临头，并伴有明显的自主神经功能紊乱或运动性不安，那就成为病理性焦虑（pathological anxiety），常常伴有主观痛苦感或社会功能受损。

2. 焦虑障碍（anxiety disorder） 一组以焦虑综合征（anxiety syndrome）为主要临床表现的精神障碍。焦虑综合征表现为病理性焦虑心情和躯体症状，后者就包含心脏相关表现，如心慌、胸闷[6]。

3. 广泛性焦虑障碍（generalized anxiety disorder, GAD） 主要临床特征是对多种境遇的**过分焦虑**和担忧，同时伴有不安、肌肉紧张和行为改变。所谓广泛是对一件或一类事物或各种事物过分而持久的担心，前一种反而"局限"，后一种才是"广泛"。典型表现常常为担心自己或亲友患病或发生意外，异常地担心经济情况，过分担心工作或社会能力。其症状局限持久或多变而持续。广泛性焦虑障碍的心血管系统表现有心慌、心前区不适和感觉心律不齐等。其他躯体表现有[10]：

（1）消化系统：口干、吞咽困难、食管内异物感、过度排气、肠道蠕动增加或减少。

（2）呼吸系统：胸部压迫感、吸气困难、过度呼吸。

（3）泌尿生殖系统：尿频、尿急、勃起障碍、痛经、闭经。

（4）神经系统：震颤、刺痛感、耳鸣、眩晕、头痛、肌肉疼痛、睡眠障碍。

诊断广泛性焦虑障碍需要注意的一点是发病年龄。因为研究发现，焦虑障碍（笔者的理解主要指广泛性焦虑障碍）的发病年龄通常较早，80%～90%在35岁以前起病，发病高峰年龄为10～25岁。所以临床上有一种说法，40岁以后起病，一般不诊断焦虑障碍[10]。这里需注意的是起病年龄而非看病时年龄，因为二者或一致或不同。如果对40岁以后起病的患者只诊断焦虑障碍，需要反思有无不妥，有何遗漏——比其等级较高的抑郁和认知问题等是否被遗漏，还是患者的病史可追溯到35岁之前。

再看另一种焦虑症——惊恐障碍或惊恐发作。

三、惊恐障碍或惊恐发作

这是一类急性焦虑发作，患者在发作时常有心血管和呼吸系统症状，如心悸、胸闷、气急等。程度或轻或重，严重者可有濒死感、失控感或发疯感。易被误诊为心脏病。也可表现为疼痛或隐隐不适，此时，可称之为急性焦虑发作，因为还未到惊恐的程度。所以惊恐障碍或惊恐发作，又称急性焦虑发作，但急性焦虑发作不一定是惊恐障碍或惊恐发作[3, 10]。

（一）惊恐障碍的常见症状

惊恐障碍除了心悸、气急外，还有以下常见症状[10]：

（1）头晕或轻度头痛、手足麻木。

（2）胸部压紧或疼痛感、窒息感。

（3）晕厥、出汗。

（4）震颤或颤动、潮热或寒战。

（5）不真实感，迫切想逃脱。

（6）口干、恶心。

（7）难以集中思想或讲话肌肉紧张。

（8）视物模糊，害怕死亡、失控或发疯。

（二）惊恐障碍的特点

1. 发作前　很多患者常亲见或听闻亲友和其他身边人因心脏病或其他急症去世或有生命危险，或知道有亲人因心脏病早逝。或者发作前毫无征兆。

2. 发作时　数分钟达到顶峰。发作的时间有人在白天，有人在夜间，有的人发作时间没有规律。询问发作的时间有利于用药时间的确定和告知。

3. 发作后　如同常人，但多会担心再次发作；若以前发作时在某些场合，有些患者会回避此类场合，情非得已就会痛苦地忍受直至离开。

4. 持续时间　惊恐障碍每次发作数秒到数分钟不等，一般不超过1小时，偶有长于1小时者。心绞痛皆以分钟计算，很少超过15分钟。心肌梗死的胸痛可以持续很长时间，心电图或者心肌损伤或坏死的标志物会有证据。这里提出一个问题：如果患者出现不适持续数小时甚至数天，怎么考虑其可能的诊断？

DSM-5惊恐障碍诊断标准B规定[8]：至少有一次惊恐发作之后1个月内（或更久）担心再次出现惊恐发作及其后果或出现与惊恐发作相关的显著非适应行为改变（为回避惊恐发作的行为）。即病程至少1个月，惊恐发作至少1次，其余的时间会担心惊恐发作和回避特定场合。

5. 频率　患者看病时，惊恐发作可以就有或有过一次，也可以多次发作，从数天、数周、数月甚至以年计其发作，也可以1日数次发作。

6. 程度　重者如上所述，轻者可以对患者无明显影响。故既往将根据程度或症状条目数不完全符合诊断标准的情况称为阈下惊恐障碍或惊恐发作，或干脆就称为急性焦虑发作。

惊恐障碍在心脏科可以单独存在，可以和心脏病共存，也可以和其他精神障碍共病，尤其要注意的是它既可见于抑郁障碍，也可见于双相障碍。但惊恐障碍常常将心境障碍掩盖，因为惊恐障碍发作时的体验最让患者难受和害怕。所以，如果在澄清患者惊恐障碍的发作之后，还要问"之前或之后呢？"答案有以下可能：

（1）之后跟好人一样，则此患者目前仅有惊恐障碍。

（2）之前或之后还是难受，这种情况如果一直持续，一般来说，是惊恐障碍共病于抑郁障碍。但并不能就此为止，还要询问惊恐障碍之后不适的持续时间，如果惊恐障碍之后的不适间断出现，要弄清持续时间和间断时间，如惊恐障碍之后的难受持续几天就消失，以后还出现，就要小心患者有无双相障碍（甚至不典型）的可能。因为大家都知道，抑郁障碍的诊断一般时限为至少2周。

四、恐怖症

按患者害怕的对象分为特定恐怖症、广场恐怖症和社交恐怖症。

（一）诊断要点

诊断精神（心理）障碍都要四个标准：①症状学标准；②严重程度标准；③病程标准；④排除标准。恐怖症也不例外，但其诊断要抓住三点：一是原发的焦虑反应，包括心理、行为或自主神经症状，且这种反应指向外部客体；二是回避恐怖对象；三是明确指向无危险的情景或物体。下述 A～G 诊断条目中，A～C 是症状学标准：A 是说恐怖对象；B 是指出现的症状；C 是回避或忍受条目；D 是统计学和社会学标准，即过分；E 是时间标准；F 是严重程度标准；G 是排除标准，还有更多条目者意思类似。DSM-5 中对恐怖症的诊断标准大致是如下格式：

A. 对或面对……产生显著的害怕或焦虑。

B. 对……几乎总是能够促发立即的害怕或焦虑。

C. 对……主动回避，或者带着强烈的害怕或焦虑去忍受。

D. 这种害怕或焦虑与……所引起的实际危险以及所处的社会文化环境不相称。

E. 这种害怕、焦虑或回避通常持续至少 6 个月。

F. 这种害怕、焦虑或回避引起有临床意义的痛苦，或导致社交、职业或其他重要功能方面的损害。

G. 这种障碍不能用其他精神障碍的症状更好解释。

（二）恐怖对象

1. 特定恐怖症　恐怖对象是特定的客体或情景，如 DSM-5 将恐惧刺激源分成[8]：

（1）动物型：如蜘蛛、昆虫、狗、蛇。

（2）自然环境型：如高处、暴风雨、水。

（3）血液-注射-损伤型：如针头、侵入性医疗操作。

（4）情景型：如飞机、电梯、封闭空间。

（5）其他：如可能导致哽咽或呕吐的情况。

2. 广场恐怖症　恐怖的是以下情景（≥ 2/5）：乘坐交通工具、开放的空间、封闭的空间、排队或处于人群之中、独自离家。

3. 社交恐怖症　恐怖的是特定的社交情景：社交互动、被观看、表演。

恐怖对象与一些曾经对我们的原始祖先构成潜在威胁的事物或环境有关，比如动物、黑暗、高度和水。对这些对象的恐惧属于人类的"基因库"，我们称之为"预设的"（预设主体为进化）、"科技出现前的"或者"系统发育的"（即与整个人类发展有关的）。这是大多数恐怖症患者恐怖的对象[21]。人类最原始的恐惧，都是祖先面对曾经的威胁在亿万年后的投影与回声[22]。相反，一些恐惧症，如飞行恐惧症、驾驶恐惧症、武器恐惧症，被称为"非预设的""科技出现后的"或者"个体发育的"（即与个体发育有关的）恐怖症。这类患者是后天才患上此类疾病，特别是受过创伤之后才患病[21]。

这里之所以介绍恐怖症，往往是患者本身会出现心脏症状，在心脏科会遇到此类患者。如一中年女性，平素体健，但开车一上高速公路就难受。去医院检查只是心电图发现窦性心动过缓，其他检查都没有问题，但主诊医生告诉患者，说不定哪天心脏跳着跳着就不跳了！患者一直担心真会如此。可惜的是主诊医生并未问患者什么情况下会心跳慢，什么情况下这种情况消失。实际上她一离开高速公路就"没事了"。

五、焦虑障碍在精神障碍中的位置

按照 ICD-11 的精神障碍分类，大致有如图 9-1 所示的精神障碍，这张图也是根据以前有些老师授课时的主张所绘，认为精神障碍在患者中呈金字塔式的分布。焦虑障碍位置中间偏下，但所占比例较高。大家可以暂且如此认为。

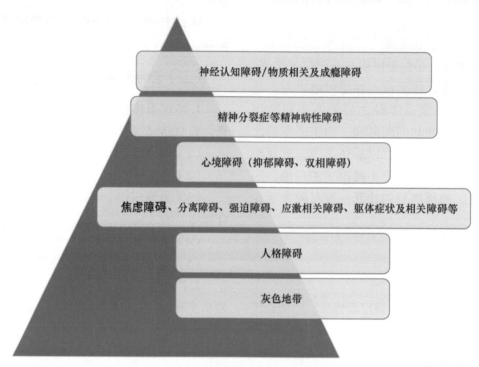

神经认知障碍/物质相关及成瘾障碍

精神分裂症等精神病性障碍

心境障碍（抑郁障碍、双相障碍）

焦虑障碍、分离障碍、强迫障碍、应激相关障碍、躯体症状及相关障碍等

人格障碍

灰色地带

图 9-1　焦虑障碍在精神障碍中的位置

第 10 章

老年人的精神（心理）问题：鉴别诊断不要被 4D 所拘泥

在精神卫生服务中，老年人（≥60岁）来看病时，医生通常的思路是 4D，即 Delirium（谵妄）、Dementia（痴呆）、Depression［抑郁（症）］和 Drug abuse（药物误用）。

毋庸置疑，这一总结给临床上遇到老年人群的精神（心理）问题搭建了有益的思维框架，使医生在做鉴别诊断时有方向可循。但还要注意一点，抑郁的患者不只是抑郁症，还有双相抑郁的可能，如果拘泥于 4D，就可能漏掉双相抑郁，从而造成治疗效果不理想。

要找到患者是否有双相抑郁的蛛丝马迹，先看患者目前抑郁的特点，如病情时好时坏或时轻时重、每次发作持续时间短（数天到数周）、焦虑突出、有季节性、反复发作多年以及治疗反应——药物治疗先好后不好或者多数时间好但仍时有波动等。有意思的是，追问患者年轻时有无相关问题，不少人都会说有睡眠问题或一些跟目前似乎不相关的症状，或说即使跟目前表现类似，以前发作时症状很短很轻。从一元论观点出发，怎么把患者长时间相同或不同的表现用一种精神（心理）问题加以解释是考验双心医生对这类疾病理解的试金石。

当然，上述的特点只是提示存在双相抑郁的可能，因为有这方面研究的证据，虽然并非研究的主流。要知道很多研究是建立在人的观念变化上，如果观念变化不大，很难有更多相应的发现。比如二十世纪八九十年代，我国台湾与香港的双相障碍患病率接近，也与世界卫生组织同期在深圳的研究结果相近，但明显高于内地。有人认为这种差别可能与经济和社会状况有关，实际上更主要的原因可能是与诊断分类系统和流行病学调查方法的不同有关。笔者考虑这个更主要原因的关键是研究者，因为其观念决定了用什么样的分类系统和流行病学调查方法。

临床上常见痴呆同抑郁和（或）焦虑混合存在，一时不清楚患者的痴呆是真性痴呆还是假性痴呆，可能需要对患者的焦虑和（或）抑郁控制理想后，方能判断其真假。

临床上，患者的痴呆往往有两种过程：一种是患者原先没有精神（心理）问题，有或没有慢性躯体疾病，如高血压、糖尿病等，慢慢出现痴呆的表现；另一种是患者痴呆以前就存在心境障碍等精神障碍，或早或晚，或表现为不典型症状，如年轻时失眠、时不时有些不适等，这类患者除了接受抗痴呆治疗外，还应治疗其原来的心境障碍等。当然，这里的痴呆主要指阿尔茨海默病。

第 11 章

病、症、证，循哪个治疗？

作为临床医学的组成部分，双心医学的治疗，也要遵循循证医学的原则。治疗中不可避免地碰到病、症和证的问题，是循病、循症还是循证治疗，确实是个问题。之前说过，双心医学是心脏病学与精神医学的联合应用，精神医学的疾病分类是以现象学为基础，如此在理解与解释时，无论什么人、什么学科、什么角度，引起的争议最小。这就造成其诊断往往不是一个疾病实体，而是一类现象的统称。

一、病、症和证

为了跟大家平时的习惯叫法靠近，这里也将"障碍"称为病。循病治疗，是说哪类病该如何治疗，比如抑郁障碍要用抗抑郁药治疗，焦虑障碍要进行抗焦虑治疗，但也可能用到抗精神病药物或其他类药物，而不仅只用抗焦虑药。

症，是指症状。这个大家不陌生。循症治疗，类似于大家熟悉的"对症治疗"。比如，有焦虑症状，要抗焦虑治疗，至于用哪类药，要视情况而定；有失眠症状，可以用催眠药，但具有催眠作用的药物不止一类。

证，这里是指大家熟悉的"证据"，而非中医的"证候"。中医所谓辨证施治，不在讨论的范畴之内。循证医学中倚重证据，而证据既可是关于病的，也可是关于症的，也可以二者兼有。好在临床上遇到的双心问题绝大多数都可以参照以前遇到的精神障碍治疗证据所支持的方法进行处理。如果有人坚持强调所谓双心疾病治疗的证据，则目前很少，举一个不太恰当的例子：新冠肺炎疫情刚出现

时，几乎没有相关数据和治疗的证据，难道对新冠肺炎患者只能观察？显然不是。

很多时候，看似在按照经验治疗，其实很多已经拥有循证的基础——证据已被内化为经验。

二、循谁治疗？

到底循"谁"治疗，取决于医生对双心医学、双心疾病、患者的症状和人格以及迄今为止掌握的可靠证据的把握情况。不可一概而论，否则将无法做到个体化治疗。在寻找证据前，研究者会设置纳入和排除标准，以筛选出某类障碍或某类障碍中某一问题，这就将患者（常常还要设立对照组，对照组有常人或其他有可比性特点的患者）相似的体验和（或）表现归为同一组，实为概念上认为有同质性，而每个人的体验都和别人不尽相同，严格说来无法确定是否有可比性，但目前认为同质而已。正是因为现象上或病理过程上有相似性，我们才得以利用已有经验或证据对新患者进行处置，并在观察其对治疗的反应后作出调整或者纠偏或纠错，以期达到良好效果。所以，即使是等级很高的证据，从群体而言，固然言之凿凿，但就个体而言就要看能不能，或多大程度用上证据。就群体而言的证据对于形成理论更重要，若要用之于个体就要灵活，因为个体身体变化只体现群体理论的一部分，而且即使体现一部分，程度上每个人也不尽相同。例如大家都熟悉的抑郁症，总的来说主要与大脑内单胺类神经递质系统（5-羟色胺、去甲肾上腺素和多巴胺）有关，但群体研究发现抗抑郁药总体上有效率大致

相当，但是真正用于个体身上，不论哪一类抗抑郁药物（SSRI、NRI、SNRI、NDRI、SNDRI 和 TCA 等*）或者同一类药中不同的药（如 SSRI 的"五朵金花"）疗效可能都不一样。不同的人即使使用同一种药，如果有效，剂量也可能不一样。

所以，对于研究中的证据，最适合作为理论宣讲，而对个体最好到临床中去验证证据，体会疗效。我们对其的态度应当是相信而不迷信。需要谨记一点——随访很重要！

著名精神药理学家 Stahl 的专著《Stahl 精神药理学精要：神经科学基础与临床应用（第 3 版）》中推崇对症治疗[14]，实际上，从精神障碍的现象学分类可以看出，对症治疗某种意义上说是根据病理机制进行治疗。所以，临床上运用起来更为可靠。有意思的是，临床上医生对患者表现的关注点常有很大的不同，造成用药或其他方法的差异，而且若让其说明理由，似乎都能说出一套依据，听起来好像很有道理。所以，大家很多时候，也就一团和气作罢，不论各自长短。要么，就论资排辈说话，以年长、位高或资历高来定论。

不管循什么治疗，除了安全性（目前获批的治疗方法大都是安全的），疗效总是第一位的，疗效好坏取决于治疗的方法和医患的互动。有趣的是，疗效好可能是治疗方法得当，也可能是歪打正着。不少时候，即使疗效不佳或不甚佳，患者会因医生态度和解释适合自己而不"移情别恋"。看来，医生确实是一味药，是毒是良，要看医生的表现，也要看患者偏好。

---

　　* SSRI，选择性 5- 羟色胺再摄取抑制剂；NRI，去甲肾上腺素再摄取抑制剂；SNRI，5- 羟色胺–去甲肾上腺素再摄取抑制剂；NDRI，去甲肾上腺素–多巴胺再摄取抑制剂；SNDRI，5- 羟色胺–去甲肾上腺素–多巴胺再摄取抑制剂；TCA，三环类抗抑郁药。

第12章

构建综合征和精神（心理）障碍

分析和综合是生物学研究中两大方法，通过分析，从神经系统大体解剖到神经细胞，再到细胞内外物质运动、神经信号产生和神经细胞之间信号传导，已经知道因神经系统物理和化学方式运作异常而形成精神（心理）障碍，比如神经递质的减少或者功能亢进或不足，但是这些微观变化是在什么部位又如何组合而出现一系列精神和躯体症状，目前所知却不尽如人意。所以，为了避免分歧，症状学诊断原则是当前精神（心理）障碍诊断的现实选择。

人生病后的表现经常不是只有单一症状，而是一个以上的症状，或者某个阶段有单一症状，但随着病情的发展又出现一系列其他症状，这些合在一起就构成了综合征（又称症状群）。诊断精神（心理）障碍，也大抵如此。一般来说，精神（心理）障碍没有特异性症状。所以症状组合，以及对每个症状特点的把握就变得极为重要，否则认识不足或抓不住重点就容易误诊、漏诊，或者治疗不充分或错治。有人总结出 S-S-D 思路，即 Symptom-Syndrome-Diagnosis/Disorder（症状–综合征–诊断或障碍）思路[4]：

（1）症状分析：症状三要素——性质、频度与强度、持续时间。

（2）构筑综合征。

（3）提出假设诊断。

（4）鉴别与排除诊断。

（5）应用诊断标准。

（6）反向验证：验证当前资料是否可以解释所有资料。

真正把握好患者的精神（心理）障碍，要求症–病–人三位一体（图12-1）全面把握才可靠，

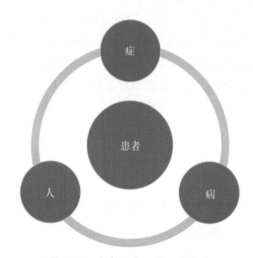

图 12-1　患者组成：症、病和人

有时需从诊治过程上加以把握才能最后弄清楚。

将理论应用于临床实践中，精神症状和神经回路能提供治疗选择的合理方法[14]，步骤如下：

第 1 步：建立诊断。

第 2 步：将诊断解构为各组症状。

第 3 步：将每一组症状与其理论上相关的功能异常的神经回路相匹配。

第 4 步：仔细考虑理论上调节每一回路的神经递质系统。

第 5 步：选择一种针对调节功能异常回路的神经递质的治疗手段。

第 6 步：如果症状得不到缓解，可增加或转换为另一种针对性治疗。

第 7 步：在患者症状消失之前或在可能的缓解之后，重复每一组症状的治疗。

此说为对症治疗。精神障碍的分类基于现象学，而症状只是现象的一部分。实际临床工作中，既要循"病"治疗，也要循"症"治疗，二者最好

都能做到循证。也就是说治疗最好是病、症、证据都兼顾，又要变通。变通的基础是医生个体对于病、症、病症背后的生物学基础、生病的人以及证据的合理甚至恰当的理解。也包括反复验证不得其解的反思，此时就要考虑是否应该修正诊断。

　　也就是说，临床医生既要熟悉每个症状，又要清楚将患者的症状如何组合，最终归为哪类障碍，而且细分到最后不能再分，这样最好。

　　这些说法往往灵活而模糊，是看过无数（尽管还是有数）患者形成的一种看病本领的一部分，主要靠反复地实践、阅读和复习书本、同行交流，在一定时间内成型。

第13章

双心医学中的性格（人格）问题

临床上会遇到各色人等，双心医学也不例外。

一、个性对应激的作用

从遗传和环境角度而言，自身遗传的复杂性决定个性和气质自身的发展。一个应激源的后果在某种程度上是由经历应激后形成的个性来决定的，而非仅仅是一个人的基因。因此，同样的应激源通过某个具有良好适应能力、对逆境有良好适应性反应以及有健康生活方式的个性筛选掉，那么这种应激反应就会减轻，且其作用于基因组的影响也会微小，以至在脆弱回路中的信息处理没有代谢失常，也没有症状出现。相反，一个适应不良、有坏习惯、对应激有不良适应性反应的人对同样的应激就会放大而非减轻。所以说，个性是应激的缓冲器或放大器[14]。

二、双心医学中常用人格类型的理论

（一）A 型性格

大家熟知的 A 型性格是 20 世纪 50 年代有学者提出的心血管疾病高危人群的特点，这类人群以高竞争性、极强的控制欲、敌对性、无耐心为特征。因后来的研究不支持这种观点而使其热潮消退。取而代之的是 D 型人格，如下文所述。

（二）D 型人格

D 型人格是在 20 世纪 90 年代提出，其被认为会对心血管疾病患者的预后产生负面影响。D 型人格又称忧伤人格。

D 型人格有两大特征，即消极情感和社交压抑。消极情感是指这类人群倾向于感受负面情感，包括焦虑、烦躁不安、易激惹。他们对自身及周围的世界抱有消极看法。社交压抑指人们在社会交往中压抑自己对情感和行为的表达。因为他们与别人接触时感觉紧张、不安全，便会有意识地维持自我压抑状态。

一些人认为 D 型人格与抑郁难以区分。

一个突出的区别是稳定性。抑郁症状是一种情绪状态，会随时间而波动；而 D 型人格是一种人格特征，一般比较稳定。

另一个区别在于 D 型人格个体对待负面情绪的方式，即不愿意表达。而抑郁症仅仅是指患者自身的情绪状态，而不是消极地处理自己情绪的方式[23]。

D 型人格有时被认为是躯体疾病的后果。严格来说，应该称为由其他躯体疾病所致的人格改变。

三、对人格的认识与干预

细看 D 型人格，实际上就是具有焦虑和抑郁倾向的人格特点，只是临床上心血管科和精神科医生因所处环境不同而产生的名异实同的各自称谓。

从临床上看，医生判断患者的症状到底是人格特点突出者的反应，还是达到心理障碍程度，如果是障碍，究竟是哪种或哪几种障碍，或者不同障碍和症状之间到底是什么关系，真是莫衷一是，比较混乱。

如果不带偏见地去看生病的人，会发现不少双心问题患者的所谓人格特点更多源于自然选择，想象一下，如今的社会什么样的人才能生存或生活？实际上，精神（心理）问题，包括双心问题，可见于形形色色的人，只是每个人的人格特点和病情表现千差万别。人为地形成一些刻板印象或拘泥于研究中的一些发现，既有益又有害，一旦超出既定印象范围，容易导致医生不能很好地理解一些患者的表现。

说到干预措施，无论从什么层面（情绪和健康状况、健康相关行为以及人际功能）出发，无非药物干预和非药物干预，后者又包括心理干预、运动干预和生活方式干预等几类。纵观国内形势，心血管界似乎更热衷于心理干预。也难怪，从理论上，作为人格特点，不去试图改变，而是从患者的内心或是外在表现找到方法，让患者更适应疾病和周围的环境，是目前所能想到的解决问题的选项。这些方法又会因为不同医生对疾病、人、世界的了解与理解差异而有所不同或有所侧重。

实际上就有一种理论认为，人格可塑。研究者发现，无论抑郁症的症状减轻与否，选择性 5-羟色胺再摄取抑制剂（selective serotonin reuptake inhibitor，SSRI）均能使实验对象神经过敏及过分内向的表现趋于"正常化"……药物对抑郁症并没有明显的独立疗效。换句话说，SSRI 药物是通过重塑个性来治疗抑郁症的[22]。这暂可作为一说搁置。目前医学界多数人认为，人格不易改变，最好设法接纳自己，调试自己，编织出更好的人生故事。因为：

心理学家丹·麦克亚当斯（Dan McAdams）指出，人格其实可分三个层次，而大家都把注意力放在最低层次，即"基本特质"（basic traits）上，其实还有第二层次的人格——"个别性调试"（characteristic adaptations）。这包括个人目标、防卫与适应机制、价值观、信仰、不同人生阶段的生活重心（如生养孩子或退休生活）。这些是人们为了扮演好某些角色及维持某种地位而发展出的人格特质，这些调适会受不同人格特质影响……就第二层次的人格表现而言，个人的基本特质会与个人所处环境及人生阶段紧密结合，所以当事实出现变化（如丧偶）时，个人的个别性调适也会有所改变。……人格的第三个层次是编出"人生故事"。……人类无处不编故事。我们对自己的人生也是如此，我们总是不停地

编织着自己的人生故事，这个故事"将过去、现在及未来重新编织成一个前后连贯、生动有趣的个人神话"（麦克亚当斯语）[24]。

四、双心医学中强迫人格的应对

双心医学临床上，会不时碰到一些反复问一个问题或一套问题的患者，医生反复解释，花费大量的时间可能还要重复，以至于弄得医生精疲力竭或不胜其烦。这类患者，往往有强迫的特质，他们追求确定性、完美性、仪式性，这恰恰跟医学的不确定性本质冲突。应对这类患者要有足够的耐心，准备一些数据——代表相对的确定性，交代流程相对固定，灵活性不适合他们。

五、"正常化"人格特点的弊端

临床上还有一类问题是，医患双方将患者身上的某些现象归于正常，如患者近期出现心脏不舒服，还经常生气、发脾气。如果患者既往也容易生气，就很容易被"正常化"。不是说人不可以生气、发脾气，如果在患者身上已发现抑郁或焦虑-抑郁症状，而患者变得容易生气，医生的理解有两类：一是患者有焦虑-抑郁，心情不好发脾气属于正常，或只是焦虑-抑郁中的一类表现而已；二是患者的容易生气属于易激惹的心境问题，可以作为类似于轻躁狂发作的一类症状而将其诊断为双相障碍。即使患者一直以来就容易生气，被认为是性格本就如此，但勿忘另一种可能，患者的精神（心理）问题可能从小就有，以前表现得不明显或对患者没有明显影响而已。所以，笔者常想，生气或发脾气不是说就不正常，而是在焦虑-抑郁的基础上出现，可能就需要注意分析。至少，如果将生气或发脾气作为焦虑-抑郁中的次要表现而按焦虑障碍或抑郁障碍系统处理不理想时，改变一下思路，就可能峰回路转。当然，这种思路改变是为了找到更为有效的治疗方案而设，否则，不太可能有所改变。

第14章

双心医学中的心境障碍

心境障碍（mood disorders），又称情感障碍（affective disorders），既往称为情感性精神病（affective psychoses），是以情感或心境改变为主要特征的一组精神障碍。通常伴有相应的认知、行为、心理生理学以及人际关系方面的改变或紊乱，躯体症状也很常见，甚至成为重要临床相。心境障碍的表现有很大的变异。这类障碍大多有复发倾向，每次的发病常与应激性事件或处境有关[10]。

在词义上，心境障碍与情感障碍有所不同。情感障碍狭义上只包括重性抑郁障碍和双相Ⅰ型障碍。从心理学上讲，心境是指持久的内在情绪状态，而情感是当前情绪状态的外在表现[10]。

心境障碍在临床上表现为抑郁（depression）和躁狂/轻躁狂（mania/hypomania）两种截然相反的状态。既往也称为躁狂-抑郁性障碍（manic-depressive disorder）或躁狂-抑郁性精神病（manic-depressive psychosis）。抑郁-正常-躁狂诸状态之间并无截然的分界，因而有人认为心境的这些状态呈现一种"连续统（continuum）"[10]。

在描述心境障碍时应了解情感（特定时段内占优势的情绪状态）和心境（很长时期的情绪状态）的区别。用气象学类比，情感是天气（weather），心境是气候（climate）。情感的病理性异常评估包括心境紊乱的严重程度、持续时间、普遍存在的范围及其与提示有心境障碍的其他病理表现的联系[25]。

一、抑郁心境的体验与表现

抑郁心境是抑郁障碍最常见的症状，其轻度形式为多数人在某一时刻曾体验过。其体验是个体性的，不同的人对此用多种方式进行描述：有时是一种深刻的、主观上感觉不同于一般的不快乐或热情降低；有时是一种令人不快的情绪或情绪感受范围的丧失；有时更多是躯体症状，表现为压在头部或胸部的"沉重感"或"黑暗阴沉感"。日渐加重的抑郁心境表现为，前述体验更严重和频繁，低落的心境普遍深入到所有情形，心境的反应性明显降低（如心境能够被愉快的或鼓舞人的事情照亮的能力下降）[25]。

在确认心境问题时，如果患者的体验与其外在表现一致，最为可靠；如果二者仅有其一或不相称，甚至二者相反，就需要详加考量。如只有抑郁体验，而表现不抑郁或不如患者说的那样严重，更甚者患者感到抑郁的时候却满面春风甚至大笑，该做如何判断？

二、抑郁障碍

抑郁障碍在心脏科常见，但患者一般不会以情绪问题为主诉前来就诊，而多以心脏和其他症状而来。在排除心脏和心外器官或系统疾病后，或心脏或心外疾病不能或不完全能解释患者的症状后，可转入相关心理问题的问诊。切入点一般有几点：①假性心脏相关症状；②睡眠问题；有时可切入③认知问题。

但有一点，如果患者否认情绪问题或情绪问题不明显，而医生又怀疑患者存在抑郁问题，可询问患者有无认知症状，一般患者首次抑郁发作，病程不长，可能不存在认知症状，但多数患者都可能存在认知症状。可以询问患者思维反应速度、记忆力及注意力情况，他们会觉得自己的反应变慢、记忆力减退和注意力不集中，要么都存在，要么仅有一二。可见，抑郁障碍日久，患者的认知是受损的。作为抑郁障碍的认知受损，常可归类于"假性痴呆"。一般而言，假性痴呆患者粗略检查其记忆力受损并不明显，多为患者的感受。当然，抑郁日久得不到治疗或得不到有效治疗，一个结局可能会发展成"真性痴呆"。这也是临床上要注意的一个问题——问清发病过程，理解疾病发展。

（一）重性抑郁发作的诊断标准

在进行诊断之前先要熟悉诊断成立的条件。先看一下 DSM-5 抑郁障碍的诊断标准[8]。

重性抑郁发作

A. 在同一时期 2 周内，出现 5 个或 5 个以上的下列症状，表现出与先前功能相比不同的变化，其中至少 1 项是①心境抑郁或②丧失兴趣或愉悦感。注：不包括那些能够明确归因于其他躯体疾病的症状。

（1）几乎每天和每天大部分时间都心境抑郁，既可以是主观的报告（例如，感到悲伤、空虚、无望），也可以是他人的观察（例如，表现为流泪）（注：儿童和青少年可能表现为心境易激惹）。

（2）几乎每天和每天的大部分时间，对于所有或几乎所有的活动兴趣或愉悦感都明显减低（既可以是主观陈述，也可以是观察所见）。

（3）在没有节食的情况下体重明显减轻，或体重增加（例如，1 个月内体重变化超过原体重的 5%），或几乎每天食欲都减退或增加（注：儿童则可表现为未能达到应增体重）。

（4）几乎每天都失眠或睡眠过多。

（5）几乎每天都精神运动性激越或迟滞（他人可看得出来，而不仅仅是主观体验到的坐立不安或变得迟钝）。

（6）几乎每天都疲劳或精力不足。

（7）几乎每天都感到自己毫无价值，或过分地、不适当地感到内疚（可以达到妄想的程度，并不仅仅是因为患病而自责或内疚）。

（8）几乎每天都存在思考能力减退或注意力不能集中，或犹豫不决（既可以是主观的陈述，也可以是他人的观察）。

（9）反复出现死亡的想法（而不仅仅是恐惧死亡），反复出现没有具体计划的自杀意念，或有某种自杀企图，或有某种实施自杀的特定计划。

B. 这些症状引起有临床意义的痛苦，或导致社交、职业或其他重要功能方面的损害。

C. 这些症状不能归因于某种物质的生理效应，或其他躯体疾病。

注：诊断标准 A～C 构成了重性抑郁发作。重性抑郁发作虽然常见于双相 I 型障碍，但对于双相 I 型障碍的诊断而言并不需要。

注：对于重大丧失（例如，丧痛、经济破产、自然灾害的损失、严重的医学疾病或伤残）的反应，可能包括诊断标准 A 所列出的症状，如强烈的悲伤，沉浸于丧失，失眠、食欲缺乏和体重减轻，这些症状可以类似抑郁发作。尽管此类症状对于丧失来说是可以理解的或反应恰当的，但除了对于重大丧失的正常反应之外，也应仔细考虑是否存在重性抑郁发作的可能。这个决定必须要基于个人史和在丧失的背景下表达痛苦的文化常模来做出临床判断。

作为标准，宜背诵或反复翻阅。深入理解还要更为详细地分析。

（二）抑郁综合征成分分析

抑郁作为一种综合征，它由若干成分组成[3]：

1. 抑郁的基本心境　心境低落。

2. 抑郁的主要症状　①日常兴趣显著减退甚至丧失；②无望感；③无助感；④积极性和动机丧失；⑤丧失自尊和自信，自我评价显著降低；⑥感到生活没有意义。

3. 抑郁的其他症状

（1）生物学症状

1）精神运动性抑制：这既是精神症状，也是生物学症状，心身的分界线在此不清。患者感到精神和肢体的活动都很困难。在别人看来，患者的活动显著减少而缓慢，严重者会木僵。好在心脏科一般见不到极度抑制的患者。

2）睡眠-觉醒节律紊乱：典型表现是早醒，至少比平时早醒 1 小时以上。有些患者早醒后抑郁的一切症状都加重。抑郁症状早重晚轻是内源性抑郁的特征性表现。神经症性抑郁的睡眠障碍多为入睡困难，时睡时醒或多梦。有些患者不但不失眠，反而睡眠增多，此为不典型抑郁的表现，也可能提示是双相抑郁的表现之一。

3）性欲减退或丧失。

4）体重下降，但不是器质性疾病或营养不良所致。

5）内脏功能下降：肺活量下降使患者感到胸闷、气短，有时忍不住要叹息。心内科常见此类患者想深吸气却无法完成一次深吸气，俗称"吸半截气"。虽然并非诊断抑郁症的一个标准，但这几乎可以断定是患者存在心境问题的标志性动作。无论是心脏或呼吸系统疾病的呼吸困难都不可能是这种呼吸方式。消化道的分泌和蠕动普遍下降，患者感到口干发苦、食欲缺乏，进食后上腹发胀、肠胀气、便秘等。

6）自主神经功能紊乱的各种症状：如头痛、头晕、心悸、心慌、出汗、皮肤冷热感和发麻感、尿频、尿急等。

大致说来，内源性抑郁以前5个症状为主；神经症性抑郁，以第6个症状为主，而前5个症状不明显。

（2）常见的伴发精神症状：①焦虑；②犹豫不决，思维反刍，强迫观念；③虑病症状；④人格解体；⑤注意力不集中，注意力减退，主观上感到思考困难和思想杂乱无章；⑥疲乏感。

（3）代偿症状：勤奋，性欲显得亢进（并非真亢进），强作欢颜。所以，这类问题有"假装"的问题，这是假装没病；还有假装有病（诈病）的情况，这在精神专科医院常见，大多是为了多得到些赔偿、补偿或逃避惩罚、工作等，好在一般不在心脏科出现。如果患者并非假装无病或有病，自己叙述得很痛苦，但就是在外观上看不出其痛苦或很痛苦，你会想到什么？这恰恰是不少患者的表里不一，心境障碍时患者的体验和表现不见得一致。

（4）过渡症状或混合症状：见于双相抑郁和激越性抑郁。

（5）精神病性症状：心脏科一般少见。

（6）并发症状或额外症状：指与抑郁症状无关的症状。主要有两种不同性质的问题：①外伤、感染或药物引起的症状；②病前人格特征的尖锐化，如嫉妒变成的病态嫉妒。

分析抑郁综合征的症状，是为了说明其复杂性。要想全面而整体上把握它，恐怕不仅是把诊断标准背熟那么简单，患者总是或多或少表现为各种症状的简单或复杂的组合，即使总结为同一症状，

但其表现也是千差万别。只有把抽象的概念具象为活生生的人身上的体验和表现时，才能使得对某类疾病的理解兼具感性和理性。下面这些不被收录于当前的诊断分类系统的分类概念，曾经非常经典，虽不主张采用，但对于抑郁障碍的理解和治疗有一定参考意义。现简述如下[10]。

（三）曾经的抑郁障碍分类

1. 单相抑郁症（unipolar disorder） 是指出现过多次抑郁发作而无躁狂或轻躁狂发作的情况。显然，它是与双相障碍（bipolar disorder）相对而言的一类现象群判断。单相抑郁症的确立在临床治疗上有特殊意义，它需要长期采用抗抑郁药预防复发而不需要过多考虑诱发躁狂的危险。单相（轻）躁狂发作，而没有抑郁发作的情况很少见，临床上偶尔见到。

2. 内源性抑郁（endogenous depression）与反应性抑郁（reactive depression） 这是研究较多、临床应用较广的二分法。它假定抑郁症的发生原因大致分为生物源性（内源性）和心理源性（外源性）两大类。直接由生物因素或内在因素所致的抑郁称为内源性抑郁，而直接由于心理刺激所致的抑郁称为反应性抑郁。这类抑郁症对药物治疗反应良好，是所谓的典型抑郁症。反应性抑郁在当前分类中多归于抑郁发作，少数可能归入急性应激反应或创伤后应激障碍中。

3. 原发性抑郁（primary depression）与继发性抑郁（secondary depression） 这类对抑郁症的划分主要基于抑郁是否继发于躯体或脑疾病、其他精神障碍、药物等。非继发于这些原因的抑郁称为原发性抑郁。但继发性抑郁的概念尽量不用，因为其源头不明。

4. 隐匿性抑郁（masked depression） 并非一个分类学名词，主要指一类以各种躯体主诉为主要表现，而实际上属于抑郁症的患者。患者常在综合医院各科就诊，如不进行细致的精神检查可能难以发现其抑郁的心境体验，因而被误诊为"神经衰弱""神经官能症""自主神经紊乱"等。

5. 双重抑郁（double depression） 是指在心境恶劣持续发生的基础上叠加了一次抑郁发作。如果多次出现这些叠加，应考虑更改诊断为复发性抑

郁障碍伴有不完全缓解。另一种情况是，一次或多次抑郁发作后得不到完全缓解，导致症状残留。

6. 更年期或围绝经期抑郁（involutional depression）　主要指首发于女性绝经后的抑郁发作，有时也包括延续到更年期或在更年期复发的抑郁症。此类抑郁发作带有更年期的特点，表现出较多的焦虑和激越，病程较迁延。

7. 迟滞性抑郁（retarded depression）与激越性抑郁（agitated depression）　是指伴有精神运动性迟滞或激越的抑郁发作，属于对抑郁发作的症状学再分型。

三、双相障碍

在一般人的心目中，双相障碍应该主要是精神科的诊治项目之一。之所以在此介绍双相障碍是基于两个数据：一是心境障碍中抑郁障碍和双相障碍的比例大致相当，尽管以前认为抑郁障碍多于双相障碍[14]；二是 95% 的精神障碍就诊于综合医院的相关科室或某些躯体疾病的专科医院[26]。抑郁障碍在非精神专科就诊者之多大家能自然接受，相对更容易识别，而双相障碍的识别却差强人意。

有专业人士说，心境障碍中，单纯的抑郁和（轻）躁狂很少见，更多见的是双相障碍（更多见的是阈下双相、软双相、环性心境等不典型的双相障碍）。相信更多的专业人士认可（轻）躁狂很少见，而不大认可单纯抑郁少见的观点。本人若干年前一如多数人看法，现在倒认可双相障碍更多见的观点。大家可以看一下笔者手绘的心境图（图 14-1）。如果患者躁狂或轻躁狂时言行异于常人，其周围人多会发现，一般会被送到精神专科医院就诊，而不会被送到非精神专科就诊。但是如果患者的轻躁狂仅比其平日的正常高兴过分一点儿，患者本人和（或）周围人不易察觉，再如果出现的次数少、持续时间短或与生活事件纠缠在一起，更不易被识别。况且，一般人看病都是看不舒服的身体情况，自己认为高兴过度会有病耻感，因此自我感觉良好时大多数人会不自觉地认为这种状态并非病。所以，如此看来，这类的双相障碍要想得到识别，还要从其抑郁相入手。

临床上，患者在抑郁相时存在显著的躯体症状，双心医学中常出现心悸、胸闷等心脏症状，排除心脏和心外相关器质性疾病之后或症状不能完全用躯体疾病解释时，稍微受过训练的人很容易想到双心疾病。但多数人会如获珍宝似的就此而止，不会进一步探索患者的抑郁还有什么特点。

请看 DSM-5 中抑郁障碍的标注有[8]：

- 伴焦虑痛苦；
- 伴混合特征；

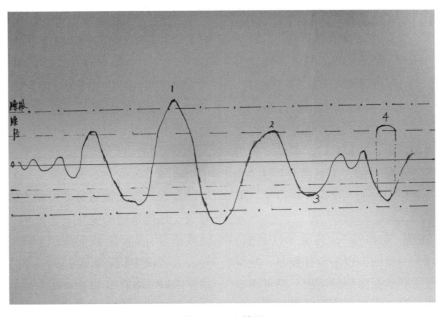

图 14-1　心境图

- 伴忧郁特征；
- 伴非典型特征；
- 伴精神病性特征；
- 伴紧张症；
- 伴围生期发生；
- 伴季节性模式。

而研究发现，抑郁患者中提示双相障碍的高危因素有如下文所述特点[14, 27]。

（一）可能提示双相障碍的抑郁特点

（1）伴非典型症状：①嗜睡或睡眠时相延迟；②食欲或体重增加；③灌铅样麻痹（手臂或腿部常有无力感）；④具情绪反应性（因发生的正面事情而使心情活跃）；⑤拒绝敏感性增加（长期对人际关系敏感而导致严重的社交或职业伤害）。

（2）伴精神病性症状。

（3）伴精神运动性迟滞。

（4）抑郁反复发作（≥5次）。

（5）抑郁发作持续时间短：以秒、时、日、周、月计。

（6）发病早。

（7）双相障碍家族史。

（8）突然起病或病程迁延。

（9）产后抑郁。

（10）情绪不稳、易激惹或有阈下躁狂症状。

（11）精力旺盛型人格特征（没有治疗的心境发作，不能先诊断人格障碍）。

可以看到，研究发现与抑郁障碍的标注有很多重叠，从此意义上说，DSM-5将抑郁障碍截然分为两个章节欠妥，因为分类最终是要为临床服务，如此割裂开来，使得这类障碍临床识别的系统性变差。

看一下**睡眠时相延迟**，通俗地说，就是"睡得晚，起得晚"，甚至睡眠颠倒，更甚者连睡几天。既然有延迟，也有相应的提前，就是"睡得早，醒得早"。

食欲增加，就是"吃得多"，甚至暴饮暴食，往往是抑郁时出现。一般的抑郁多为食欲差，吃得少；吃得多，就成为非典型抑郁的表现。患者焦虑明显时食欲增加更明显。当然，这里需要与进食障碍相鉴别，或者存在二者共病。进食障碍有厌食和暴食两类表现，厌食症日久可导致暴食，仔细询问就知道抑郁中的暴食不以体象障碍为依托。当然还要注意的一点是，有些人的多食可能由药物所致，如常见的米氮平和奥氮平。

情绪的反应性，也可见于正常人，这里用于患者，是说其明显存在症状。所以，一般不宜将其视为正常。情绪有两极性，或称波动性[10]。既然正常人情绪有波动性，患者的情绪可以一时下行（抑郁），但若认为生病只会下行，恐怕不会一世如此，只是看上行是哪种形式而已。如果情绪不稳是人格的一部分，最常见于边缘型人格障碍，这类人群给人的感受是让人不安，唯恐说什么会激惹到他，而双相障碍的患者一般不会给人这种感觉，除非二者共病，或者短时间内呈现。还有一点就是起病年龄，所谓从小起病，人格障碍如此，双相障碍也可以很小起病。临床上二者容易混淆，尤其在目前的指南和共识指导治疗无效或效果不佳时，更不易区分。

伴精神病性症状者在心脏科一般见不到，此处不做讨论。

精神运动性迟滞：常见的表现为反应慢、说话慢和（或）动作慢，最极端的表现是木僵（不语、不食、不动）。

抑郁发作时间：抑郁障碍的抑郁发作一般每次数月、数年或慢性化，除非第一次发作时间长短不太好说。短于这些时间，又发作次数多的最好追问一下患者有无反相表现。还有一个相关的特点就是患者完全缓解的时间（又称发作间期），如果很短，如以天、周、1～2个月计，也有提示作用。

季节性变化：比较有意思的是，患者描述抑郁相的不适体验的季节性变化有秋冬明显、春夏明显、春秋明显、夏冬明显和季节变换时明显，可见人体的差异性很大。人体生物节律非常有趣，一年中可有季节性变化；有人在一个月里出现变化，如有的女性月经前或行经期情绪更差或波动大；有人有长于昼夜节律的变化，如逢单日抑郁，逢双日渐轻或正常；有人表现为昼夜节律的变化，如晨重暮轻，或者晚上状态好而白天情绪低，更甚者一天中情绪的好坏数次变化。

发病早，研究结论不一，有的研究说25岁之前，有的说20岁之前，起病早的抑郁多为双相抑郁。多问患者几句，甚至推测患者更早时就有抑郁体验，一般是患者读初中、高中时就有，只是可能抑郁少、轻、短而已，如此会使医生在患者心中顿觉神奇。

家族史的问题，追溯起来往往不确切。

突然起病或病程迁延：突然起病往往意味着没有外在诱因，变化无常，是研究中的一个发现；病程迁延是治或未治后的病程特点，是较之于抑郁障碍更显著的特点。

产后抑郁：这一名词已被广泛接受，但是研究发现产后抑郁后来被诊断为双相障碍的女性比没有者更多见。所以，一听到这个词，要有警惕性。

精力旺盛型人格特征（没有治疗的心境发作，不能先诊断人格障碍）：就是那种平时或年轻时精力旺盛、工作效率高、乐于助人或者没有忧愁的人出现抑郁后，可能采集到的相关信息特征。这些特征，没有抑郁者可被视为正常，一旦出现抑郁表现，就要有所警惕，尤其是进行抗抑郁治疗后无效或效果不佳者。

如果具有以上不止一个特点，更提示双相障碍的可能。那怎么问患者和（或）知情人是否存在非抑郁发作相的表现呢？

（二）非抑郁发作的发作相

众所周知，双相障碍的诊断，患者必须存在躁狂、轻躁狂、易激惹或混合相的表现。这些概念虽好写，但把握起来并非易事。

（1）躁狂，有言行异常，他人一看便知，也有躁狂更重的，笔者称之为"极致躁狂"，其表现可能比较"乱"，所以又称为"谵妄性躁狂"，容易让有些专业人员误诊为精神分裂症。

（2）轻躁狂，这里所谓"轻"也有程度的差异，有让一般人或知情人看到或感受到的，也有的仅能自己体验到，但异常与否自己无法判断或自己认为是正常。

（3）易激惹是否为抑郁的反相表现，临床判断上是见仁见智。比如会被认为一是性格使然，二是对所遇事件的正常反应，三是抑郁障碍中的一个症状。在此问题上，与患者协商，看能否达成一致是关键，但又会导致患者认为医生拿不准病，从而质疑。

（4）混合相，或许不是从事双心医学服务人员应该把握的重点，对精神科医生而言也不见得能把握好，后面再谈。

对于双相障碍患者心境的程度变化，从诊断标准上仅能理解一部分，若要较全面地理解最好在精神科病房常驻一段时间，能看到精神专科患者中较极端和较重的病例，再加上非精神科中较轻的患者，双心医生就能很好地理解这类人群中光谱（连续统）式呈现的这类症状。胡大一老师在其提出双心医学以后招收的研究生，均要求他们前往精神科接受培训，实属明智之举。但现在看来，受训时间偏短或连续受训的次数偏少，更准确地说，深入受训的机会少。不过，从现实的角度来说，深入受训也属于苛求。

所以，综合起来看，要把患者呈现的问题具体化，识别清楚，又要将患者可能未呈现又要深挖的东西挖掘出来，进行恰当的排列组合而确定诊断，再制订相应的治疗方案，实属不易。从群体的角度看，精神（心理）问题服务的群体同质性较高。但也要看到不同医生"算法"可能不同，差别或大或小。

（三）双相障碍的亚型

DSM-5 中将有关双相及相关障碍分为以下 7 个亚型[8]：

（1）双相障碍Ⅰ型。

（2）双相障碍Ⅱ型。

（3）环性心境障碍。

（4）物质或药物所致双相及相关障碍。

（5）躯体疾病所致双相及相关障碍。

（6）其他特定的双相及相关管障碍。

（7）非特定的双相及相关障碍。

临床上医生更多关注双相Ⅰ型、Ⅱ型障碍，双相Ⅱ型障碍的轻躁狂可定义为轻微躁狂发作。持续时间通常只有几天，完全可以少于诊断标准界定的 4 天。4 天持续时间的界定是研究的结果，即持续时间界定为 4 天时受试者工作特征曲线（receiver operating characteristic curve，ROC）的曲线下面积最大，也即灵敏度和特异度均能照顾到。双相Ⅱ型的抑郁发作常常是混合性的。抑郁发作时或发作后的不典型轻躁狂发作，使得假性单相抑郁症的患病率增加。还有一个现象是，抑郁发作附加环性心境障碍。

所谓环性心境障碍是指，反复出现情绪低落或高涨，但不符合抑郁和躁狂发作的症状条目数、严重程度和病程的诊断标准。患者的心境不稳定至少2年。期间有轻度躁狂或轻度抑郁的周期，二者症状快速转换，每个时相持续仅仅几天。心境正常期一般不超过2个月。患者的社会功能基本保持。可视为双相障碍的阈下类型[8]。

（四）双相障碍和女性[27]

（1）女性比男性患者在本质上更为抑郁，有更多的自杀企图、混合躁狂和快速循环。

（2）女性较男性有更多的甲状腺功能异常。

（3）女性比男性更容易报告非典型症状和相反的自主神经功能症状，特别是食欲和体重增加。

（4）女性常常合并焦虑和进食障碍，而男性合并物质滥用障碍更多。

（5）部分女性月经前期双相障碍可能加重，类似单相抑郁症。

（6）有线索提示，绝经前双相障碍更容易复发，而雌激素能使绝经前后女性心境稳定。

（7）药物治疗副作用上，女性患者使用丙戊酸盐会增加多囊卵巢综合征的风险，出现闭经、雄性激素增多症、体重增加和胰岛素抵抗。

（五）心境障碍与"躯体"症状

心境障碍中常见的"躯体"症状，过去曾称为"忧郁的""生命的""生物的""内胚源性的"。抑郁的"躯体"症状包括[17]：

（1）丧失兴趣和愉快感。

（2）早醒（较平时早醒2小时或更多）。

（3）早晨抑郁加重。

（4）精神运动性迟滞或激越（为他人提及或报告）。

（5）食欲减退。

（6）体重下降（通常定义为过去1个月里失去体重的5%或更多）。

（7）性欲减退。

上述症状肯定存在4条及4条以上，被视为有**躯体综合征**。

心脏等躯体症状，无疑是心脏科患者前来就诊的缘由。先看一个实例。

一位32岁女性由心脏科转诊到心理科，初见患者，表情自然，谈吐自如，并无明显愁苦、愉悦或焦虑表情。患者诉说自己胸闷、憋气，胸口似被石压，多在晚上或夜间出现，发作时头晕、手指似鸡爪，心里明白，每次持续二三十分钟，伴有濒死感，发作后还有胸闷、气短。最近发作频繁，上周看过急诊2次。心脏造影只发现"心肌桥"。有时会发现血钾略低，有点贫血，还说有颈椎病。最近睡眠可。进食时好时坏。胸闷憋气前常觉"躁"，要把身上有约束性的衣物都去掉，如皮带。心脏科记录患者病史2年。但追问下，患者诉小时候就有，那时病情少、轻、短，心情不好时容易出现濒死感的情况，一般两三天，最长1周出现一次。再问，患者承认大脑反应变慢，记忆力减退，注意力不集中，有时脑子空白。让其测查①焦虑自评量表（self-rating anxiety scale，SAS）：中度；②抑郁自评量表（self-rating depression scale，SDS）：重度；③90项症状清单（symptom checklist-90，SCL-90）：躯体化88，抑郁90，焦虑117，精神病性102；④轻躁狂测查清单（hypomania checklist，HCL-32）：23。患者明显有过轻躁狂的体验，可以诊断为双相障碍，惊恐发作只是其病中的一类表现，是否做共病诊断，要看医生个人偏好。

据说，根据DSM-5的诊断标准，符合重度抑郁障碍（major depressive disorder，MDD）的情况算出来有1447种可能，按此算法双相障碍远比抑郁障碍数目大得多。二者合在一起，再加上很多不符合诊断标准的情况，心境障碍的全貌远非每个医生都能碰到。值得庆幸的是，一个医生一生即使见不到所有可能的心境障碍情形，但他有概括总结能力，并非都要一一都见到，只需把握总体，找到关键细节，进行诊治即可。

关于心境障碍的治疗可参见《中国抑郁障碍防治指南（第二版）》和《中国双相障碍防治指南（第二版）》。此处不再赘述。

第15章

双心疾病中精神（心理）问题的量表评估

一、概念、观念

（一）无评估，不处方

一般来说，临床上医生开具处方的前提一定是在做出明确诊断，并对患者所患疾病评估之后。同样，患者出现精神（心理）问题也需要做出评估，才能进行相应处理。

（二）评估与测量

评估是必要的，也是必需的。评估有很多手段，从技术上说，可以采用声、光、电等相关技术进行测量。但是，自从医学获得更多的技术进步，医务人员本身作为评估者的能力按理说应该提高，可临床上却发现，医务人员诊治疾病的自身能力却呈下降之势。

（三）身可量，心（理）不可量

临床上，医务人员已习惯依靠各种技术手段对患者进行测量，这在有明确解剖学基础的器官来说，容易做到。但若人的精神（心理）出现问题，怎么测量？出于权宜之计，人们开发出许多量表、问卷。日久，人们多觉得依靠这些就能够评估患者的问题。其实，这只是时代的发展和要求，使其似乎成为主流，日久天长，就连量表、问卷的开发者和使用者都信以为真。实际上，人类的精神（心理）问题只有依靠有效的人际沟通去解决才最可靠，不能仅凭量表或问卷的评分结果做出武断的判断。更极端地说，目前心（理）不可量。

（四）为何用量表？

量表是从英文"scale"翻译而来，本身就有"尺子"的意思。可以说量表的出现是时代的要求和需求，没有量化的指标，没有合理的统计数据，无法顺应当今世界科学对学科的要求。精神障碍的大多数至今没有影像学技术或生物标志物可查，对人的精神世界也没有合适的工具进行测量，有些科学家就建构出量表，尽量把精神问题数量化。

量表＝体温表。有些人就是这么宣传和理解的，很形象。虽有些道理，但量表对精神问题的评估远不如体温计测量体温那样精确，所以不可过分依赖它。最关键的还是使用量表的人，尤其医务人员是对患者病情判断的最终决定者。即使综合医院对很多器官和病灶拥有相对精确的测量手段，但最终做出判断的仍是医生。工具只能为人服务，不能主导服务。

临床工作中，由于很多医生和患者都已习惯进行各种检查，量表作为一个工具也常常被采用。对于以下情况可使用量表。

（1）用以说服某些患者。不少患者对自己出现躯体症状最后被归结为精神（心理）问题接受困难，用量表分值可以在很多时候使患者接受。

（2）医生自己对病情拿不准。不少患者躯体症状明显，而焦虑-抑郁不明显，或者判断患者存在抑郁，需要确定或排除双相抑郁。

（3）筛查。如果患者数量较多，为了节省时间，可使用量表进行筛查，以便重点处理双心疾病疑似病例。

（4）研究。做双心医学研究时，量表的使用不可避免。

二、笔者使用量表的历程

刚从事精神科工作不久时，都是受训于有经验的前辈医生，尤其是有科研优势的前辈医生。

因为在研究中需要对样本（入组的患者）的病情进行量化和一致性评估，量表或问卷是常用的一个工具。日久就会对很多量表或问卷涉及的概念及其界定、对某一障碍的诊断条目比较熟悉，后来这些测查工具还具备收费项目的功能，所以也就慢慢入行。

但后来发现，此类工具跟临床患者的实际情况有出入，甚至出入很大，乃至对临床帮助不大。此种感受经历了一段不短的时期。

再后来随着对精神医学和精神障碍以及精神症状的理解，又发现量表或问卷既能发现显性症状，又能发现隐性症状，同时兼具凭这些结果说服自己和患者或其陪伴者的作用。

最后发现，即使不用这些工具测查，实际也能对患者做出判断，使用这些测查工具仅是为了说服患者和（或）其陪伴者。毕竟，精神（心理）问题绝大多数没有生物标志物（biomarker）。

至于一些人凭这些结果，对患者进行量化评估，搞出一套程序干预疾病，似乎很科学，但就本人观察看来，似乎不太可靠。当然，如愿相信，请各取所需。

如今看来，使用量表或问卷评估患者的精神（心理）问题，可以作为某个阶段的一个策略，可以在某种范围、一定程度上解决一部分人的部分问题，但往往很难深入理解和解决患者的问题。真正的评估应是相对健康的精神与相对病态的精神之间的互动，据此进而联系现象（疾病的次级属性）背后的病理机制（疾病的一级属性），寻找更为恰当的解决方案。否则只是在疾病的次级或第三级属性（精神实现的功能）里盘旋，找出一些似是而非的证据、指南和共识，恐怕不是医学的真正目的。

三、双心疾病中心理问题评估常用量表

（一）匹兹堡睡眠质量指数（Pittsburgh Sleep Quality Index，PSQI）[28]

填表注意事项：以下的问题仅与您过去一个月的睡眠习惯有关。您应该对过去一个月多数白天和晚上的睡眠情况进行准确的回答，要回答以下所有问题。

1. 近一个月，您晚上上床睡觉的时间通常是_____点钟
2. 近一个月，每晚通常要_____分钟才能入睡
3. 近一个月，每天早上通常_____点钟起床
4. 近一个月，每夜实际睡眠_____小时（注意：不等于卧床时间）

从以下每个问题的答案选项中选择一个最符合您的情况，打"√"

5. 近一个月，您是否因为以下问题影响睡眠而烦恼：

a）入睡困难（不能在30分钟内入睡）

| 无 | ＜1次/周 | 1～2次/周 | ≥3次/周 |

b）夜间易醒或早醒

| 无 | ＜1次/周 | 1～2次/周 | ≥3次/周 |

c）夜间起床上厕所

| 无 | ＜1次/周 | 1～2次/周 | ≥3次/周 |

d）夜间呼吸不畅

| 无 | ＜1次/周 | 1～2次/周 | ≥3次/周 |

e）响亮的鼾声或咳嗽声

| 无 | ＜1次/周 | 1～2次/周 | ≥3次/周 |

f）感到太冷

| 无 | ＜1次/周 | 1～2次/周 | ≥3次/周 |

g）感到太热

无　　　　　　　＜1 次 / 周　　　　1～2 次 / 周　　　　≥3 次 / 周

h）做噩梦

无　　　　　　　＜1 次 / 周　　　　1～2 次 / 周　　　　≥3 次 / 周

i）感到疼痛

无　　　　　　　＜1 次 / 周　　　　1～2 次 / 周　　　　≥3 次 / 周

j）其他影响睡眠的情形

无　　　　　　　＜1 次 / 周　　　　1～2 次 / 周　　　　≥3 次 / 周

如果存在以上问题，请说明：

6. 近一个月，总的来说，您认为自己的睡眠

很好　　　　　　　较好　　　　　　　较差　　　　　　　很差

7. 近一个月，您用药来催眠的情况

无　　　　　　　＜1 次 / 周　　　　1～2 次 / 周　　　　≥3 次 / 周

8. 近一个月，您常常感到困倦，难以保持清醒状态吗

无　　　　　　　＜1 次 / 周　　　　1～2 次 / 周　　　　≥3 次 / 周

9. 近一个月，您做事情的精力不足吗

没有　　　　　　　偶尔有　　　　　　有时有　　　　　　经常有

10. 近一个月有无下列情况（请询问同寝室者）：

a）高声打鼾

A. 无　　　　　B. ＜1 次 / 周　　　C. 1～2 次 / 周　　　D. ≥3 次 / 周

b）睡眠中较长时间的呼吸暂停（呼吸憋气）现象

A. 无　　　　　B. ＜1 次 / 周　　　C. 1～2 次 / 周　　　D. ≥3 次 / 周

c）睡眠中腿部抽动或痉挛

A. 无　　　　　B. ＜1 次 / 周　　　C. 1～2 次 / 周　　　D. ≥3 次 / 周

d）睡眠中出现不能辨认方向或意识模糊的情况

A. 无　　　　　B. ＜1 次 / 周　　　C. 1～2 次 / 周　　　D. ≥3 次 / 周

e）睡眠中存在其他影响睡眠的特殊情况

A. 无　　　　　B. ＜1 次 / 周　　　C. 1～2 次 / 周　　　D. ≥3 次 / 周

目的：评估精神疾病患者总体的睡眠质量。该量表包含 19 个自评条目，分别归属 7 个睡眠成分：主观睡眠质量、睡眠潜伏期、睡眠时间、习惯睡眠效率、睡眠紊乱累加问题、睡眠药物使用以及日间功能紊乱。此外，还有 5 个问题是询问受试者的同寝室者或床伴，有助于临床睡眠障碍诊治，并不参与计分。

评估方式：自评，完成时间为 5～10 分钟。

界值：5。

（二）Epworth 嗜睡量表（Epworth Sleepiness Scale，ESS）[28]

在下列情况下，您有多大的可能打盹或入睡，而不仅仅是感到劳累？这些针对您最近一段时间的通常生活方式而言。即使有的情况您可能最近没有经历过，尽量估计出它对您的影响。应用下面的评分，选择最恰当的数字。

0＝从不打盹
1＝打盹的可能性小
2＝打盹的可能性中等
3＝打盹的可能性很高

情景	打盹的可能性			
坐着看书	0	1	2	3
看电视	0	1	2	3
在公共场所坐着不活动	0	1	2	3
乘坐汽车超过 1 小时	0	1	2	3
下午躺下	0	1	2	3
坐着与别人交谈	0	1	2	3
午餐后静静地坐着（未饮酒）	0	1	2	3
坐在因塞车停了几分钟的汽车里	0	1	2	3

目的：评定受试者日间嗜睡的状态，可用于研究和临床。

评估方式：自评，2～5分钟完成。

评分方法：量表的总分范围在 0～24 分之间，正常人群该量表最终得分平均为 4.6±2.8 分。临床上，≤6 分：正常范围；>6 分：提示嗜睡；>11 分：提示过度嗜睡；>16 分：提示有危险性嗜睡。

（三）综合医院焦虑–抑郁量表[29]

情绪对大多数疾病的发生、发展起着重要作用，如果医生了解您的情绪变化，他们就能更加全面了解您的病情，从而给您更多帮助。请您根据近一个月的感受回答如下问题。

A　综合医院焦虑情绪测定题（　分）

1. 我感到紧张（或痛苦）（3→0分）
   a. 几乎所有时候　　　b. 大多数时候　　　　c. 有时　　　　　　d. 根本没有

2. 我感到有点害怕，好像预感到有什么可怕的事情要发生（3→0分）
   a. 非常肯定和十分严重　b. 是的，但并不严重　c. 有一点，但并不使我苦恼　d. 根本没有

3. 我的心中充满烦恼（3→0分）
   a. 大多数时间　　　　b. 常常如此　　　　　c. 时时，但并不经常　　d. 偶然如此

4. 我能够安闲而轻松地坐着（0→3分）
   a. 肯定　　　　　　　b. 经常　　　　　　　c. 并不经常　　　　　　d. 根本没有

5. 感到一种令人发抖的恐惧（0→3分）
   a. 根本没有　　　　　b. 有时　　　　　　　c. 很经常　　　　　　　d. 非常经常

6. 我有点坐立不安，好像感到非要活动不可（3→0分）
   a. 确实非常多　　　　b. 是不少　　　　　　c. 并不很多　　　　　　d. 根本没有

7. 我突然有恐慌感（3→0分）
   a. 确实很经常　　　　b. 时常　　　　　　　c. 并非经常　　　　　　d. 根本没有

D　综合医院抑郁情绪测定题（　　分）

1. 我对以往感兴趣的事情还是有兴趣（0→3分）

　　a. 肯定一样　　　　　　b. 不像以前那样多　　　　c. 只有一点儿　　　　d. 基本上没有了

2. 我能够哈哈大笑，并看到事物有趣的一面（0→3分）

　　a. 我经常这样　　　　　b. 现在已经不大这样了　　c. 现在肯定是不太多了　　d. 根本没有

3. 感到愉快（3→0分）

　　a. 根本没有　　　　　　b. 并不经常　　　　　　　c. 有时　　　　　　　d. 大多数时间

4. 我好像感到人变迟钝了（3→0分）

　　a. 几乎所有时间　　　　b. 经常　　　　　　　　　c. 有时　　　　　　　d. 根本没有

5. 我对自己的外表（打扮自己）失去兴趣（3→0分）

　　a. 肯定　　　　　　　　b. 经常　　　　　　　　　c. 并不经常　　　　　d. 根本没有

6. 我怀着愉快的心情憧憬未来（0→3分）

　　a. 差不多是这样做的　　b. 并不完全是这样做的　　c. 很少这样做　　　　d. 几乎从来不这样做

7. 我能欣赏一本好书或一段好的广播或电视节目（0→3分）

　　a. 常常　　　　　　　　b. 有时　　　　　　　　　c. 并非经常　　　　　d. 根本没有

医院焦虑-抑郁量表（Hospital Anxiety and Depression Scale，HAD）给出了两套测定题，可分别评定焦虑和抑郁的状况。其中 A 代表焦虑项目，D 代表抑郁项目，每个项目分四级评分。将两套项目分别叠加即得出各自的总分。

　　总分 0～7 分表示正常；

　　总分 8～10 分表示轻度焦虑或抑郁；

　　总分 11～14 分表示中度焦虑或抑郁；

　　总分 15～21 分表示严重焦虑或抑郁。

（四）PHQ-9 量表[29]

在过去的 2 周里，您是否有过以下 9 种问题困扰，请选择并在相应的位置打上"√"。

编号	项目	0分＝从来没有	1分＝偶尔几天有	2分＝经常有（过去2周里，多于1周有）	3分＝几乎每天有
1	做事缺乏兴趣				
2	感到沮丧、失落、绝望				
3	睡眠不好，睡眠不深或睡眠不足				
4	感觉疲惫				
5	食欲不好，或者暴饮暴食				
6	感觉自己失败，或感觉给你自己或者你的家庭带来失败				
7	阅读或看电视时不能集中注意力				
8	他人可以察觉到你说话或者移动速度变慢了，或者跟往常比因为烦躁不安而走动增多				
9	有自杀的念头或者想用某种方式伤害自己				

注：轻度患者，5～9 分；中度患者，10～19 分；重度患者，＞20 分。

（五）7项广泛性焦虑障碍（GAD-7）量表

在过去 2 周内，有多少时间您受以下任何问题困扰？（在您的选择下打√）	0 分＝完全不会	1 分＝几天	2 分＝一半以上的日子	3 分＝几乎每天
1. 感觉紧张、焦虑或着急				
2. 不能停止担忧或自我控制担忧				
3. 对各种各样的事情担忧过多				
4. 很难放松下来				
5. 由于不安而无法静坐				
6. 变得容易烦恼或急躁				
7. 感到似乎将有可怕的事情发生而害怕				

注：轻度患者，5～9分；中度患者，10～19分；重度患者，＞20分。

（六）轻躁狂测查清单（HCL-32）[29]

轻躁狂测查清单（HCL-32）是一个自评问卷，用于筛查抑郁症患者中常常存在而被忽略的轻躁狂成分，帮助医生发现Ⅱ型双相障碍患者。以≥14分为界值区分单相抑郁和双相抑郁。

每个人在人生不同的时期会经历精力、活动或情绪的改变（"高涨"或"低落"）。这项问卷的目的是评估情绪"高涨"时期的行为特征。

1. 首先，与您平时的状态相比，您今天感觉如何？（请选择 1 项）
   □比平时非常糟糕　　□比平时糟糕　　□比平时差点　　□不好也不坏
   □比平时好一点　　□比平时好　　□比平时显著好

2. 平时您与他人相比感觉如何？
   不算今天的感觉，请描述您平时与其他人相比感觉如何。
   与其他人比较，我的活动、精力状态与情绪状态（请选择 1 项）：
   □比较稳定适中　　□比一般人较高　　□比一般人较低　　□阶段性的高或低

3. 请回忆您情绪比较高的那一段时期，当时您的感觉如何？
   请回答下列所有条目，不管现在状况如何。在当时情况下：

	有	没有
（1）我需要睡眠的时间比平时少。	□	□
（2）我感觉精力充沛或活动增多。	□	□
（3）我更加自信。	□	□
（4）我更喜欢我的工作。	□	□
（5）我更加喜欢交往（打更多电话、外出更加频繁）。	□	□
（6）我喜欢旅行并且确实旅行了很多。	□	□
（7）当时喜欢开快车或驾驶中更加不顾风险。	□	□
（8）我会花比较多的钱或很多的钱。	□	□
（9）在我的日常生活中更加冒险。	□	□
（10）我的活动量会增多（如花较多时间进行体育运动）。	□	□
（11）我计划了更多的活动和方案。	□	□
（12）我有很多的想法，我更加才思敏捷。	□	□

（13）我不再害羞，不再前怕狼后怕虎。 □ □

（14）我穿的衣服更加鲜艳 / 打扮更加时髦。 □ □

（15）我希望接触很多人，和（或）的确结识了更多的人。 □ □

（16）我对性更加感兴趣，和（或）性欲明显增加。 □ □

（17）我表现得更加轻浮和（或）性行为比过去多。 □ □

（18）我更加健谈。 □ □

（19）我思维更加敏捷。 □ □

（20）当我讲话时我更喜欢开玩笑或说俏皮话。 □ □

（21）我比较容易分心。 □ □

（22）我从事很多新奇的事情。 □ □

（23）我的思维经常从一个话题跳到另一个话题。 □ □

（24）我感到做事更加迅速和（或）更加容易。 □ □

（25）我更加没有耐心和（或）更容易对别人发怒。 □ □

（26）我常常令他人疲惫不堪或恼怒。 □ □

（27）我经常与人争吵。 □ □

（28）我的情绪激昂，更加乐观。 □ □

（29）我喝更多的咖啡或茶。 □ □

（30）我抽更多的烟。 □ □

（31）我喝更多的酒。 □ □

（32）我吃更多的药物（镇静药、抗焦虑药、兴奋药）。 □ □

4. 完成上述回答，请描述一下您的情绪出现"高涨"的情况是：＿＿＿（请选择 1 项）

有时 □ 请继续回答下述 5～9 问题

多数时间 □ 请继续回答下述 5～6 问题

没有 □ 请结束回答

5. 当您的情绪"高涨"时，对您生活各方面的影响：

	正面和负面都有	正面的	负面的	都没有
家庭生活	□	□	□	□
社会生活	□	□	□	□
工作	□	□	□	□
休闲	□	□	□	□

6. 他人对您情绪"高涨"的反应和评价

您亲近的人对您情绪"高涨"的反应和评价如何？（请选择 1 项）

□正面的（鼓励、支持） □中立的

□负面的（担心、生气、愤怒、批评）

□正面和负面都有 □没有反应

7. 通常您情绪"高涨"持续的时间（平均）：＿＿＿（请选择 1 项）

□1 天 □2～3 天 □4～7 天 □超过 1 周 □超过 1 个月

□不能确定 / 不知道

8. 您在过去的 12 个月中有过"情绪高涨"的经历吗？

□有 □没有

9. 如果有，请估计在过去 12 个月中情绪 "高涨" 的天数：

总的天数：大约_____天。

（七）心境障碍问卷（Mood Disorder Questionnaire，MDQ）[29]

双相障碍非抑郁发作的发作相，难以识别，很多患者即使在医生问到时也会予以否认，躁狂发作也在其中。本问卷对于发现躁狂发作有一定价值。症状项以 ≥ 7 个为界值，是判断躁狂发作最值得参考的部分。

1. 你曾经有一段时期与平常的你不一样。

	是	否
你感到非常好或者非常开心，但其他人认为你与平时不一样，或者因为特别开心、兴奋而给你带来麻烦？	□	□
你特别容易激动，好指责他人，或易斗殴或争吵？	□	□
你比平时更充满自信？	□	□
睡眠比平时明显减少，但你并不感到缺乏睡眠？	□	□
你比平时更健谈或讲话特别快？	□	□
你感到思维迅速、想法特别多，或者难以减慢你的思维？	□	□
你很容易随境转移，注意力很难集中，或很难专心做一件事？	□	□
你比平时更加精力充沛？	□	□
你比平时更加积极主动或忙忙碌碌？	□	□
你比平时更加乐于社交或外出，例如半夜还打电话给朋友？	□	□
你比平时性兴趣更强烈？	□	□
你与平时处事的方式不一样，使得他人感到过分、愚蠢或者太危险了？	□	□
花钱大方给你或家人带来麻烦？	□	□

2. 如果上述答案中有 1 个以上为是的话，是否有上述几种情况同时期发生？

是□ 否□

3. 上述这些情况给你造成多大问题——例如工作、家庭、经济或司法问题，争吵或斗殴等？

□没有问题   □轻度   □中度   □严重问题

（八）简易精神状态检查（Mini-mental State Examination，MMSE）[29]

我现在要问您一些问题，来检查您的注意力和记忆力，大多数问题都很容易（访问员：记录回答并圈分数，不知者算错误）。

		对	错
1. 今年的年份	___年	1	5
2. 现在是什么季节？	___季	1	5
3. 今天是几号？	___日	1	5
4. 今天是星期几？	星期___	1	5
5. 现在是几月份？	___月份	1	5
6. 请您告诉我现在我们在哪里？例如：现在我们在哪个省哪个市？			
	___省（市）	1	5

7. 这里是什么区（县）？	____ 区（县）	1	5
8. 这里是什么街道（乡）？	____ 街（乡）	1	5
9. 我们现在是在第几层楼？	____ 楼层	1	5
10. 这儿是什么地方？	____ 地址（或建筑物名称）	1	5

11. 现在我要说出三样东西的名称，在我讲完之后，请您重复说一遍。请您记好这三样东西，因为等一下要再问您的。（访问员：请仔细说清楚，每样东西一秒钟）

"皮球"　　"国旗"　　"树木"

请您把这三样东西说一遍（以第一次答案记分）

	对	错	拒绝回答
皮球	1	5	9
国旗	1	5	9
树木	1	5	9

（访问员：如第一次答错，继续重复这三样东西，直到受访者能正确复述，可重复六次）

记录重复 ____ 次

12. 现在请您从100减去7，然后从所得的数目再减去7，如此一直计算下去。把每一个答案都告诉我，直到我说"停"为止。

（答错了，但下面以错数减7的回答正确，那么只记录前一次错误）

	对	错	说"不会"	不做
93	1	5	7	9
86	1	5	7	9
79	1	5	7	9
72	1	5	7	9
65	1	5	7	9

停止！

13. 现在请告诉我，刚才我要您记住的三样东西是什么？

	对	错	说"不会"	不做
皮球	1	5	7	9
国旗	1	5	7	9
树木	1	5	7	9

14. （访问员：拿出你的手表）请问这是什么？

	对	错	说"不会"	不做
手表	1	5	7	9

（拿出你的铅笔）请问这是什么？

铅笔	1	5	7	9

15. 现在我要说一句话，请清楚地重复一遍。这句话是："四十四只石狮子"（只许说一遍，只有正确、咬字清楚的情况才记1分）

	对	错	说"不会"	不做
四十四只石狮子	1	5	7	9

16. （访问员：把卡片1交给受访者）请照着这卡片所写的去做。

	对	错	说"不会"	不做
闭眼睛	1	5	7	9

17.（访问员：说下面一段话，并给他一张纸；不要重复说明，也不要示范）请用右手拿这张纸，再用双手把它对折，然后将纸放在您的大腿上。

	对	错	说"不会"	不做
用右手拿纸	1	5	7	9
把纸对折	1	5	7	9
放在大腿上	1	5	7	9

18.请您说一句完整的、有意义的句子。（要求：句子必须有主语、动词，有意义，并记录。）

	符合要求	不符	拒绝
记录	1	5	9

19.（访问员：把卡片2交给受访者）这是一张画，请您照样把它画下来。（要求：两个五边形的图案，交叉处形成个小四边形）

	符合要求	不符	说"不会"	拒绝
记录	1	5	7	9

卡片1：请闭上您的眼睛
卡片2：

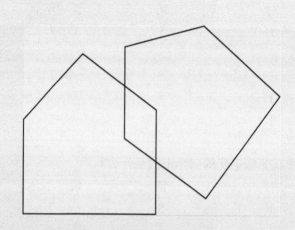

操作正确的项目或小项分数，可以计为MMSE总分，范围为0～30分。

MMSE的主要统计量为所有记"1"的项目（和小项）的总分。原作者以24分作为分界值：1～24分为有认知功能缺损。国内李氏提出以17分为分界值。通过对5055例社区老人的检测结果证明，MMSE总分和教育程度密切相关，因此提出按教育程度的分界值：文盲组（未受教育）17分，小学组（教育年限≤6年）20分，中学或以上组（教育年限＞6年）24分，其结果较满意。罗国刚等则认为，文盲组为≤19分，小学组≤22分，中学或以上组为≤26分。

（九）谵妄评定方法（Confusion Assessment Method，CAM）[29]

请核实您用于做这个评估的资料的全部来源：
患者访谈（　　　）疾病记录（　　　）家庭成员（　　　）医护人员（　　　）
评分规则：（1）＝不存在；（2）＝存在，轻度；（3）＝存在，中度；（4）＝存在，严重；（9）＝不适用
说明：如果您选择的答案在（2）（3）（4）中，则请您回答"是"。

1. 急性起病：（判断从前驱期到疾病发展期的时间）

   在精神状况中有急性变化的证据吗？

   （1）不存在

   （2）轻度：72 小时以上

   （3）中度：24 ～ 72 小时

   （4）严重：24 小时以内

   （9）不适用：1 周以上

   　　　　a. 是　　　　　　　b. 否

2. 注意障碍：（请患者按顺序说出 21 到 1 之间所有单数）

   患者有注意力难以集中吗，例如容易涣散或交谈难以保持主题？

   （1）不存在

   （2）轻度：1 ～ 2 个错误

   （3）中度：3 ～ 4 个错误

   （4）严重：5 个或 5 个以上的错误

   （9）不适用：对于拒绝检查或反复解释 3 次依旧不理解提问者

   　　　　a. 是　　　　　　　b. 否

3. 思维凌乱：患者的思维是凌乱或不连贯的吗，例如谈话主题散漫或不中肯，思维不清晰或不合逻辑，或从一个话题突然转到另一个话题？

   （1）不存在

   （2）轻度：偶尔短暂的言语模糊或不可理解，但尚能顺利交谈

   （3）中度：经常短暂的言语不可理解，对交谈有明显影响

   （4）严重：大多数时间言语不可理解，难以进行有效的交谈

   （9）不适用：长期并持续地存在思维凌乱

   　　　　a. 是　　　　　　　b. 否

4. 意识水平的变化：总体上看，您如何评估该患者的意识水平？

   （1）不存在：正常变化

   （2）轻度：警觉——对环境刺激高度警惕，过度敏感

   （3）中度：嗜睡（瞌睡，但易于唤醒）

   （4）严重（昏迷，不能唤醒）

   （9）不适用

   　　　　a. 是　　　　　　　b. 否

5. 定向障碍：患者在会面的任何时间存在定向障碍吗，例如他认为自己是在其他地方而不是在医院，使用错的床位，或错误地判断一天的时间或错误地判断以 MMSE 为基础的有关时间或空间定向？

   （1）不存在

   （2）轻度：偶尔短暂地存在时间或地点定向错误（接近正确），但可自行纠正

   （3）中度：经常存在时间或地点的定向错误，但自我定向好

   （4）严重：时间、地点及自我定向均差

   　　　　a. 是　　　　　　　b. 否

6. 记忆力减退（以 MMSE 中的 3 个词的回忆为主）：在会面中患者表现出有一些记忆问题吗，例如不能回忆医院里发生的事情或难以回忆有关 MMSE 的 3 个词？

（1）不存在

（2）轻度：有 1 个词不能回忆或回忆错误

（3）中度：有 2 个词不能回忆或回忆错误

（4）严重：有 3 个词不能回忆或回忆错误

    a. 是　　　　　　　b. 否

7. 知觉障碍：患者有知觉障碍的证据吗，例如幻觉、错觉或对事物的曲解（如当某一东西未移动时而患者认为它在移动）？

（1）不存在

（2）轻度：只存在幻听

（3）中度：存在幻视，有或没有幻听

（4）严重：存在幻触、幻嗅或幻味，有或没有幻听

（9）不适用：长期并持续地出现知觉障碍

    a. 是　　　　　　　b. 否

8. 精神运动性兴奋：在会面的时候，患者有不正常的行为活动增加，例如坐立不安、轻敲手指或做突然间的位置变换？

（1）不存在

（2）轻度：偶有坐立不安、焦虑、轻敲手指及抖动

（3）中度：反复无目的地走动，激越明显

（4）严重：行为杂乱无章，需要约束

（9）不适用：持续长时间地出现精神运动性兴奋

    a. 是　　　　　　　b. 否

9. 精神运动性迟缓：患者有运动行为水平偶尔地减少，例如进入某一空间，停留于某一位置，或移动很缓慢？

（1）不存在

（2）轻度：偶尔地比先前的活动、行为及动作缓慢

（3）中度：经常保持一种姿势

（4）严重：木僵状态

（9）不适用：经常长时间地出现精神运动性迟缓

    a. 是　　　　　　　b. 否

10. 波动性：患者的精神状况，如注意力、思维、定向、记忆力在会面前或会面期间有波动吗？

（1）不存在

（2）轻度：一天之中偶尔地（1~2次）波动

（3）中度：症状在夜间加重

（4）严重：症状在一天中剧烈波动

（9）不适用

    a. 是　　　　　　　b. 否

11. 睡眠-觉醒周期的改变：患者有睡眠-觉醒周期紊乱的证据吗，例如日间过度睡眠而夜间失眠？

（1）不存在

（2）轻度：夜间睡眠大于 6 小时，且日间睡眠大于 4 小时

（3）中度：夜间睡眠为 4 ～ 6 小时，且日间睡眠大于 4 小时

（4）严重：夜间睡眠小于 4 小时，且日间睡眠大于 6 小时

（9）不适用：长时间昏迷

　　　a. 是　　　　　　　　b. 否

　　　注：≤ 19 分提示该患者没有谵妄，20 ～ 21 分提示该患者可疑有谵妄，≥ 22 分提示该患者有谵妄。

CAM-CR 总分（　　　）分。

CAM 筛查：如果标准是符合的，则核查 A ～ D。

A. 下列症状之一

　　——急性（CAM1）

　　——波动性病程（CAM10）

B. 注意力涣散（CAM2）

C. 思维松散（CAM3）

D. 有下列症状中的 2 项：

　　——意识水平的改变（CAM4）

　　——定向障碍（CAM5）

　　——记忆障碍（CAM6）

　　——持续性的障碍（CAM7）

　　——精神运动性兴奋（CAM8）

　　——精神运动性迟缓（CAM9）

　　——睡眠 - 觉醒周期的改变（CAM11）

核查：①确诊（符合 4 条）；②可能（符合 3 条）；③排除（符合 2 条以下）。

如果为确诊或可能，则诊断谵妄。谵妄：是（　　　）　　　否（　　　）

为了方便临床应用，分别设置了 CAM-CR 的"筛查用分界值"和"诊断用分界值"。

以 20 分作为"筛查用分界值"的界值，20 分以上（包括 20 分）提示谵妄可能性大，19 分以下排除谵妄，这时量表的敏感性为 0.92，特异性为 0.90。

以 22 分作为"诊断用分界值"的界值，此时诊断的敏感性为 0.90，特异性为 0.94。与临床"金标准"比较，诊断符合率为 91.7%。

第16章

双心医学临床沟通技巧与精神检查

作为一项技能，沟通在我们日常生活工作中几乎不可或缺，沟通的好坏直接影响人际关系和日常活动。双心医学临床上医患之间的沟通只是兼有专业内容。若想沟通顺畅、高效，人们常常寻找技巧。实际上，这种技巧的说法如同一个剑客练剑，不同阶段所求、所练及境界各不相同，从开始的手中无剑心中无剑，到手中有剑心中无剑，再到手中无剑心中有剑，直到最后的手中无剑心中无剑。即使最后无所谓技巧，一切也会信手拈来，随机应变。所谓技巧只是前人的一些总结，未达最高境界前有一定参考意义，对当今临床上问诊"三句半"现象有借鉴意义。临床沟通能力的结构如同金字塔形。底层基石是做人的基本素质，如人格、价值观、道德观、职业观、悟性和直觉等；第二层是医生的人文素养，如共情能力、对人性的理解、对患者精神活动的直觉理解力和反应能力、对相关伦理和法律的理解与运用能力、知识面、礼仪等；第三层才是沟通技巧及其运用程序[30]。随着实践带来的经验和教训，沟通能力不断被塑型，也会走走停停，趋势是不断进步，最终会相对固化下来。

一、沟通技巧[30]

1. 观察 观察的重要性不言而喻。观察应贯穿于沟通过程的始终，观察中要有思考、有反应，还要与倾听相结合。主要观察患者的表情、眼神、姿势、说话方式和交流方式、穿着、一般状态和意识等。同时勿忘观察陪伴者的态度、情绪状态、身份等。

2. 倾听 不仅要听懂谈话的字面意思，更重要的是能听出"弦外之音"。一般言语往往包含四个方面信息，即自然水平信息（字面意思）、关系水平信息（表达关系与信任感）、暴露水平信息（暴露出言语者的心理状况）、要求水平信息（表达言语者的内心需求）。积极倾听是以患者为中心的访谈中最为重要的方法。医生是听众，但不是被动地听。他将问题集中在与患者相关的内容上。医生会向患者清楚地表达作为听众的反馈和姿势语言，表明他正在跟随患者的陈述。倾听时要耐心，及时反应，注意观察和思考。

3. 提问 目的是为了澄清症状，引导和控制谈话。提问的方式主要有开放式（你喝酒是怎么个喝法？）、封闭式（爱喝酒吗？）和结合式提问（开放式和封闭式相结合）。交谈开始时尽量避免封闭式提问，深入交谈时提倡结合式提问，交谈的后期可采用封闭式提问。这是一般的提法，提问应根据临床实际情况变化而变化。

4. 接纳 这是技巧更是态度，是心理上的容纳和理解，而理解又是容纳的基础。尽管理解说起来容易，实际上不容易做到。

5. 肯定 即对患者自我感受的真实性给予肯定。双心疾病和精神科疾病中有很多令人奇怪的体验描述，患者的知情人不理解，很多医生也不理解，这样有的医生就会说"你没病！"知情人也就跟着容易认为患者"装病"。

6. 澄清 就是弄清楚事情的实际经过，以及事件从开始到最后的整个过程中患者的情感体验和情绪反应。澄清要少问为什么，而是让患者描述具体表现和体验，如患者常说的"失眠"，就要从睡眠的起止时间、睡眠的连贯性、睡眠质量和用药前后的变化上进行澄清，这样就能弄清楚睡眠的时间、质量和节律。

7. 总结 包括阶段性总结和结束性总结。阶段性总结可让患者感受到医生已理解其问题，有利于建立融洽的医患关系，同时也给患者补充病史的机会。结束性总结可为以后的接触打下基础。总结还使得医生能更好地理清思路。

8. 核实　核实的目的是避免医患任何一方出现误解，会在沟通中不时遇到。

9. 对焦　临床沟通中，患者及知情人诉说患者的病情，常常诉说自己认为的重点并力求全面，而医生往往根据自己所学专业知识和自身能力来寻觅自己认为的重点，双方的焦点有时重合，有时接近，有时甚至"驴头不对马嘴"。焦点不重合时就需要医生对焦，不能总指望患者或其陪伴者对焦，毕竟他们大多未受过专业训练。在听完患者及陪伴者的诉说后，可用总结的办法告知他们已经明了，现在问一个或一些关键问题，把双方的焦点对上。

10. 重构　是指把患者的话用不同的措辞或句子加以复述，但不改变患者说话的意图和目的。患者的肯定是重构成功的标志。如患者说"他们说我装病！"医生可以反应："是没查出有器质性疾病，但你确实难受。"患者和陪伴者往往会说："对，对，你说得太对了。"

11. 代述　有些想法和感受患者不好意思说或不便明说，或者一时找不到词语形容，医生应当敏锐地观察和倾听到，并用代述技巧进行恰当的反应。如患者说"我这心里也不知道怎么难受！"医生可以试探性地问："是不是不好形容？"

12. 鼓励表达　方法多样。试举两例：①用未完成句，使患者接下去："你失眠第二天感觉……"；②用自己或别人的经历引发患者的共鸣。

二、精神检查

探究精神（心理）问题时常用到精神检查[10, 30-31]。

（一）步骤

1. 一般性交谈　5～10分钟。医生自我介绍、寒暄，了解患者个人和家庭一般情况，鼓励患者放松并自由地交谈。此阶段的目标是了解患者的合作程度和交谈时的态度、患者最先说出的问题。医生由此确定如何与患者交谈，最先谈什么。

2. 深入性交谈　30～45分钟，是精神检查的中心内容，目标是发现和确定精神症状。首先应采取开放式交谈，然后引导性提问，最后才是封闭式提问。

3. 结束性交谈　目标是承前启后的总结，为以后的接触打下基础。

（二）精神检查的两段论与三段论

1. 两段论　将晤谈分为以患者为中心阶段和以医生为中心阶段，前一阶段尽量使患者叙述全面，后一阶段是在第一阶段的基础上，让患者补遗、拾漏，使病情更加丰满，以使医生的判断更为恰当。

2. 三段论　将晤谈分为开始——展开——结束三阶段。开始阶段医生自我介绍以及介绍晤谈目的，时间不宜过长；展开阶段围绕患者病情，弄清楚其发生、发展的经过，摸清细节，打磨全貌，是晤谈的主要部分，时间占比较大；最后的结束阶段一般也比较简短，也给患者补充病情留下空间。当然，晤谈的结束并不一定意味着关系的结束，也可能是更常保持医患关系的开端。

无论是两段论还是三段论的分法，只要患者意识清楚，无非是让患者及其知情者在大致的时间内，从患者角度充分表达其体验和表现，从医者角度根据自己所学鼓励患者充分表达，找到依据，最后做出当前能做出的初步或最后判断。

无疑，上述说法是医患双方互不排斥或不大排斥的一般晤谈情况。如果医患双方无论因为衣着、态度、环境或晤谈中出现不测，无法继续沟通，应当适时终止晤谈或换场或另择时间进行，或者转诊于其他医生。

三、精神检查能力的演化过程

打开不同的教科书，精神症状有不同的分类方法，但大致界定雷同。精神障碍的诊断经历了若干年的变化，分分合合，增增减减，借科学方法之力似乎也使诊断的思想更为言之凿凿。至于精神检查的记录已有固定格式。然而，能用文字表达的这些东西，尽管培养出一代代的医生，造福了千万患者，但在很多时候却使最终的服务显得笨拙不堪，常不尽如人意。

问题出在哪里？

（一）精神检查及其能力演化

精神检查，教科书上书写的思路是让学习者或教学者按照一般情况、认知、情感和意志行为的框架，根据自己掌握的症状、诊断标准的知识找出患者的症状，按照诊断标准给患者的病情做出一个或不止一个诊断。但是如果实践者所掌握的有关知识是刻板的，症状识别和疾病诊断也会变得刻板，常常丢东忘西，不够诊断标准还要回头再问，至少实践者开始的一段时间是这样。等后来渐渐地熟悉，识别和诊断才变得相对流畅、恰当。固然，教科书要力求正确，但它没有遵循人们学习过程中应该遵循的规律，使得人们学习过程中学得好坏取决于机遇——何时、何处、遇到谁，以及自己的感悟。

精神检查在一个实践者初期阶段不可逾越地要使用上述方法。但日久就会发现，患者及其知情者并不会按照上述思路去叙述其病情和体验，有的人诉说有条理，会按先后、轻重、原因（自己认为的）等叙述，但更多人没有条理（对接诊的医生而言），也不会对医生恰当地察言观色，这就需要医生耐心听完患者及知情人的叙述，识别症状后重新组织，甚至还要根据已有线索挖掘更多信息，最后才能形成恰当的诊断。当然，如此的前提是医者必须对精神症状、精神障碍的诊断系统及其治疗的理论和方法了然于胸，甚至需要自己有独特的见解，方能更多、更好地解决患者的问题。更多，是指别人能解决的你能解决，别人不能解决的你也能解决；更好，不仅是别人不能解决的你能解决，而且别人不能很好解决的问题你能很好地解决。

实际上，精神检查还有另一套路。

（二）精神检查的另一套路

1. 概述 "跟着感觉走"，即"直觉理解"，并及时调整思路，实际上就是精神（心理）医生应该具备的第二种能力——对患者的直觉理解能力。

以笔者自身的经历来说，如果以 10 年大致为一阶段，开始的 10 年老老实实地走前人走过的路，因为它似乎不可逾越，20 年后，如果还是按原来的套路走，很不幸，你的服务不会有大的起色。因

为你的套路应该是既往套路基础上的升华。在问诊中你只需问关键点，而无须再花大量时间，否则，可能是没有很快把握住你眼前的患者，因为你的所学没有恰当地在患者身上得到落实。尽管谁都偶尔会遇到一时无法解决的问题。

"跟着感觉走"肯定不是没有根据，其最大的根据是医生本人对整体精神医学和面前患者个体的认识、理解，不仅是宏观上的症状，还涉及症状之外的社会心理因素，甚至时代变迁带来的群体变化与个体表现的差异，向内涉及什么器官、可能是哪些神经通路，又有哪些物质可能参与疾病的形成。这些都是看不见的，而正是根据这些看不见的因素，又随时根据患者情况的变化，做出知识重组和更新后加以运用，才是精神（心理）问题判断处理的根基。这种"感觉"应当是日久形成的恰当的直觉理解，已经固化，而这种固化又是在一定范围内随机可调。

有医生说，哎呀，我查某患者花了将近 1 小时，累死了。听起来他很辛苦，很负责任，但仔细想来很可能是他对学科和患者个体的理解欠缺，却不自知（也有个别病例确实需要时间更长）。确曾看见有的医生问来问去，就是问不到点子上，花费时间却事倍功半。当然，这往往是笔者自己的判断，说不定他还以为自己做得就是对、就是好呢！

2. 更为节约时间的精神检查 "跟着感觉走"的先入为主之后（即使是先入为主，也往往是拥有多年可靠的经验），通过患者的叙述，医生已经将其表现归类为某种障碍，再将患者没有说到而你想到可能存在的加以确认，或者经追问而否定了原来的"先入为主"，更改为另一诊断。不得不说，即使精神障碍表现复杂，但是日久之后医生更应该掌握关键点，无论是诊断还是治疗。真正的关键点是会不断重复而得到验证的。关键点的把握是日久去伪存真、纠偏纠错、进行提取的结果。这时不像初始阶段，只是教条地将患者的表现归纳为一个个症状，有时候一时搞不清某种表现到底是什么症状，性质不明，组合症状时就会踌躇于适用于那种疾病分类学的诊断标准。

每个医生的直觉理解一时不一定都对，但若记入病历，日久就会知道自己所得（界定较难）日渐积累后对这一能力养成的轨迹。怕的是，在没有真

正形成恰当的直觉理解之前就固化下来，以后再难纠正。

值得注意的是，这种方法起初不宜使用，因为开始还不具备从整体（学科、疾病和患者群体）和细节上把握疾病和个体的能力。所以，初期不提倡先入为主。

在临床医学的道路上，有人问能否少走弯路。现在看来，弯路、歧路似乎是临床医生的必经之路，只是多少、程度不同而已，因为只有在那些路上走一遭，方知其是弯是歧，认识到这些才可能走上正路，也让后来人少走弯路、歧路。在临床精神医学的道路上，假如多数人也在走弯路、歧路，并且恰是当时的主流，如果你不走一遭，如何知道其弯歧何在？最重要的是，这种路是隐形地存在于专业活动中，不像人走的实际的路，可能比较明显地看见弯歧之处。或许有的人终其一生也不知道自己所走的路是弯、是歧或是正。这样也好，不至于回首往事会充满遗憾。

第17章

临床双心医学中精神（心理）问题的治疗

临床双心医学中心理问题的治疗大致可分为药物治疗和非药物治疗（属于图17-1中的治疗形式）。非药物治疗又包括物理治疗，如生物反馈治疗、体外反搏治疗等，以及"话疗"——心理咨询或心理治疗。本节主要介绍药物治疗，略提心理咨询和心理治疗。体外反搏治疗作为心脏康复治疗的一种手段，早已为临床医生熟悉，它本身也会直接或间接对心理问题有治疗作用，在此不作单独讨论。

药物治疗是建立在目前对相关症状或疾病（障碍）的发病机制的研究结果上，有时候也需要灵活地理解。

一、精神（心理）问题的药物治疗和心理治疗

人们之所以对精神（心理）问题的治疗在药物治疗和非药物治疗，尤其是心理咨询或药物治疗之间徘徊，甚至很多人推崇心理治疗，那是因为大多数专业人员并没有真正尝到精神（心理）问题通过生物学模式解决的甜头。为什么现在的临床医生更愿意接受心身二元论，更多的人愿意从事心理治疗？答案可能有二：一是精神现象的

社会-心理解释更能与人们出现的现象和体验关联性更近，生物学解释则需要更多的记忆和理解，与现象和体验之间的联系尽管充满理性，但从进化的角度看，似乎不容易被更多人接受，关键是理论界并没有形成能使大多数人接受的明确定论；二是心理治疗的理论基础对精神（心理）问题的解释比较单一，而生物学理论的基础牵涉大脑部位、通路、神经递质等太多因素，至今只能是粗浅的解释，利用工具将精神（心理）问题与微观因素进行关联仅仅是起步阶段，但其已经很复杂，而人是感性动物，喜欢感性认识和简单理解。当然，笔者并不排斥心理咨询或心理治疗，毕竟，无论患者还是双心医生都有各自的偏好，都有各自的理解，也就决定各种治疗方法的存在有一定的合理性，尽管不一定都能被证明是科学的或有效的，况且即使被证明是科学的或有效的（对于群体），在实践中也并非就行之有效或者人人有效（对于个体）。曾昭耆老先生曾谦称[32]"有一种可能很不成熟的想法。比如，把诊断标准、诊疗常规等文件……但在临床诊疗工作中则是否符合患者的实际情况永远是第一位的，而书本上的东西只居于从属和参考地位。"笔者深表赞同。

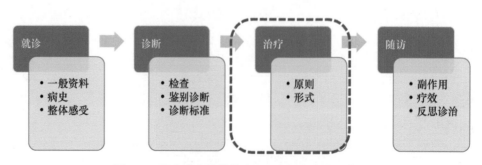

图 17-1　双心疾病的精神（心理）问题诊治示意图

70

二、对疾病的两个比方

曾昭耆先生还说[32]"课堂上讲某种病时，通常的顺序是，病名、病因、病理解剖及病理生理，然后才是临床表现；而在临床工作中则首先是患者的主诉、病史、查体、辅助检查结果，最后才是诊断（病名）。前者好比先介绍一个人的姓名、性别、年龄等基本情况，再介绍有关该人的经历，可以给人一个明确的印象；而后者是先说一个人的外貌、简历、行为、表现，让你猜那是谁，需要更多本领。"他将疾病形象地比作人，笔者常将精神（心理）问题喻为一棵树，症状恰如根上部分，有主干有枝叶，症状的基础是树根，是神经系统等的一个或多个部位发生了病变，正是这些病变导致症状的同时或先后发生。而怎样将主干和枝叶与相应的树根对应并联系起来，这体现出医生的功底。相应地，治疗就要根据相应的理解判断来采取措施。然而，精神（心理）问题的识别判断和组合并非易事，看见枝叶，可能看不见被掩藏的主干，或者相反，又或者生搬硬套地与一些树根联系起来，都使得诊疗活动充满变数。更有甚者，在经历对很多患者的诊疗后，经验的移花接木也经常会出错，得不到纠正还会固化下来，造成患者的痛苦得不到充分化解或对患者处置不当。

这也正是笔者在处理精神（心理）问题时，更多坚持生物医学倾向的原因。就拿心理治疗和药物治疗来说，试想，哪种方法更可能深达病之大树的根部，而非仅是断枝取叶或稍加修饰，即使枝叶得到剪除或修饰，不久还会长出或发生变化。据说心理治疗干预的往往是从意识层面改善患者的主观感受[33]，而非意识层面的变化恐怕不尽如人意。尽管有研究证据表明很多心理治疗方法有效，但这种说法还是意识层面的。有人说，心理治疗是个过程，笔者曾想如果这一过程跟人的生命长度类似，又该如何评价它呢？无疑，答案见仁见智。大家都知道，有效运动有益身心，可以治病，但其效应往往短暂，如果要获得长期效应，就要持之以恒地运动。窃以为心理治疗的作用应该类似，患者和医生的这种互动能不能坚持，在需要付出代价的情况下能坚持多久恐怕不

好言说。所以，笔者对心理治疗的态度是不推崇，不反对。话又说回来，即使药物治疗本身，也有的并非触及疾病的关键"根系"，造成病树并不能得到根本上的控制——即一般来说，做不到除"根"。后来想起按摩（或者叫推拿），多数人可能接受过按摩的保健或治疗，效果要看实际问题的性质，如果是落枕，只要手法正确，会有立竿见影之效；如果是真的腰椎间盘突出症，即使不能真正把病治好，一般来说按摩后也会感觉良好，后来还会有相关症状，如果病情本身不重，间断或连续的按摩或许也能维持下去，但要是病情本身很重，恐怕按摩的功效就会堪忧。笔者将心理咨询或心理治疗比之为心理按摩，如果只是简单的心理问题或者较轻的精神障碍，效果一时或持续地良好，心理按摩值得推荐。但若是较重的精神障碍，恐怕这种方法就力不从心或者效果欠佳。

如果将精神（心理）问题从程度上分为轻、中、重，假设呈正态分布，则中度感受的患者最多，心理治疗能改变感受者，多为轻中度患者，而轻中度患者加起来比重较大，因此从疾病的次级或三级属性进行研究时，其有效性自然会得到证实，这很好理解。若是疾病程度重，患者的感受恐怕难以得到或难以持久地得到改善，这种现象在患者那里能得以求证。

三、医生的任务

据说医生的两大任务，一是缓解部分患者的痛苦（多是指慢性病），二是探索患者痛苦的机制（可能缓解更多患者的痛苦）。后者所涉及的问题太复杂，笔者有心无力，不在此作论述。此处仅说患者痛苦的缓解。从群体来说，医生都是在一定程度、一定范围内解决一部分患者的问题，尤其是精神（心理）问题。就程度来说，可以从两个层次上解决：一是从体验上，而体验的物质基础未变或未发生质变；二是从更深层次上，即调节体验的物质基础，从而缓解病痛，尽管物质基础的改变也有标本的不同。很多非药物疗法就属前者，药物治疗和一些非药物疗法属于后者。前者需要患者更加努力，后者则需要医生更努力地

理解医学、疾病和生病之人。前者更多需要心理治疗的技能，后者也要借助心理治疗的技能从而与患者争取达成一致，但常常会遇到阻力。毕竟，微观因素的改善一时做不到，而体验到的效果马上就能体会到。利用知（认知）、情（情感反应）、意（意志行为）之间相互作用的关系，做出表面上的改变，若患者没有真正需要逆转的生物学变化，可能这些方法一用（恰当）就灵，否则只是暂时地改良认知、改变感受或改动行为，后来的效果则可想而知。

第18章

双心医学中常见精神（心理）问题在国际分类中的称谓

双心医学实践中，医患双方都会面临医学术语的使用，下面就将美国精神病学协会（American Psychiatric Association，APA）制订的最新《精神障碍诊断和统计手册（第 5 版）》（DSM-5）[8] 和世界卫生组织编写的《国际疾病分类（第 11 版）》（ICD-11）第 6 章"精神、行为或神经发育障碍"[9] 目录中的术语列表于下（表 18-1）。

很多名词在双心医学中很少用到，故而将其简化，把常用者罗列于下，仅供参考。双心医学临床中常用到的分类简化后列于表 18-2。

表 18-1　DSM-5 和 ICD-11 目录术语

DSM-5		ICD-11	
障碍	编码	障碍	编码
神经发育障碍	15	精神、行为或神经发育障碍	6A00-6A0Z
精神分裂症谱系及其他精神病性障碍	37	精神分裂症或其他原发性精神病性障碍	6A20-6A2Y
双相及相关障碍	55	心境障碍	6A60-6A8Z
抑郁障碍	79	紧张症（畸张症）	6A40-6A4Z
焦虑障碍	99	焦虑或恐惧相关障碍	6B00-6B0Z
强迫及相关障碍	113	强迫或相关障碍	6B20-6B2Z
创伤及应激相关障碍	123	应激相关的特定障碍	6B40-6B4Z
分离障碍	135	分离障碍	6B60-6B6Z
躯体症状及相关障碍	139	躯体痛苦或躯体体验障碍	6C20-6C2Z
喂食及进食障碍	145	喂食或进食障碍	6B80-6B8Z
排泄障碍	153	排泄障碍	6C00-6C0Z
睡眠-觉醒障碍	155	睡眠-觉醒障碍	7A00-7B2Z
性功能失调	173	性功能失调	HA00-HA0Z
破坏性、冲动控制及品行障碍	189	冲动控制障碍	6C70-6C7Z
		破坏性行为或反社会障碍	6C90-6C9Z
物质相关及成瘾障碍	197	物质使用或成瘾行为障碍	6C40-6C5Z
神经认知障碍	247	神经认知障碍	6D70-6E0Z
人格障碍	277	人格障碍和相关特质	6D10-6D11.5
性欲倒错障碍	287	性障碍	6D30-6D3Z
性别烦躁	185	性别烦躁	

（续表）

DSM-5		ICD-11	
障碍	编码	障碍	编码
其他精神障碍	293	与归类于他处的障碍或疾病相关的继发性精神或行为综合征	6E60-6E8Z
药物所致的运动障碍及其他不良反应	295		
可能成为临床关注焦点的其他情况	303		
		做作性障碍	6D50-6D5Z
		未在他处归类的妊娠、分娩或产褥期相关精神和行为障碍	6E20-6E40.Z

表 18-2　适用于双心医学的 DSM-5 和 ICD-11 目录术语

DSM-5		ICD-11	
障碍	编码	障碍	编码
双相及相关障碍	55	心境障碍	6A60-6A8Z
抑郁障碍	79	紧张症（畸张症）	6A40-6A4Z
焦虑障碍	99	焦虑或恐惧相关障碍	6B00-6B0Z
创伤及应激相关障碍	123	应激相关的特定障碍	6B40-6B4Z
躯体症状及相关障碍	139	躯体痛苦或躯体体验障碍	6C20-6C2Z
睡眠-觉醒障碍	155	睡眠-觉醒障碍	7A00-7B2Z
物质相关及成瘾障碍	197	物质使用或成瘾行为障碍	6C40-6C5Z
神经认知障碍	247	神经认知障碍	6D70-6E0Z
人格障碍	277	人格障碍和相关特质	6D10-6D11.5
药物所致的运动障碍及其他不良反应	295		
可能成为临床关注焦点的其他情况	303		
		未在他处归类的妊娠、分娩或产褥期相关精神和行为障碍	6E20-6E40.Z

第 2 部分

精神医学——问题、理解与理论再认识

第 19 章

精神（心理）问题的诊断和治疗到底出了什么问题？

前面已说过，双心医学是精神医学和心脏病学的联合应用，属于临床交叉学科，虽说经过胡大一老师多年不遗余力地推动，目前方兴未艾，但据笔者观察，多数双心医生始终无法深入地为更多患者提供服务。无论如何，双心医学一定要有精神科医生的参与，胡大一老师说要有合格的精神科医生参与，"合格"不好界定，而这又取决于精神医学界的一般（"平均"）水准如何，这些知识和技能又通过谁得以传承和创新。

直到今天，虽说精神医学属于临床医学的范畴，似乎始终无法回归临床医学的主流，在大多数综合医院里相关科室也只是为了符合要求而设立，尽管"生意"有些也很火，但从业者多是"配角"。这当然与其源头的现实情况关联密切。

无疑，临床医学实践中，患者最终希望最大程度地或完全消除或缓解疾苦。但是，精神医学实践中，患者的疾病发展和病程如何？且看 DSM-5 中对一些精神障碍研究后的数据和说法[8]。

一、常见精神障碍的结局

1. 精神分裂症 在很大程度上，预示指标是未知的，经常不能可靠预测病程和预后。20% 的个体预后较好，少数个体可完全康复。然而，大多数精神分裂症个体需正式或非正式的日常生活的支持；许多个体变成慢性病，并伴有活动期症状的加重或缓解；其他个体有逐渐加重的病程。

2. 双相 I 型障碍 起病可贯穿整个生命周期。有一次躁狂发作的个体中，超过 90% 会有反复的心境发作。约 60% 的躁狂发作出现在重度抑郁发作不久前。有 30% 的个体在工作角色功能上显示出严重受损。功能水平显著滞后于症状的渐轻，特别在职业功能恢复方面更明显，即使与普通人群相比拥有相同的教育程度，也可能导致更低的社会经济地位。即使在情绪正常期间，认知损害也可能造成职业和人际关系的困难，且持续终生。

3. 双相 II 型障碍 终生发作的次数往往比重性抑郁障碍或双相 I 型障碍更多。抑郁发作更为持久和导致失能。至少 15% 持续存在发作间期的功能失调，也有 20% 未经发作间期的恢复而直接转入另一种心境发作。功能恢复显著滞后于症状的恢复，特别是职业恢复，这导致尽管与普通人群的教育水平相当，但社会经济水平较低。在有双相障碍的个体中，长期失业与更多的抑郁发作、更大的年龄、当前更高的惊恐障碍发生率和终生酒精使用障碍史有关。

4. 重性抑郁障碍 病程变化很大。很多功能性后果源于个体症状，可能损害很轻，也可能完全失能。在一般医疗环境下的个体中，重性抑郁障碍个体有更多疼痛和躯体疾病，在躯体、社会和角色功能上表现为更为严重的减退。

5. 广泛性焦虑障碍 症状倾向于慢性，完全缓解的概率非常低。过度担心损害了个体快速高效处理事务的能力。可导致残疾和痛苦。

6. 惊恐障碍 未经治疗，病程通常是慢性的，常常由于一系列其他障碍（焦虑障碍、抑郁障碍等）而变得错综复杂。惊恐障碍与高水平的社交、职业功能受损和躯体残疾有关；经济支出多，就医次数多。

7. 强迫症 不经治疗，病程通常是慢性的。强迫症与生活质量降低有关，也与高水平的社会和职业功能受损有关。

8. 躯体症状障碍　在一般成年人群中，患病率可能为 5%～7%，女性可能更高。易被漏诊。该障碍与健康状态的显著受损有关。

可以看出，这些精神障碍的结局往往多不理想。而目前的治疗手段多为药物治疗和非药物治疗两大类，毋庸讳言，精神医学的治疗主要是生物学模式，有此结局不禁让笔者想起爱德华·利文斯顿·特鲁多（Edward Livingston Truderu，1848—1915）医生"有时去治愈，常常去帮助，总是去安慰"的墓志铭，特鲁多医生所处的年代缺医少药，经过一百多年发展的现代医学难道不能比那时对患者的帮助更多更大？就拿常见的抑郁症来说，记得有一种说法，在还没有抗抑郁药的年代，抑郁症的结局是 3 个 1/3：1/3 自愈，1/3 不好不坏，1/3 越来越坏，如今已有很多抗抑郁药，抑郁症的转归似乎并未能比没有抗抑郁药之前改善明显[14]。因为在 20 世纪末，曾经有人在剔除有利益冲突的研究后做过抗抑郁药治疗抑郁症的 meta 分析，结果显示抗抑郁药效果略好于安慰剂[22]。

似乎没有多少人注意到这个研究，或许也不愿意注意它，一方面没有更好的办法替代抗抑郁药治疗抑郁症，另一方面或许还有利益在作祟，还有一方面就是专业人员似乎也不愿意承认自己的努力只是略好于安慰剂，不如"进行"群体的"匿名共谋"，大家都能心安。于是专业人员依然多沿袭过去的做法。当问到能否有更好的方法提高有效率或治愈率时，得到的回答往往是"这种状况，举世公认"，俨然一副患者"就该如此，我已经尽力了"的模样。

再看看专业人员对精神（心理）问题的解释，可分为两大类：科学的解释和（接近）世俗的解释。科学的解释是一堆所谓生物、心理、社会研究结果的堆砌，听者感觉"不明觉厉"，也不好辩驳、反驳（也有受过科学训练而执著于研究方法或结论的科学性）；（接近）世俗的解释往往偏于心理-社会因素的归因（也有运用科学方法研究的结论或推论之根据），易与患者的理解和解释达成共识。其结果都是患者似乎明白了自己的"病因"所在，接着会接受医生的治疗方案，至于结果如何，只能

"且行且珍惜"。

作为临床专业人员来说，对精神（心理）问题的诊断和治疗，常常也有困惑，只是大家都有类似困惑，一起讨论后尽管困惑依然，但由于此类困惑属于大家而非仅属个人，所以得以从众而心安理得、共奔前程。

刚才已说明精神障碍的治疗结局，因由个体变成群体的尴尬而成为不惑之惑。此情对于诊断，其实也有类似情况。

目前临床上业已形成 S-S-D 的诊断模式，即 symptom-syndrome-diagnoses 模式。但医生常对一些症状的有无、轻重、先后、性质等，以及患者的症状如何组成综合征，最后按照诊断标准最适合哪一个或几个诊断，往往有争议，最后会形成几派。最终的结论如果不是一个，往往是由职位高、职称高或年资高的医生确定最后的诊断。尽管不一定都对，然而已成惯例。

二、症状和综合征的认定

对于精神症状的认定，记得有前辈说过精神症状就像夏天天空中的云，一时会形成各种形象，有的形象比较固定，大家看时对其判断一致，但对于模糊的形象，大家的判断往往就可能不一致，甚至大相径庭，况且云在不同时间里的形象又会变化，精神症状也是。

（一）对精神症状的战略和战术上的对待

现在笔者认为，对精神症状的认识，在战略上要一视同仁，因为它们只是来源于不同的神经通路；但在评估上可以有无、多少、先后、轻重缓急、显隐，甚至交叉。因为精神障碍常涉及不止一条神经通路，受累通路病变轻重、"长短"不等，也有先后，且通路往往交叉，甚至纠缠不清。所以，战术上对精神症状的处理往往又要有所偏重，并要随着病情的变化而变化。

（二）理论和实践中的几个误区或乱象

精神障碍的认定是根据目前国际上通行的分类诊断体系所制订的诊断标准进行，罗列患者的症状，看其构成的综合征更接近于哪一个或哪几个标

准，再结合病程特点做出判断。但是由于对精神医学和精神疾病的认识不同，常常会出现等级诊断、过渡诊断以及共病诊断的问题，如对某个患者的精神障碍一个医生诊断焦虑障碍，另一个医生却诊断为心境障碍。医生甚至坚信只有从患者口中得到认定才能被认可，实际上连医生对精神症状和精神障碍尚不能统一认识，更何况患者！笔者见过不止一个患者认为自己只是身体不适，并没有情绪问题；也看到大多数患者否认自己存在轻躁狂体验，但往往进行轻躁狂测查清单（HCL-32/33）时却是阳性发现，一旦就此探讨疾病分类学诊断时，患者就会以各种解释否定轻躁狂的存在，如遇到高兴的事、原本的性格开朗等。医生往往也就信以为真，甚至患者所答轻躁狂测查清单分值已经很高，医生似乎也未看到，继续开具抗抑郁药。值得提醒的是，凡引起患者病耻感的询问和判断，患者很容易否认其存在。

过渡诊断的一个典型例子是分裂情感性精神障碍，如患者先被诊断为精神分裂症，后又出现抑郁障碍的表现，可以诊断为精神分裂后抑郁；如果先被诊断为抑郁障碍，后来患者的表现又符合精神分裂症的诊断标准，很可能再调整诊断为分裂情感性精神障碍，也有可能仍被认定为原诊断中的一种。鉴于诊断标准中的症状持续时间、发作间隔等的界定，往往使得医生意见不能尽行统一。

共病诊断在临床工作中非常常见，一般不会有太大异议，但处理时，医生的关注点不同或不尽相同，甚至完全不同。

总的说来，对诊断标准要相信，但不要迷信，因为日久你会发现，患者大多不会按照诊断标准生病。曾经想让精神医学界的大腕们，无论谁，能否举例说明精神障碍的诊断标准是如何形成的，至今似乎没人能了笔者的心愿。

三、直觉理解中的偏颇

在精神医学临床中，患者的症状群构成诊断精神障碍的症状学标准，但是经验丰富的医生又都很在乎自己多年形成的经验，而这些经验的判断依据不一定都是写进诊断标准的症状。常常有以下几种

判断情景。

（一）接触的主动与被动

医生和患者两个人的接触是否主动，取决于二人的互动，作为医生的判断，也受两个人和接触时环境的影响。所谓接触主动就是患者能充分暴露内心体验，如果不能则说明接触不同程度地被动。在精神医学临床中，接触被动似乎和精神病性障碍联系紧密，但是这种判断出错的可能性比较大。

（二）情感反应适切与否

这是说患者的表情、态度的变化等与其内心体验及与所处的外界环境是否一致。如患者说到被害妄想的内容时，有的患者是害怕，有的则是愤怒；说到身上如何难受，表情痛苦则是其情感反应与内心体验一致的表现。相反，说得很痛苦但却表现得很欢快，说到亲人故去，却哈哈大笑，似乎就不适切。患者对医生询问其是否因为得罪同学而使得同学对自己不友好时，愤怒而发脾气也被认为是情感反应不适切，患者的敏感多疑属于精神病性表现，因为判断者认为患者不应该冲医生发脾气。现在看来，这些判断很不可靠。

（三）自知力或现实检验能力受损程度

自知力分为人格自知力和疾病自知力，前者有自知和知人两种，所谓知人者智，自知者明。对疾病的自知力则不一而足，一般来说，对于躯体疾病的痛苦体验或功能受损或缺失，人人都能判断，但精神疾病则不一定，有些精神病性症状患者就不认为是病态，非精神病性症状患者是否就认为自己是病态呢？也不一定，比如上面说的认可存在躯体症状但不认可存在情绪问题就是很常见的例子，一方面是受病耻感的影响，另一方面受患者对此类疾病理解的局限性影响，况且医生也不一定就能很好地理解精神疾病中的诸多表现，要求患者认可有强人所难之嫌。许又新老师建议把自知力改为现实检验能力更好[3]，实际上类似，它受很多因素的影响，仅可作为判断病情严重程度的指标之一，并不说明症状或疾病的性质。

综上，接触的主动与被动、情感反应适切与否

以及自知力或现实检验能力受损程度是患者症状的某些特点，往往被作为区分精神病性障碍与非精神病性障碍的"软体征"，实际上是不能作为判断症状或疾病性质的依据。但临床上不少专业人员仍坚持保留这些教科书或前辈医生的遗产。

（四）对偏颇的解释

如果把理解分为感性理解和理性理解，直觉理解中感性成分应占比例较高，当然这种理解会变化，最后固化为比较妥当的能力。如果这种能力还没达到比较妥当的程度就已固化，医生的服务就不大可能优化，如此，痛苦的就是患者。但这种能力是隐性的，无法量化评估，也只能"师傅领进门，修行在个人"。

患者的症状，可以从内容、形式、时空变化和机制上进行理解，如果没有相同或相似的经历，或者没有理解过与面前有过类似表现的患者的经历，有时候很容易在内容和时空变化上认为患者的表现和体验不可理解，而机制上因为已有较为固定的理论似乎可理解性要好一些，但也不尽然，因为常常对于患者表现和体验的机制性理解存在差异，程度不一。机制上的理解更具理性，而内容和时空变化上的理解则更具感性。关键是怎么才能让医生对患者的理解更具恰当性。这是难点，也不好评价。仔细想来，却好理解，因为所谓患者表现和体验、内容和时空变化以及机制的心理-社会层面，都是在患者疾病的次级和三级属性里徘徊，只有其生物学机制才是患者疾病一级属性的解释。生物学机制和心理-社会机制都是理性和研究的结果。遗憾的是，一级属性的解释涉嫌简单化、碎片化，次级和三级属性的解释听起来更有道理，因为它更与人的生活和体验接近，没有多少人真正在乎其对错。不管如何，解释是理解的基础，没有解释就没有理解。所以，精神医学里充斥着各种理解和解释。

尽管如此，也不要由于不理解或一时不理解而随意界定精神症状或精神障碍为"精神病性"，尤其是后者的界定，但这似乎是精神医学实践开始阶段常见的一个问题。症状可以界定为精神病性（医生的理解和患者的判断），但障碍往往是非精神病性的，只有少数是真正的精神病性障碍。

四、诊断和治疗关系的对应

从上面的描述可以看到，经过多年的努力，业界开发出很多处理办法，精神障碍的病程、转归和结局依然不能尽如人意。笔者常想其原因。当年为了便于同行交流，希望交流时所言更具同质性，慢慢将诊断标准统一，但如今似乎这种统一反而约束了学科发展，或者说发展得不如人意。因为目前认为有效的治疗手段都是根据当时的诊断体系进行设计、研究的结果。相应地，药物的分类也是根据对疾病的分类进行相应的命名，尽管也会提及药理作用机制。最近，精神药物的创新正在遵循新的范式，即不再局限于 DSM-5 疾病分类，而是愈发关注横跨不同精神疾病的症状域（跨诊断模型）[34]。反过来这是否说明，当今的分类存在问题，至少有这种可能。相应地，药物分类也存在类似问题。虽然并非主流，但已有人注意到此并采取行动。

为什么笔者对精神（心理）问题的看法做出改变？更多源于实践中的反思，至少有以下几点反思。

（一）精神分裂症的分型问题

尽管以治疗结局没有改观为名，DSM-5 和 ICD-11 都取消精神分裂症的分型，但分型无论如何都是了解精神分裂症特点的一种形式。非单纯型精神分裂症病情反复发作，或更确切说是病情波动，即使经过治疗还会不同程度存在这种趋势。如果慢慢看患者后来的表现，就会发现其存在或轻或重、或多或少、或隐或显的心境问题，却常被不少精神科医生忽略或者认为属于次要问题，受限于如今的第一路径，大多数医生也没有更好的治疗策略；精神分裂症在新的疾病分类体系中都取消分型或移至他处（如畸张症），原因是分型对治疗并没有多大帮助[10]。但据笔者临床观察，也有可能是人为的认识局限导致分类局限或错误，使得分类出现问题，而在其指导下的治疗也出现问题，但人们深陷其中却不自知。尤金·布鲁勒（Eugen Bluler，1857—1939）的分类深受大多数人接受，从而代替了埃米尔·克雷丕林（Emil Kraepelin，1856—1926）较早提出的"早发性痴呆"，笔者现在倒是更相信克雷丕林的观点，如果重拾精神分裂症的分型，真正称得上是精神分裂症的当属单纯型精神分裂症，可以称得上真正的器质性精神障碍，无法真正治愈，反过来真正能够治愈的，往往不是真正的精神分裂症。这就难怪很多人对精神分裂症的治疗持乐观态度。非单纯型的精神分裂症，实际上很多是有可能得到治愈而又得不到恰当治疗的疾病。虽然没有直接研究证据上的支持，但有个人临床观察的支持。这部分患者中，本应可能治愈而得不到治愈，反过来又让医生认为不能治愈是天经地义，动辄就称"难治性"精神分裂症，医生自己也不再探寻更理想的诊疗方案。

（二）精神分裂症与心境障碍

二者常常相互误诊，患者很多表现，尤其是教科书里不常提到的表现，经常使得精神科医生不知将其安放何处。即使诊断体系里有所谓过渡性诊断标准，真正被使用的情形或许不少，但并没有改善患者的预后。

（三）心境障碍的药物疗效

即使已经开发出很多抗抑郁药，但抑郁症的治疗结局似乎并没有比出现抗抑郁药之前（3个1/3：1/3自愈，1/3不好不坏，1/3越来越坏）有很明显的进步，尽管从统计学意义上多数研究发现抗抑郁药比安慰剂有效。况且，抗抑郁药的使用常常先有效，后来病情复发治疗需要加大用药剂量，或者换药，或者联合用药才可能达到初次用药的效果，这恐怕也能说明抗抑郁药疗效欠稳定；双相障碍的诊断与治疗都充斥着很大的不确定性，翻开各种指南和教科书都没有针对患者特点的治疗方案可以提供，只是笼统地推荐哪种治疗、哪种药物有效，或者谁比谁更有效；根据统一的概念，又弄出所谓双相谱系障碍，但临床诊治效果多年来没有明显改观。

（四）抗精神病药增效治疗抑郁症

使用抗精神病药作为抑郁症增效治疗的不少患者取得良好效果后，一旦减停抗精神病药，其病情就会很快或一段时间后波动或复发。如此看来，本来以为起主要作用的抗抑郁药，可能并不"主要"，

而用以增效的抗精神病药，似乎并非只是增效。当然，对于此现象，一定又会有各种解释，但可以肯定的是，没有一种解释是指向问题的根源——医生本身的观念可能出现问题。

（五）神经症性障碍治疗现状

神经症性障碍（主要包括广泛性焦虑障碍、惊恐障碍、强迫性障碍、社交焦虑障碍、进食障碍等，还有躯体症状障碍）的概念尽管已不在新的诊断体系中使用，但大家知道其治疗效果不尽如人意。深入研究病例会发现很多患者背后常有心境症状，但比较隐蔽，或者不在同一病期内出现，根据主次之分，医生一般只会做出相应的临床诊断，而不将心境问题视为需要主要处理的问题，且往往认为即使患者存在抑郁，使用抗抑郁药就能将这些情况"一网打尽"。

（六）平行诊断的弊端

DSM-5平行诊断原则，使得临床医生如果将患者的临床相"捏"不到一起，往往就会简单地并列几个诊断，而不再做"一元论"的考虑，同样也模糊了既往非常有用的"等级诊断"原则。如此，医生很可能不再考虑患者各症状之间的复杂联系和恰当组合。

（七）几乎所有精神障碍都有成为难治的可能性

精神科医生都知道大多数精神障碍都有难治的情况，所谓难治，是英语里treatment-resistant的译称，直译为"抵抗治疗的"。每个难治性精神障碍都有其相应的定义，尽管定义不尽相同。在《沈渔邨精神病学》（第6版）里查到以下几种难治性精神障碍[10]。

1. 难治性精神分裂症 过去5年内，至少使用过2种抗精神病药物足量（400～600 mg/d氯丙嗪等效剂量）、足疗程（4～6周）均没有充分缓解（BPRS总分≥45分，CGI-S≥4分，或者4项阳性症状中有至少2项≥4分）。因无法耐受不良反应而未达到足量、足疗程治疗的情况不算在内。

2. 难治性抑郁 在经过2种或多种抗抑郁药足

量、足疗程治疗后，汉密尔顿抑郁量表（HAMD）减分率＜20% 的抑郁者。

3. 难治性强迫障碍　经 2 种足够剂量的 SSRI 足疗程治疗后无效的强迫障碍。

应该说，难治性精神障碍不止这 3 类，每类都有难治性病例。即使没查到双相障碍在此书中的定义，也没有几个医生认为双相障碍大多数好治。

但真正治不好的应该在少数，而不像研究中显示的那么多。这些定义倒是界定了临床上一类现象，很多时候成为医生的挡箭牌。因为此语一出，就意味着，是你（患者）的病难治，不是我（医生）没尽力。于是一轮一轮地从个体结局推及群体结局的难治，群体又包含个体，从而互相印证理论或现象的正确性或平常性。大概没有几个人会想到，有没有可能是医生个人及其群体对精神障碍的认识不足甚至是错误，导致治疗本身的不力，结果成为"难治"。

如果大家理解精神障碍的维度法评估（见本书后文），及其相应的治疗方法，在继第一路径治疗之后再按第二路径治疗，如果再没有效果，再界定为"难治"，才能为笔者接受。

也难怪这些现象，人类对自身及身外世界的认识是从分类开始的。

五、人类对世界的认知

（一）分类的过程

分类无疑有助于人类思考。没有分类，我们就没有判断的基础，生活也会杂乱无章。

分类过程中，先将事物分成若干大类，生活里可以加以应用。如把人简单地分为好人和坏人，多数人往往亲近好人、远离坏人（当然远非如此简单）。分类中我们尽量追求简单化，因为大脑天然地"懒"于思考，多费心力非人所愿。分类是为了更快地认识有关对象，做出相应的应对决策以适应生活。人们无疑会将类别中的事物进行界定，还会加入自己的感情。当然，分类的合理性或理性会程度不一，这取决于分类标准的精细或科学程度。

据说大脑在分类时不做理性和非理性的区分，

因为有情绪的"掺和"。如果情感激烈，客观证据就会臣服。与事实依据矛盾时，分类在大多的情形下都顽固地坚持传统。大脑已习惯于既往的分类模式，"不思悔改"。即使现实与大脑中的分类冲突，事实也会被当作例外，而分类就会"闭关自守"。

只有两种情形来防止这种情形，一种是少见的一贯的开放态度，此类人很少，他们怀疑一切，但又会去寻找可能的错误分类和事实之间的证据；这类人多在经过特殊受训经历以后形成此类态度，如一部分科学家。另一种是利益驱使对自身形成的概念加以修正，修正自己以前的分类方式获得益处，从此就会形成更为适应性的假设。

我们的思考方式往往是自然地具有偏向性，很少由外部依据决定以解决客观问题。当受感觉、情绪和价值观引导时，我们容易"天马行空"或陷入想象。如此，我们容易过着相对稳定的生活。我们的内心都有"城墙"，坚守着自己内心的珍视，不惜高估所爱而贬低"对手"。

（二）认知过程

我们认知自己周围的世界，信息的获得由"外在的光"照亮和"内在的光"施加，混合在一起才是我们每个人的认知行为。换言之，我们对世界的认知是间接的和常常存在偏见的。若想更好地认知世界，需要人们更多地去发现这些间接和偏见认知背后的"真实"，也许无法真正做到，但要"虽不能至，心向往之。"

（三）三种思维方式

一般解决问题采用指向性思维，相对而言的是发散性思维。还有一种非理性的精神活动形式是自闭性思维，也就是沉浸在自己的世界里思考，且不具建设性。谁都不愿承认自己存在自闭性思维，但却不自知地无法逃避。自闭性思维常常与合理化关联在一起，但合理化却很难被预知，听起来很有道理。因为它往往与某些社会规范一致或与现实的逻辑接近。

（四）因果思维

不论哪种思维方式，都是人们试图将混乱的外部现实构建为有序、简洁、最好可控，又有某种含义。简化信息，确定感知，得到满意或相对满意的解释，才能使生活继续下去。

但我们很难避免逻辑陷阱且不带偏见，一切困惑都会将我们引向一个信仰。幸运的是，如果经过严格训练，有可能免受这些陷阱的困扰。

（五）类别的本质

基于认知过程的分类都无法确保完美，因为作为概念的名词不能包含分类中的所有可能性，正如精神症状和精神障碍的分类一样，分类之间还存在交叉、主从、显隐等情况。所以，精神（心理）科医生在临床实践中常常会困惑。但这些类别却又强大而僵化，与之相左的依据都被排斥在外，类别的"垄断者"大多只愿意支持某一分类体系的证据，虽有所修订却往往进展缓慢。

（六）最少努力原则

我们明知批判思维和开放态度的重要性，却往往不自觉地会陷入最少努力的陷阱。无论作为人类的个体或群体似乎都在所难免。这一原则"写"在我们的基因里。这一原则的终极体现是"非黑即白"的判断，如笔者小时候就将人简单地分成好人和坏人。

（七）结论

人们之所以会坚持早期的分类，是该分类至少有一定的积极作用，根据最少努力原则，只要这种积极作用还能维持下去，人们也就懒得做改变或做较大改变。当与事实依据发生矛盾时，人们就会扭曲事实，维持既往分类。现实中的精神障碍分类非常契合对这种情形的描述。

这是阅读《偏见的本质》[35]中关于人类认知后的笔者个人理解。如今的精神障碍分类虽有间断的修改，保持其稳定性，但从笔者个人的角度看，又不得不说它是"僵化"的。业内人士自觉不自觉地使"努力最小"，曲解、忽略甚至否定不怎么支持目前分类的证据。从临床实践看，目前的分类常常不能完全涵盖患者的表现，一个患者的表现容易被等级诊断、过渡诊断和共病诊断所分割，处理时往往主要针对高等级诊断，或者认为自己已经兼顾患者的表现，效果往往不尽理想。

笔者倒没有企图让多少人接受自己的观点，实际上想改变一个人简直就是天方夜谭，更别说一群人。毕竟，学术上也讲究学术政治[36]，让别人接受某种观念有一个过程，甚至很漫长。

第20章

精神分裂症和心境障碍的病程

一般来说，精神分裂症是慢性病程，心境障碍乃发作性病程，属大家公认。但精神分裂症也会反复发作或波动，心境障碍也会慢性化，这种情况屡见不鲜。如果学界的认识到此为止，对其再议意义不大。然而通过一段时间的临床观察就会发现，这些病程特点有些是疾病本身的性质造成的，有些是目前对疾病的认识不足、处理不当造成的。对于前者，多少都要听天由命，对于后者则要重新认识，进而重新寻找解决方案，争取使患者结局更好。

尽管 DSM-5 和 ICD-11 都弃用精神分裂症的分型，但从对其重新认识的角度，可以把它再拿回来使用。且看 ICD-10[17]中：

F20 精神分裂症

F20.0 偏执型精神分裂症

F20.1 青春型精神分裂症

F20.2 紧张型精神分裂症

F20.3 未分化型精神分裂症

F20.4 精神分裂症后抑郁

F20.5 残留型精神分裂症

F20.6 单纯型精神分裂症

F20.8 其他精神分裂症

F20.9 精神分裂症，未特定

可采用第五位编码指明病程

F20.x0 持续性

F20.x1 发作性，伴有进行性损害

F20.x2 发作性，伴有稳定性损害

F20.x3 弛张发作性

F20.x4 不完全缓解

F20.x5 完全性缓解

F20.x8 其他

F20.x9 观察期尚不足一年

第五位编码涉及病程，临床上似乎并不常用，只是称其多为慢性病程，少数呈发作性[10]。慢性病程中可以波动或反复发作，这多少有些含混不清，也难怪，可能是人们的理解程度到此为止。

实际上，临床上诊断偏执型、青春型、紧张型、未分化型、单纯型精神分裂症及精神分裂症后抑郁最多见，残留型精神分裂症本身就是治疗不彻底的一种分型。鉴于目前精神分裂症的药物治疗主要是抗精神病药，只要没有太大的副作用，就会尽量用到抗精神病药说明书所允许的最大剂量。有一部分患者症状得到完全缓解，但停药或不停药均可能复发，只是复发的间隔时间长短不一；另一部分患者症状未能完全缓解，之后病情会持续或时有波动，还有一部分治疗始终不理想，是真正的慢性病程。

近几年，笔者更愿意将精神分裂症分成两大类：一类为单纯型精神分裂症，另一类为非单纯型精神分裂症。前者以阴性症状为主要表现，是真正的慢性病程，从对其的理论假设就能看出，它是源于大脑神经细胞的缺失或功能丧失，目前的治疗很难或者无法逆转。而后者，常常表现为阳性症状，理论上是大脑神经细胞的功能失调，可以通过治疗将其逆转。然而对于第二类精神分裂症，目前主要用抗精神病药进行治疗，仅有证据、指南、共识等作为治疗的参考，也仅是对精神分裂症精神病性症状的共性进行治疗，而缺乏对患者个体疾病其他特点的把握和认识，即缺乏更多的针对性，从而使得治疗对不少患者来说不尽如人意，造成患者疾病的慢性化。如果能改变对患者疾病的认识，重新对其进行针对性的施治，很多患者，即使不是所有，还会得到更有效的治疗，而不致处于病态的慢性化过程。也就是说，部分患者的慢性化乃由医生或医界造成。

再看看在心境障碍中是否也存在此类现象呢？

只要在临床待上一段时间，就会发现，此类现象在心境障碍中也非常常见，患者病情部分缓解，即使坚持服药，仍波动或反复发作、甚至逐渐加重的情形屡见不鲜。这又是为何？医生不是都按证据、指南、专家共识处理了吗？

或许，大家在看过精神障碍判断的维度法及其治疗（见后文）之后，会有自己的答案。

第21章

精神障碍：症状的组合与分解——维度法

大家早已习惯目前精神障碍的分类，虽然从大类上来说并不算多，DSM-5 有 22 大类，ICD-11 有 21 大类，但实际上每大类之下又有很多小的分类，一个临床医生要熟悉这些分类，恐怕需要经历很长时间。无疑这些分类是以科学研究为基础，又以症状的一定组合为标准。但临床上似乎症状的辨别和组合并不容易，这就造成精神科医生对疾病的诊断不一致，或者即使诊断一致，但诊断中的细节及对疾病的处理又不尽相同。

打开 DSM-5 就会发现，人格障碍的界定采用维度法[8]，症状上有 4 个维度：认知、情感、人际关系功能和冲动控制，不少于 2 个维度存在症状是诊断标准之一。而对于人格障碍以外的精神障碍，是否也可以采用维度法呢？

大家查看《Stahl 精神药理学精要：神经科学基础与临床应用（第 3 版）》目录[14] 不难发现，在介绍精神药理学基础知识后，编排顺序主要是按照目前精神障碍的主要分类及其相应治疗来进行。笔者反复阅读几遍后，理解了很多原来不太清楚的生物学原理，也似乎对处理临床患者比以前增加了不少方法，但依然对患者的表现和治疗结局时常遇到疑问而无法释怀。有一天，笔者忽发奇想，能否打破原来的编排，让其还原为从患者的症状入手，重新组合后看与目前的分类有何不同。

熟悉精神障碍的专业人员，大概都知道目前的非器质性精神障碍，其症状可以包含在以下 7 类症状（图 21-1）中：

- 认知症状；
- 精神病性症状；
- 心境症状；
- 焦虑、恐惧、强迫等症状；
- 睡眠–觉醒障碍；

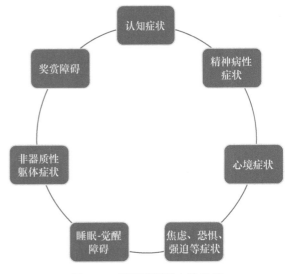

图 21-1　精神障碍的七维症状

- 躯体症状（非器质性）；
- 奖赏障碍。

一、认知症状

先从认知症状（图 21-2）说起。以认知症状为主要表现的疾病主要包括 3 类疾病：①精神发育迟滞，起病于 18 岁之前；②精神分裂症（单纯型）（最好称早发性痴呆）；③神经认知障碍（痴呆），常起病于老年。

精神发育迟滞和神经认知障碍置于此处一般不会让人误解，前者是未成年前大脑发育中遇到各种因素导致大脑发育不健全或受损而引起的认识受损，后者则是大脑发育健全的人步入老年后，在其之前的病理基础上出现的认知障碍。让人难以理解的是单纯型精神分裂症为何归于此处？按照一般的理解，精神分裂症不是有五维症状（阳性症状、阴性症状、情感症状、认知症状和攻击症状）[14]

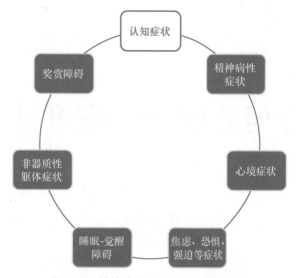

图 21-2　精神障碍七维症状之认知症状

吗？认知症状只是其中的一部分症状，而且并非主要表现，至少不是早期的表现，难怪早期的教科书甚至认为精神分裂症没有智能问题[37]。但别忘了莫瑞尔（Morel）和克雷丕林（Kraepelin）在临床观察研究的基础上认为这一疾病多发生在青年，最后发展成衰退，并称之为"早发性痴呆"。虽然布鲁勒（Bleuler）认为本病并非全部以衰退告终而提出精神分裂症的概念，并为大家接受，今天在笔者看来，似乎克雷丕林的命名似乎更妥，有人称此为"新克雷丕林主义"。大家还记得精神分裂症的分型吗？据说可能是精神症状得到不同程度的早期干预，使得部分患者的精神症状不能按照自身的规律发生发展，而且分型的治疗并没有给治疗带来更好的结局，所以，在新的精神障碍分类系统中取消精神分裂症的分型。

从笔者的临床观察来看，精神分裂症的分型对理解疾病是有益的，它至少呈现出一类疾病中不同类型的表现，但似乎分型又有不妥之处，治疗没有改善患者的结局，有一种可能是专业人员根据分型的判断出现问题，使得不少患者仅主要使用抗精神病药，其中不少患者的疾病控制并不理想。

看看 ICD-10 中精神分裂症的主要分型：
- 偏执型
- 青春型
- 紧张型
- 未分化型
- 精神分裂症后抑郁
- 残留型
- 单纯型

如果按照克雷丕林的界定，这些分型中最符合早老性痴呆界定的是单纯型精神分裂症，这一分型最有"傻"样（冒昧使用这个不雅之词，因为任何描述和用词都没它"传神"），可以称为"以阴性精神病性症状为突出的精神障碍"。其他分型的精神分裂症很容易用条目的罗列做出诊断，但其中不少并不符合克雷丕林的界定，且多存在其他症状。如此言说并不能弥合不同医生之间的分歧，坐下来辩论照样会公婆各有理，因为没人有生物学标志能将其"定死"。这是精神医学的悲哀，也恰是其可爱之处——给人以自由发挥的空间。

其实有一个办法可以大致判断所做诊断恰当与否，那就是治疗效果。尽管我们的前辈一再警告不能以治疗效果来判定诊断的恰当与否，因为精神障碍的分类是以现象学为基础，并非病理机制上的一一对应关系，诊断后的治疗往往仅照顾到一部分症状，或重要症状照顾不到或不足，因为大家对疾病中重点症状的把握不同或不尽相同。但疗效还是有很大的反观作用。从笔者的临床观察看，被误诊为精神分裂症的心境障碍患者，有一部分经过抗精神病药的治疗可以痊愈，但迄今更多的是有效但不能痊愈，甚至效果不明显且时有波动，导致不同程度的精神残疾，而一旦更改诊断，根据其表现和对病理机制的推测，并使用对应机制的药物，很多人能够得到改善甚至痊愈。

偏执型精神分裂症临床表现以相对稳定的、常为偏执性的妄想为主，往往伴有幻觉和知觉障碍。情感、意志和言语障碍以及紧张症状不突出[17]。这是 ICD-10 里的描述，而实际上这一描述确有误人子弟之嫌，临床上心境障碍患者符合这些特点者大有人在，患者精神病性症状突出，甚至包括原发性妄想，而问患者心境症状，患者要么说没有（量表筛查时可能看到或看不到），要么有也很轻，常被认为是精神病性症状的继发表现。这个问题同样体现在心境障碍的描述中，大家看到诊断标准中抑郁只有在重度发作时才可能出现精神病性症状[17]，不管是单相抑郁还是双相抑郁都是如此，使得医生很容易在此情况下诊断成精神分裂症。实际上，临床上轻、中度抑郁的患者完全可以出现精神病性症状。这是精神医学临床中的一大陷阱。

青春型和紧张型精神分裂症常呈发作性病程，表现"乱"或"怪"[37]，近年来已不多见。现在的研究发现很多更倾向于心境障碍的诊断。未分化、残留型和精神分裂症后抑郁也是误诊的重灾区。难怪，人们对同样现象的理解是有差别的。需提醒的是，一旦某种现象或体验从内容上不可理解，可试着从形式上理解，以免误判，而最好的理解是从机制上（尤其是从生物学机制上）理解。比如，患者的精神病性症状波动，与情绪的好坏关系密切，即使内容不可理解，也不能只想着诊断精神分裂症的可能。当然前提是要想到及问到。知道患者的神经系统就是如此运作的，似乎更好理解，尽管这种观点比较粗犷。

看来，今天我们并不一定比前人对这个世界的理解更好[1]，包括疾病。把非单纯型的精神分裂症更改为"目前以阳性精神病性症状为突出的精神障碍"似乎更妥，即使精神分裂症后抑郁也是经过治疗后的分型，可做其他称谓（见后文）。

上面这几类疾病是患者真"傻"，临床上还有一类常见的假"傻"——抛开司法精神病学里的装傻以及不常见的心因性假性痴呆——抑郁性假性痴呆，包括单相抑郁和双相抑郁，当然病情轻或病程短者没有这种感觉。从临床的角度说，有 4 类表现：①反应速度变慢；②记忆力减退；③注意力不集中；④执行功能下降。

有些患者会说自己变傻了，并担心会痴呆，这种担心不是多余的，因为如果得不到治疗或得不到有效治疗，日久结局之一是真的会变成真性痴呆。

当然，从实验室水平的研究看，认知功能受损的表现更多、更细，与临床应用关系不大，就此忽略。

倒是有一种情形需要大家警惕，就是患者感受到的这些认知症状经过治疗，依然存在或加重，会被患者（包括知情人）和（或）医生认为是药物所致。固然，吃药导致的认知功能下降确实存在，往往在停药后很快恢复正常。但很多情况是，认知功能下降一直是患者的表现（体验），或者是被其他症状掩盖，治疗后其他症状缓解而认知症状仍在，常被称为残留症状之一。有意思的是，有的医生会给年轻的患者使用抗痴呆药，即使没有改善认

知症状，患者依然服用医生所开药物，让笔者惊叹的是，有的患者依从性太好！不少医生也常会同意患者或知情者的判断，也认为是药物所致。实际上，如果换一个思路进行治疗，可能会有效缓解认知症状。

顺便说一下，临床上还可见到一种"傻"，就是俗话所说的"缺心眼"或"250"。按说每个人都可能偶有"缺心眼"的时候，所谓"聪明一世，糊涂一时"。但如果患者时不时地就有"缺心眼"的言行，并给其带来一些麻烦，但是又找不到患者确实存在其他明确精神障碍的证据，这时候社会学分类"可疑精神和行为障碍的观察"可做注脚。

二、精神病性症状

下面接着说精神病性症状（图 21-3）。较诸其他临床医生，精神病性症状或许最能体现精神科医生的存在价值。精神科医生自然不自然地会将其列为较其他精神症状更高的位置，实际上则不然。即使被称为"一级症状"[K. Schneider（1959），所谓一级症状并无任何理论含义，而只是供临床诊断用的一种概括。排除器质性精神病的可能之后，一级症状可作为精神分裂症的诊断依据][3]的精神病性症状，一如其他六维症状，排位也并不更高，只是精神障碍的诊断有等级之分。如果说神经认知障碍是从很多神经科医生不愿看的疾病中"拿来"的话，即使将其排除在外，甚至将物质所致精神障

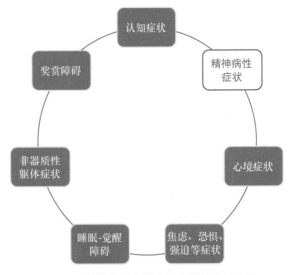

图 21-3　精神障碍七维症状之精神病性症状

碍也排除在外，将其他精神障碍罗列出来，精神分裂症也排列于等级最高处，因为它经过系统治疗不能完全恢复，简言之，它就是一类大多数不能完全逆转的精神障碍。如果在治疗中患者完全康复，一如常人，就要反过来看看诊断是否有问题。笔者知道，一定有医生会认为诊断没错，治疗也没错，就是得到了治愈。

精神分裂症等精神病性障碍出现精神病性症状再自然不过，众所周知，精神病性症状还可见于心境障碍，且常见于抑郁发作时，尽管也可见于躁狂发作和混合发作，但抑郁发作时更多见，且可能更重、更多，而其他发作相时减轻、减少或者消失，这正是即使精神病性症状的内容不可理解，但从形式上完全有可理解之处。所以，临床上经常说的从症状出现的先后和轻重程度做判断，在多数情况下适用，但有时候不可靠！再加上有些患者即使在心境症状缓解后仍然存在精神病性症状，更容易做出精神分裂症的诊断或做不出明确的诊断，或者会在折中或过渡性诊断（分裂情感性障碍）上逡巡。要做出恰当判断，需看整个发病过程患者的表现和病程特点，以及对患者直觉的理解。很多患者就在此处常常被误诊。精神病性症状在神经认知障碍和精神活性物质所致精神障碍中也可见到，精神科医生很熟悉，而双心医生很少见到，当然，谵妄是个例外。还有一种可能就是治疗，尤其是药物治疗中可能会出现，减停药物一般就消失，可资鉴别。当然，应激相关障碍也可以出现，也是精神科医生熟悉、双心医生很少见到的情况（也许有人不这么认为）。分离障碍中也会见到，原本属于癔症范畴。诈病者也会捏造精神病性症状，心理学家装病混进病房的研究，不时还会被人提起。其余的精神障碍一般就不大会出现精神病性症状。

精神病性症状，常被认为有不可理解性。其实，这往往是内容上的，但若站在患者的角度，很多医生认为，它似乎有可理解性，如果从形式及其来源的生物学背景上，就会发现它很容易被理解，即在病理机制上其出现是理所当然的。

三、心境症状

心境症状（图21-4）包括如下几种。

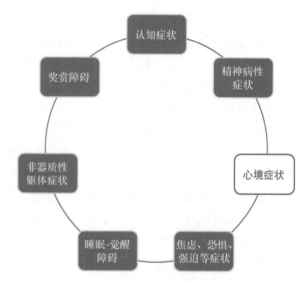

图21-4　精神障碍七维症状之心境症状

（一）心境低落

心境低落就是人们常说的抑郁。让人高兴的是，现在很多人知道自己存在抑郁体验，但典型的这一体验往往不易描述，因为并非大多数人都有（不像焦虑体验的大众化），很多时候是借助其他体验来描述或体现，比如兴趣减退或疲乏或精力减退，或非器质性躯体症状。它的程度从闷闷不乐到悲痛欲绝不等，甚至出现木僵。实际上它可以是一个或一个以上症状组成的体验。

打开DSM-5你会发现，抑郁障碍之下有对其特征的标注[8]：

- 伴焦虑痛苦
- 伴混合特征
- 伴忧郁特征
- 伴非典型特征
- 伴精神病性特征
- 伴紧张症
- 伴围生期发生
- 伴季节性模式

如果再广泛阅读文献，你会发现所有这些特征的标注都可能提示存在双相障碍的可能（比例更高）。这些特点对指导用药原则有用，因为很大程度上提示了疾病分类学的诊断，决定了用药的方向，但对具体用药的指导似乎不及睡眠、焦虑、疼痛、饮食问题的意义大。各种指南和专家共识也难以有效指导临床收到更好的疗效。

（二）心境高涨

作为与抑郁相反的症状，心境高涨有时候表现得很突出，自己或知情人能体验到或观察到，会被判断为"高兴得不对劲或过头了""高兴得胡言乱语或手舞足蹈"，甚至跟"疯了似的"。达到如此程度的心境高涨，一般不难识别，也是教科书和诊断标准中确认的典型表现，但是，如果持续时间短或者比上述程度轻，很多时候患者或知情人会加以否认，即使使用筛查量表评分为阳性发现后，依然会被用各种解释合理化或正常化，而且这种情况不仅在患者方，医生同情或同意患者判断的，也大有人在，更遑论轻躁狂气质。不典型的（轻）躁狂发作表现可以短暂、轻微、单一，使得很多时候被坚持诊断标准的医务人员忽略或否定。这也使得患者的治疗很多时候不理想或不尽理想。

（三）易激惹

易激惹简单地说就是容易发脾气，从方向上是向外，对象是人或物，尚能控制的患者多冲亲近的人发脾气，冲东西发脾气也会选择比较便宜的物件，控制不住自己的人就会全然不顾。照例，很多人发完脾气后也知道不对，会后悔，但不耽误下次接着再发脾气。如果读过许又新老师所著《精神病理学》（第 2 版）就会发现，这种易激惹属于神经症性的[3]，比如强迫症患者常见。实际上，这种特点的易激惹完全可以是（轻）躁狂发作的变形，也就是有人所称的"等位症"。等位症一词原来只用于癫痫，即癫痫等位症，它的意思是说相当于一次大发作的其他形式的癫痫症状[3]。后有人类比提出抑郁等位症，但未被认可。此处也属借用，被不被认可，只能"骑驴看唱本"。对于精神障碍的初级属性看不见，仅在次级或三级属性里纠缠，对错似乎只有"投票率"的高低区分，但这种区分很危险。有一点可以借以用来判断，就是因此形成的判断并据之采取的措施是否有效或更有效。

可以看到，易激惹从医生的角度看是朝向患者之外的，那向内会是什么？"爱生气或爱生闷气"则是易激惹的反向表现，有专著上也认为可见于强迫障碍[38]。笔者的感受是也可以将其视为"反向易激惹"。而且还有一种现象，就是一部分心境障碍患者其突出表现为焦虑、强迫，反而心境障碍的表现不突出以至于被掩盖住，或者被认为是继发症状，也就是前辈们常常提醒我们的"一叶障目，不见森林"[3]。至少，临床上可以看到，使用小量抗精神病药（通常之前已经使用有抗强迫作用的抗抑郁药）就可以控制很好的强迫性障碍，很多背后都可能有心境障碍的影子，可惜的是常被熟视无睹，置若罔闻。

双心医学临床上，很多患者就有"性子急""脾气不太好"等描述，注意可能是心境障碍的一种症状。因为大家已经习惯于认为"患者脾气原来就那样"或者"正常人也会发脾气"的解释。不知大家是否想过，患者病后的发脾气是不是比病前更多或更强烈？病后患者还是"正常人"吗？很显然，很多人是因为"不正常"来就诊，又拿正常人可见的现象搪塞，分明违背"一元论"的原则。

（四）轻躁狂气质

不少患者前来，你可能真没发掘出其存在非抑郁发作的发作相来，但从患者的言谈举止中，你会发现患者存在轻躁狂的气质，比如，语速快，"爱张罗事"等。尽管目前的诊断标准不太支持这一判断，倒也不妨走走"第二路径"。

笔者常想，人的正常情绪本身就有起伏，病态的情绪也相应地应该有波动，单纯的抑郁（情绪向下超出平常情绪的下限）或（轻）躁狂或易激惹（情绪向上超出平常情绪的上限）即使不是没有，也应该少见，只是如今学界已经习惯于将心境障碍二分为抑郁障碍和双相障碍。患者的情绪波动既有程度高低的变化，也有持续时间长短的变化，还会有速度快慢的变化，所以临床上会见到高低程度不等、快慢不同、长短不一的变化（短可以秒计，长可以年计），既可以在不同的患者身上出现，也可以同一个患者的不同时间段里发生。所以第 6 版《沈渔邨精神病学》中关于双相情感障碍及相关障碍一章中对其病程的描述是：多形演变，发作性、循环往复性、混合迁延性、潮起潮落式不一而足[10]。此可视为对心境障碍病程的描述。

正是因为有如此复杂的变化，所以治疗上应以稳定心境——恢复患者正常的情绪波动为要，而非只是一个方向上抗抑郁或抗躁狂等。

根据情绪的两极性特点[10]，笔者认为，人会一时抑郁，但不会一世只有抑郁，除非其有幸此生仅有一次抑郁发作。所以，分类上的二分法似乎不妥，更为妥当的可称为"目前以心境症状为突出的精神障碍"。

临床上还有一种情况不仅不为双心医学所重视，即使是精神科医生能做恰当判断的恐怕也为数不多，那就是抑郁与（轻）躁狂或易激惹的混合发作。

（五）混合发作

在DSM-5中，双相障碍伴混合特征的抑郁发作，就要求符合抑郁发作的同时，至少存在（轻）躁狂发作时的3个症状[8]。这不仅有症状条目的要求，同时还要求在抑郁发作的大多数时间里有这些（轻）躁狂发作的症状。但临床实践中，你若留意就会发现，这种要求近乎苛刻。两种不同体验的同时存在才可能叫混合发作，有人认为"实际上更有可能是双相障碍患者躁狂和抑郁发作的交替转换太快，几乎没有正常间歇期而给人的'印象'。如患者午饭时还处在躁狂状态大吃大喝，午休后就不语不动不起床了。"[37]笔者实在不敢苟同。而这两种体验很多时候无法截然分开，令患者自己都觉得奇怪。如患者描述自己的体验或笔者亲见的表现为：

- 心里难受，很烦，想哭，但会控制不住地笑出来。
- 这几天脑子里各种想法突然一齐涌来，反应特别快。但感觉不好……
- 突然觉得眼前的物体移动速度加快，身边的人会看到自己双眼眼球迅速左右来回移动，但心中不快，数秒后继之以数秒的心烦、想哭。发无定时，不频繁，但怕开车因之出意外。无其他不适。共有半年时间。
- 身体想动，心里动不起来。
- 突然大哭同时又张口大笑，几秒后停止。发无定时，不能自控。
- 特别累，但又控制不住地要干活。或者累的时候话多。
- （指着自己的头说）不知道为什么，有时候悲伤、兴奋"两条线"同时都有。

这些患者的描述肯定在不同的医生眼里判断不同，如果持续时间短暂，更会被忽略——因为"不符合诊断标准"！

（六）自语自笑

临床上，大家还会经常碰到反复或频繁的"自语自笑"，有时候这种表现是对幻听的一种反应，可视为幻听的继发症状，但更多时候患者只是解释为"想到好笑的事了或看到好笑的事或视频了"，甚至不做解释。临床医生一般不再追问，常常觉得患者的这种表现与环境不协调，尽管没人将其界定为精神病性症状，但由于其似乎不可理解，仍会被视为精神病性表现。现在看来，它很可能是兴奋的一种表现，即使看不出有明显的其他兴奋表现。因为将其如是观而进行相应的治疗往往效果很好，自语自笑明显减少、减轻或消失。

对于带有耻感的东西一旦涉及自身，人们常会自不自觉地否认或合理化。情绪（心境）问题也不例外。在精神科，患者容易否认或合理化非抑郁发作的发作时表现（躁狂、轻躁狂、易激惹和混合发作），而在非精神（心理）科，患者易于否认或合理化焦虑、抑郁。因为我们界定的这些名词都给患者带来耻感。医患都会否认或合理化，医者如此是易与患者或（和）陪伴者建立"治疗联盟"，同时也易与大多数同道达成共识，或者只是一种策略，但与患者一样，都是人性的表现。

四、焦虑、恐惧或强迫等症状

焦虑、恐惧、强迫等症状（图21-5）在临床上非常常见。

焦虑症状是精神（心理）问题中比较容易把握的症状，但要弄清楚以下几个问题。

1. 急性发作还是慢性持续？会持续多长时间？ 焦虑的急性发作呈发作性，有些有诱因，有些没有诱因，发作往往持续时间较短，一般不超过1小时，程度不重的称为急性焦虑发作，程度重的称为惊恐发作，反复发作、病期较久者就称为惊恐障碍。如果焦虑发作超过1小时，如几小时、半天到几天等，往往意味着患者不仅仅存在焦虑，很可能会存在抑郁等心境问题。如果患者仅有焦虑，且持

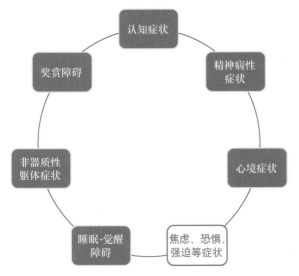

图 21-5　精神障碍七维症状之焦虑、恐惧、强迫等症状

续半年以上，往往是单纯的广泛性焦虑障碍。

2. 是焦虑还是恐惧?　焦虑和恐惧的表现或体验可以类似，但后者常有明确的对象，如恐惧的对象是自然界里的动物（如蛇、狗）、自然现象（如雷电、黑夜）或场景（如空旷处、社交场合），而焦虑往往没有明确的对象，或者即使有现实的基础，但明显担心过分。

3. 除了焦虑还有什么症状?　如果患者只叙述其病情急、重的一面，很可能把其他不急、不重（感受的比较而言）的感受忽略，比如患者在焦虑之后还有疲乏等不适，结果仅进行抗焦虑治疗，要么效果不理想，要么开始疗效尚可，后期病情波动甚至加重，反倒让医生困惑不已。如果已发现患者的焦虑，追问到其还有抑郁，是不是就到此为止呢? 现在看来可能会，因为很多医生的技能储备里只到这一层。如果看到笔者上述，又如果你认可那些临床常见情形，就要考虑患者存在不仅抑郁的心境障碍的可能。尽管这些并未得到公认，但作为一种思路，在患者治疗效果不佳或先好后不好时，走走"第二路径"至少多出一些方法，可能让病情转归更好。

4. 能否分清楚焦虑和抑郁?　一般情况下，焦虑和抑郁无论作为症状还是障碍多数情况下可以分清楚，所以应尽量分清楚，因为根据目前的研究结果可以对患者给出治疗意见。例如广泛性焦虑障碍即使治疗效果好，也需要较长时间的维持治疗。而惊恐障碍可以根据发作的次数、频率、严重程度适

当地灵活处理。首次发作的抑郁障碍维持治疗最好2～3年，多次发作的抑郁障碍最好终生服药维持。若是双相抑郁恐怕就最好维持治疗下去，防止复发最为关键。当然，也有个别患者病情发作之间间隔很长，如果确有此类经验也可尝试灵活用药。

强迫等神经症性症状可能是焦虑-恐惧神经环路中的另一类病理现象[14]，在此不再赘述。

临床上其实也不乏焦虑、抑郁症状纠缠不清，"你中有我，我中有你"。好在患者的表现往往不止一两种，还要看病程、其他症状。分类上可以考虑称之为"目前以焦虑、恐惧或强迫等为突出的精神障碍"。

五、睡眠-觉醒障碍

睡眠-觉醒障碍（图 21-6）这一说法比较规范，但不妨将其称为大家习惯的睡眠障碍。ICD-10将睡眠障碍分成睡眠失调和睡眠失常[17]，后者需要更专业的医生诊治，这里主要对睡眠失调进行说明。

（一）睡眠成分及其相关失调

1. 睡眠时长　睡眠时长可长可短，长者称为嗜睡，短者称为失眠。这里会有一个成年人标准睡眠时间的标准问题，有人说是6～8小时，有人说是7～9小时，取中间数的话应该是7～8小时。也包括时睡时醒，此为睡眠维持困难。

2. 睡眠质量　常被患者称为"睡得浅或轻""梦

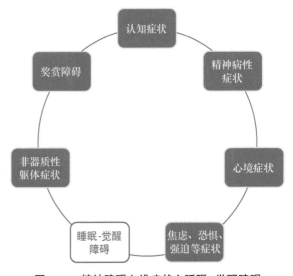

图 21-6　精神障碍七维症状之睡眠-觉醒障碍

多或做噩梦"不解乏""就跟没睡一样"……

更常见的是患者睡眠时长和质量都存在问题。

3. 睡眠节律 一年中,不同地方不同时区的人睡眠节律会随季节改变有一定的变化,但如果睡眠节律明显(也有可能不太明显)偏离一般人的常态,就会出现睡眠节律紊乱,常见是"早睡早起",称为睡眠时相前移,如晚上9点睡到早上4点,此型睡眠问题常被当成早醒。据说没病的老年人也可能有此现象,注意只是一种可能。与睡眠时相前移相反的是睡眠时相后移,即"晚睡晚起",如后半夜才能睡着,睡到上午甚至下午,不少患者同时共同存在睡眠时相后移和嗜睡的问题。睡眠时相后移容易被理解为入睡困难,白天要补觉,所以就会一味地使用镇静催眠药或有镇静催眠作用的其他药物,这将适得其反,给大多数患者带不来好处。更有甚者,尤其是年轻人,在其睡不着的时间里只能玩手机打发时间,却被家人等认为是沉迷于手机或游戏,结果不能相互理解而两败俱伤。

(二)睡眠失调问诊的注意事项

睡眠节律障碍,最关键的是问清:几点睡(着)几点醒来(不再睡),而且要注意排除日常活动和疾病治疗等的影响。如上班或上学前要起来或被喊起床,有些药物导致睡眠有问题。

这些现象都容易理解,但临床上需要注意的一点是,同一个患者在不同时期睡眠失调的表现不一(要除外治疗因素所致),如在不同季节表现不一,很短的一段时间内要么睡不着、要么嗜睡等。这给治疗带来一定的难度,需要在医生的指导下让患者学会观察自己睡眠的变化,并根据变化进行治疗的调整,以期"改善并稳定"患者的睡眠。有时直到患者来看病时,其睡眠模式未能尽显,如只有睡得少和晚睡晚起,没有发现嗜睡,治疗后某一天突然连续睡眠2天。如此,原来的治疗方案就要进行调整或更换。

还有值得注意的一点是,患者只叙述自己认为的病后的睡眠情况,如果医生不问,很少患者会认为其所认为的病前的睡眠存在问题,最常见的是"病前"睡得偏多或时相偏移,自认为正常或"睡得好";或者即使有过失眠,不严重或持续时间短或吃点安眠药就相安无事,如此医患都可能将其忽

略。实际上这其中不少具有参考意义——既往情况是目前疾病的开端,只是不典型而已,这样可以更好地理解患者的疾病及其过程。患者口中的"好、正常或没大问题"不少时候仅是其自己的判断,不一定靠得住,与医学上的"标准"或医生自己的理解会有差别。这种差别也可能使不同医生做出不同的判断。最后要看处理的长期效果和后果。人们往往认为睡眠时间大致正常、睡眠偏多,或只是短暂睡不好,或即使睡不好但对日常活动没大影响,即算"好、正常或没大问题",很多医生也会如此认为,因为他们可能不知道这些判断也可能意味着曾经病态的存在。

临床上还有一种情况就是,患者忙于学习、工作等,根本没有更多时间去睡觉,而病后多表现为失眠,这时要想到给患者一个假设,因为患者的症状中提示可能存在过嗜睡。笔者曾问过一个患者:如果以前忙的时候,允许你随便睡,能睡多久?"几天几夜",这是他的回答。

所以笔者认为,对患者的睡眠问题,要追问其一生或者要等待一生。追问一生是因为患者到看病时为止的一生睡眠模式都已暴露,等待一生是因为其到看病时为止可能睡眠模式还没完全暴露。

当然,上述情况只是约略描述,临床上患者的表现有时不易分得很清楚,例如是睡眠时相的轻度偏移还是睡眠大致正常,需要临床医生仔细揣摩或灵活给予相应机制的不同药物对患者进行干预。

还有一点就是,睡眠障碍多数情况下不单独成病,往往是其他疾病表现中的一种。DSM-5推荐将其看作是精神科或非精神科疾病的合并症,这样就认为睡眠障碍和其他疾病之间是互相影响的关系,而免于因果归因[19]。所以,了解患者的睡眠情况后,还要问患者有没有其他症状,或者问,睡不好对患者有什么影响,尤其是不要轻信患者自称的"只是睡不好觉"。

如果患者睡眠正常或睡眠时间正常而仅是质量不佳,需不需要医生关注呢?笔者的回答是,这种情况在用药时应该不去干扰患者正常的睡眠或使其睡眠质量变好,如此最好。

如果患者目前主要以睡眠障碍为主要表现,不妨将其诊断为"目前以睡眠障碍为突出的精神障碍"。

六、非器质性躯体症状

非器质性躯体症状（图 21-7）在精神科临床和双心医学临床上都很常见，只是各具特色。这类症状常常被称之为"躯体化症状"。据许又新老师说精神医学的前辈们根本就没有这个说法，看来属于使用者的"创新"。"躯体化"有两种用法，一种用法是指心理学上推测的躯体症状形成过程，是精神分析里一种"无意识的"心理机制，至于是如何转变的，没有、也不可能说出究竟[3]。躯体化的错误之一是，它把心理的和身体的两种不同现象混为一谈。现在看来，这种用法不可靠，因为非器质性躯体症状的出现，从生物学基础上看，是大脑神经细胞的功能出现问题，经过感觉神经、运动神经和自主神经传递到相应支配器官的结果，有些症状符合解剖学神经支配的分布，有些则不符合，如游走性、弥散性、不可描述性。它有时是精神症状的组成部分，如焦虑可出现自主神经支配器官的躯体症状，有时是精神障碍的一部分，如气短或长出气或长吸气，就是抑郁中呼吸功能减退的一种表现。它和其他维度的症状没有高低贵贱之分。"躯体化"的另外一种用法见于"躯体化障碍"[3]，只是这一用法在 ICD-11 和 DSM-5 中都已弃之不用。所以，以后最好不用"躯体化"这个词为好——尽管这是笔者的一己之见。医疗现实中，很多医生口称"躯体化症状"，却在使用药物治疗，前者是病因二元论，后者则是一元论，不知不觉中成为心身二元论

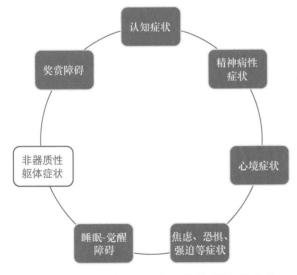

图 21-7 精神障碍七维症状之非器质性躯体症状

的宣传工具。

精神（心理）障碍中与非器质性躯体症状密切相关的有心境障碍、焦虑障碍、躯体症状及相关障碍（DSM-5），前两类大家都不陌生，后一类也是不少医生经常诊断的，主要包括躯体症状障碍、疾病焦虑障碍、转换障碍（功能性神经症状障碍）和做作性障碍。做作性障碍罕见，不在此赘述。

（一）躯体症状及相关障碍

疾病焦虑障碍，以前称疑病障碍。

分离转换性障碍，在新的精神障碍分类系统中已将其分列入不同种类的精神障碍中[8-9]。《精神病理学》（第 2 版）中描述的转换症状有 3 个必备特点[3]：①躯体症状是直接由某种明显的生活事件及其情绪反应所诱发；②躯体症状没有相应的器质性病变为基础；③患者不能回忆其情绪反应，甚至连生活事件也回忆不起来。转换症状有两种：一种是皮肤和特殊感官的感觉障碍，主要是感觉缺失；另一种是运动功能障碍，即肢体不自主运动和各种瘫痪，也包括发音不能。由于这类症状经常不符合神经支配的分布特点或不久得以恢复，所以会被认为不好理解，如同一些内容荒谬的精神病性症状。其实，这正是神经系统病变转换为精神症状和躯体症状的机制的复杂性一面，或许等技术进步到能认清楚神经系统微观世界的运作时，才能使人对这些症状"恍然大悟"。转换症状被认为有戏剧性，不符合神经解剖分布的特点，曾经属于"癔症"范畴，又被描述出很多人格特点，虽未被精神科医生认为是装病，但会被认为有"表演色彩"。实际上与常见于抑郁患者描述的串痛、"气"的游走，有什么太大区别吗？不少医生又会说抑郁患者兼有"癔症色彩"。

所以，还是要坚持精神障碍的生物医学模式，虽然从业者要注意患者的社会心理背景，但不必大谈生物-心理-社会医学模式，尽管后者被目前多数人推崇，更被一些从事非精神（心理）科室的工作者推崇。

作为躯体症状，有器质性病变基础者可以有中枢性躯体症状，也可以有只涉及局部的周围性躯体症状，如面瘫和呕吐，都可以有中枢性和周围性之分，而非器质性躯体症状一般来说多为中枢性。

就躯体症状的成分而言，可以包含生物学成分和心理成分，只是各种躯体症状的这两类成分比例不同而已。如图21-8所示，红线分割生物学成分和心理成分，黄线越靠左则生物学成分越多，心理成分越少；黄线越靠右则心理成分越多，生物学成分越少。但是，即使是躯体症状的心理成分，依然有其生物学基础，这种基础不太直观而已。这是心身二元论造成混乱的必然结果，也在很大程度上限制了人们对症状的理解，尤其是对精神障碍及其症状的理解。

孙学礼教授曾建议可将躯体症状分为4类：①生物性躯体症状；②情绪性躯体症状；③认知性躯体症状；④想象性躯体症状[39]。这对躯体症状的理解有一定意义，但这又显然将心理成分加以细分，却有不顾心理成分的生物学基础之嫌，恰似精神医学病因、病理的生物学角度和社会心理角度的考量比较。

所以不妨将临床医学中的症状分成躯体症状和精神症状两大类，而躯体症状又可分为器质性和非器质性症状两类（也会存在二者的移行），而躯体和精神症状都属于生物学症状。这么说，并不排斥心理社会因素对疾病的影响，只是更突出其生物学基础。生物学症状中人体中枢和外周部分参与程度不同而使症状的表现不同，即使没有症状的人体部位也可能参与了症状的形成。如果中枢和外周器官同时或先后出现疾病，其表现更不容易被描述或分类。

ICD-10里在心境障碍的引言中说，"需要说明的是，这里提到的'躯体的'症状，过去曾称为'忧郁的''生命的''生物的''内胚源性的'。关于这一综合征的科学地位，目前仍有一定疑问……"[17]。在对抑郁发作的描述中，"这些'躯体'症状最典型的例子是：

对通常能享受乐趣的活动丧失兴趣和快感；

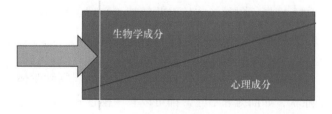

图21-8 躯体症状的生物学成分和心理成分的移行

对通常令人愉快的环境缺乏情感反应；

早上较平时早醒2小时或更多；

早晨抑郁加重；

客观证据表明肯定有精神运动性迟滞或激越；

食欲明显减退；

体重降低（通常定义为过去1个月里失去体重的5%或更多）；

性欲明显降低。"

并指出，这8个例子中肯定存在4条或以上时，才被视为有躯体综合征[17]。

显然，这种描述对初学者理解似乎有一定作用，但日久就会发现很容易和临床其他专业中疾病的症状分法混为一谈，不如弃之不用。

有些患者家属和一些非精神科医生不理解患者的这类症状，认为是患者装出来的。这很不利于理解患者及与其形成融洽的治疗同盟关系。

目前的精神障碍分类中，非器质性躯体症状被认为是心境障碍、焦虑障碍的一部分或单独的躯体症状或躯体痛苦障碍。在抑郁障碍中，《精神病理学》（第2版）在做成分分析时，认为它属于"抑郁的其他症状"中的生物学症状[3]，这自然是认为它并非主要症状。

目前通行的国际分类体系里，有躯体症状或躯体痛苦障碍一大类，这是排除了器质性疾病、又没有发现明显的精神症状而列出的。实际上可能多为某些不典型精神障碍的突出表现而已，但临床上此类诊断却很多。所以，大家做此类诊断时宜多加注意。从不同国家对躯体症状障碍门诊患者的研究中发病率有较大差别[39]可以想见，不同地方医生对同一问题的看法和研究亦有不同。

对非器质性躯体症状的形成机制，解剖学上有其传导通路的解释，但细胞和分子层面的解释目前不大可能看到。呼吸、消化、循环系统以及肌肉骨骼系统的非器质性躯体症状很常见，可看看内脏感觉异常的可能的解剖学机制[12, 41]。

（二）可能的内脏感觉异常的解剖学机制

一般内脏感觉是指嗅觉和味觉以外的心脏、血管、腺体及其他内脏的感觉，其传入路径复杂，至今尚不完全清楚，但与自主神经系统关系密切。自主神经系统由4组不同特征的神经元组成。

（1）交感神经部分：由有髓轴突的神经元组成，其轴突在脊髓胸段和腰段经腹根离开脊髓。这些轴突与脊髓两旁和离脊髓一定距离的交感神经节内的神经元，以及肾上腺髓质的嗜铬细胞形成突触。交感神经节节后的轴突无髓鞘，它们长距离伸展至靶区。

（2）副交感神经部分：由从某些脑神经和骶神经离开的轴突组成，与位于靶器官内的神经节形成突触。

（3）肠神经系统：由肠壁内数百万个神经细胞组成。

（4）包括在脊髓、下丘脑和脑干内的神经元。在中枢神经系统内，自主和躯体神经系统的分界不十分明确。

"自主"之说部分正确，因为其运作无须有意识地控制，但可以运用某些手段在某种程度上"欺骗"自主神经系统。事实上，自主神经系统的活动与随意运动密切相关。运动引起适量的血液分配到肌肉，并刺激汗腺；摄食使血液回流入肠胃；由大脑决定优先程度，通过由非主观意愿决定的机制来发动消化、排便等。

事实上，机体所有的器官皆由自主神经元支配。即使不接受其直接支配的骨骼肌纤维也依赖于自主神经系统——它们的血液供应按需调节。

大量的常用药物（如降压药、维持正常心率的药物和调节胃肠功能的药物）均对自主神经系统内的神经元发挥主要作用。

自主神经系统广泛投射至许多靶组织，但区别于躯体运动系统的精确支配。由于节后神经纤维较节前神经元多，比例约为 32：1，故而每个节后神经纤维可能支配较大区域。所以一旦出现症状，患者表现弥散，常不容易精确描述。

自主神经系统可以在脊髓、延髓、脑桥、中脑、下丘脑、边缘系统、大脑新皮质和肠神经系统不同水平对一个功能进行等级调控（表 21-1）。所以患者出现相关症状时对人体纵轴不同水平的等级调控部位都要考虑，无论病灶局限或弥漫。

自主神经的多数传入纤维属于无髓鞘纤维，传导速度较慢。内脏自主神经的脊髓传入通路为骶神经、胸神经及上腰神经。骶神经接受盆腔器官的感觉冲动，参与骶部副交感神经传出性反射及排尿、

表 21-1　自主神经系统的等级调控

等级调控结构	可能的功能或功能改变
脊髓	神经源性膀胱（痉挛性或迟缓性）。
延髓	参与调节呼吸、心血管及消化功能，可能参与调节血糖水平等，如分泌唾液、排尿、恶心、打喷嚏、咳嗽及呕吐。
脑桥	调节控制呼吸节律的神经元。
中脑	调节反射、瞳孔对光反射及其他反射活动在中脑第Ⅲ对脑神经的神经元核团复合体附近实现整合。
下丘脑	对内、外环境的改变进行自主活动的整合调节。
边缘系统（又称内脏脑）	参与调节情绪的内脏表现及驱动性行为、恐惧、愤怒、侵略、进食活动。激活该系统后便出现下列自主活动：心血管及消化道反应、排尿、排便、立毛反射及瞳孔变化。上述活动的传导很大程度上通过下丘脑。
大脑新皮质	对遇到好、坏消息的反应可能激发诸如面部潮红或泛白等自主反应。低血压或心率下降导致的晕厥可能是情绪刺激诱发迷走神经抑制。
肠神经系统	既自主，又受中枢神经系统调节。

排便反射的调控。轴突接受来自心脏、上消化道、肾及胆囊的疼痛冲动。这些内脏传入纤维同饥饿、恶心及定位不明的内脏痛等感觉有关。内脏自主神经的脑干传入通路是舌咽神经及迷走神经的传入纤维，将心脏、大血管、呼吸道及胃肠道的大量感觉冲动传导至脑干。这些传入纤维可能通过特异受体或参与受体分布区域来实现调节的反射：调节血压、心率、呼吸频率和深度。

（三）疼痛

疼痛，尤其是慢性疼痛在精神（心理）问题中很常见。

当神经损伤后，背根神经节神经元会关闭或打开某些节点，使得一些类型的钠离子通道开放，导致自发的疼痛加剧（即使有害刺激不存在），出现过度应激。这种背根神经节神经元异常过度兴奋，会导致神经性疼痛。引起疼痛的背根神经节神经元也可以成为高敏神经元，即使致痛的刺激不存在，也会通过钠离子通道的方式向大脑发出疼痛信号。

涉及改变离子通道功能的病被称为通道病。

中央皮质感觉通路有两个传导系统：脊髓丘脑束和脊髓网状丘脑系统。第一个通路传导尖锐的感觉、刺痛；第二个系统传导深部的、严重的、局限的灼痛。这些通路组成网络状电路，称为大脑疼痛矩阵。它包括丘脑、主要和次要的躯体感觉皮质、岛叶皮质、前额叶皮质、前扣带回皮质、辅助运动区、后顶叶皮质、中脑导水管周围灰质、杏仁核以及小脑。

在了解神经解剖学的有关知识后，可以粗略将包括疼痛在内的非器质性躯体症状，视为中枢神经系统微观病变通过相关通路表现出的症状。

若患者以非器质性躯体症状为主要表现，可诊断为"目前以非器质性躯体症状为突出的精神障碍"。

七、奖赏障碍[14]

顾名思义，奖赏通路上出现的障碍称为奖赏障碍（图 21-9）。奖赏通路（图 21-10）在大多数精神障碍中起着主要作用，而不仅限于药物滥用。受奖赏通路调节的几种精神障碍包括性功能障碍、进食障碍和各种冲动控制障碍。

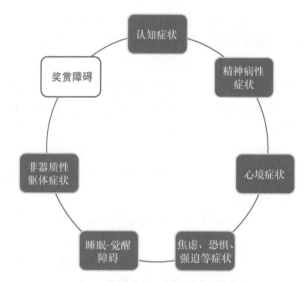

图 21-9　精神障碍七维症状之奖赏障碍

到目前为止，精神药理学家们不愿意涉足有关物质滥用的新的治疗领域，因此，新治疗方法进入临床应用起步经常很慢，许多新的治疗方法仍然仅被临床医师最小限度地使用。

脑内强化和奖赏的最终共同通路被假设为中脑边缘通路。有许多自然方法诱发你的中脑边缘多巴胺神经元释放多巴胺，如学术造诣、运动上的成就、欣赏一曲美妙的音乐或经历性高潮，上述情况有时被称为"自然兴奋"。传入中脑边缘通路的

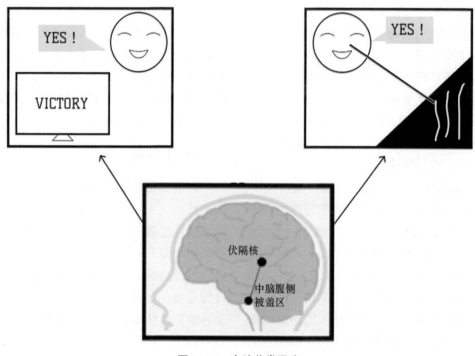

图 21-10　大脑奖赏通路

这些信息介导了这些"自然兴奋"，产生由自然物质所组成的"药房"，如大脑本身的内啡肽、大脑本身的内源性大麻、大脑本身的尼古丁——乙酰胆碱、大脑本身的多巴胺。

许多精神药物滥用也有最终的共同通路导致中脑边缘通路释放多巴胺，药物引起多巴胺释放经常会比自然释放更加猛烈和更令人愉快。这些药物绕过大脑本身的神经递质而直接刺激脑内这些药物的受体，引起多巴胺释放。既然大脑已使用类似于药物滥用的神经递质，那它当然没必要去获得自然奖赏，因为与大脑本身产生的自然兴奋相比，滥用者能从滥用药物过程的瞬间得到更加强烈的奖赏。然而，不同于自然兴奋，药物引发的奖赏产生如此奇妙的多巴胺释放效应，以致一旦药物停止使用，药物滥用者则强烈渴求更多的药物来补充多巴胺，这样使人全身心地投入去寻找药物，因此开始了一个

滥用、成瘾和戒断的恶性循环。滥用药物本质上是绕过大脑本身的神经递质，直接刺激奖赏系统的脑内受体，引起多巴胺释放和随之而来的"人造兴奋"，所以酒精、阿片类药物、兴奋剂、大麻、苯二氮䓬类药物、镇静催眠药、致幻剂和尼古丁全都影响中脑边缘多巴胺能系统（图 21-11）。

（一）物质使用问题

1. 烟草 有人估计在所有消耗的卷烟中，一半以上是被精神障碍患者消耗的，吸烟是重度精神障碍患者最常见的共病。

烟草成瘾性非常强大，戒烟治疗成功率很低，所以很多人对戒烟持悲观态度。

（1）导致尼古丁受体脱敏的时间有多长？答案似乎是：与吸完一支标准香烟的时间一样长。香烟短了不足以将快感最大化，而过长又是一种浪

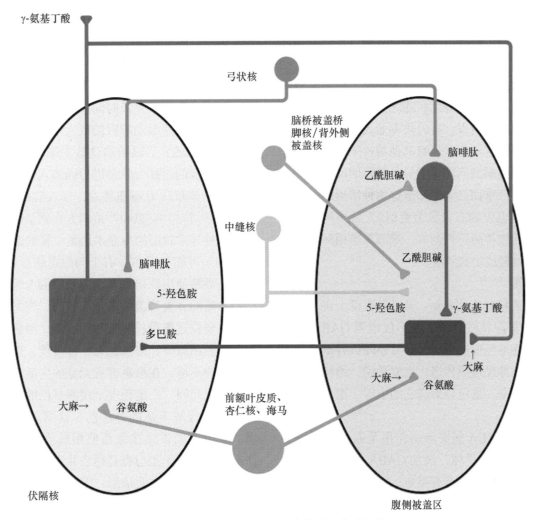

图 21-11 中脑边缘通路奖赏的神经递质调节

费。当香烟吸完时，受体脱敏，尼古丁受体暂时不能对乙酰胆碱或尼古丁产生反应。

（2）尼古丁再敏化需要多长时间？答案似乎是：吸烟者在吸卷烟之间的时间间隔。对于一个平均1包/日、觉醒16小时的吸烟者而言，前后两支香烟的时间间隔为45分钟，这可能解释了为什么每包卷烟是20支。

（3）尼古丁成瘾与戒疗时间：尼古丁成瘾开始于第1支香烟，渴求开始于反复摄入尼古丁1个月以内。在成瘾的试验性治疗中常采用的4～12周疗程对于逆转尼古丁成瘾的奖赏通路的分子改变远远不够。因为根深蒂固的分子记忆，奖赏通路可能总是有"反弹回"成瘾状态的危险，这只需要一次"失误"和再一次使用致成瘾的物质。一旦一个人对烟草或其他某种物质成瘾，他可能永远对如何吸烟或使用成瘾物质记忆犹新。对于尼古丁成瘾，疗程需要长于1年。

（4）可能的误解：精神障碍患者，不仅对某些物质成瘾，而且可能通过吸烟等来对付他们的精神问题。但这种情形常被专业人员误解，尤其是当烟酒等使用量比较大而且使用时间长时，很容易被诊断为物质滥用，情绪等症状随之被认为是物质滥用后的继发问题。所以，有时候专业人员需要倒过来想一想，有没有可能是先有其他精神障碍，而看似为物质依赖的烟酒问题可能只是继发的问题，只是表现得相对严重而已。要知道这两种情形的处理可能不一样（也可能有人认为类似），后一种可能只要把原发的精神障碍控制好，烟酒等滥用问题可能就会随之减轻或得到解决。

2. 酒精[14, 42]

（1）酒精的作用机制：从某种程度上讲，酒精被认为是非特异性的。酒精不仅增强GABA能突触的抑制性神经递质传递，而且还降低谷氨酸能突触的兴奋性神经递质传递。也就是说，酒精增强抑制和降低兴奋。这可以解释它的中毒、遗忘和共济失调作用。

酒精在GABA能突触的作用是通过阻断突触前膜的GABA-A受体，增加GABA的释放。这种受体对神经甾体的调节有反应，而对苯二氮䓬类药物的调节没有反应。

酒精作用于阿片类突触的结果导致伏隔核中多巴胺的释放。酒精可能通过直接作用于μ-阿片受体或释放内源性阿片来达到这一效应。

（2）睡眠损失和酒精使用的混合效果：二者的混合效果不是叠加，而是相乘。它们互相增效，就好像服下本身就有害的两种药物，当它们相互作用时会产生真正可怕的后果。

中等剂量的酒精可以使一个人活跃起来，变得更加健谈。然而，酒精仍然是针对特定区域（前额叶皮质）的大脑镇静剂。

（3）酒精对睡眠的破坏作用：除了人为的镇静作用，酒精还有两种方式可以破坏人的睡眠。

首先，酒精会将睡眠碎片化……

其次，酒精是我们所知道的抑制快速眼动睡眠的最强有力的物质之一。当人体代谢酒精时，会产生叫作醛和酮的化学副产物。醛类物质尤其会阻断大脑产生快速眼动睡眠的能力。这就像是心脏骤停的大脑版本，可以阻止有梦睡眠脑电波的产生。因此，在下午或晚上饮用中等量的酒，就会使人失去有梦睡眠。

这一事实悲哀且极端地在酗酒者身上体现出来，他们在饮酒后几乎观察不到任何可识别的快速眼动睡眠迹象。如果长时间没有有梦睡眠，就会积累需要获得快速眼动睡眠的巨大压力。事实上，这种压力如此之大，以致给这些人带来可怕的后果：在他们清醒的时候，梦会进行强势入侵。被压抑的快速眼动睡眠压力强烈暴发，侵入清醒的意识中，从而引起幻觉、妄想和严重的方向感消失。这种可怕的精神异常状态的专业术语是"震颤谵妄"。

（4）可能的误解：有个问题是物质使用障碍，尤其是酒精使用障碍可以出现所有的七维症状，它在精神障碍分类等级中的位次较高，当患者或其知情人主要叙述患者长期饮酒问题时，很容易被诊断为酒精使用障碍。但勿忘另一种可能，就是心境障碍出现的不适，在患者有意无意的生活中发现酒精能在一定时间、一定程度上缓解自己的不适，在没找到其他缓解不适的办法前，饮酒就成为一种习惯。此时，如果只按酒精使用障碍治疗，效果往往不佳，而且无法与患者达成共识，不易形成治疗联盟。烟草也有类此情形，但一般被医患关注得较少，好在心血管科医生比较关注它，因为它是冠心病的危险因素之一。

3. 药物 这类药物包括麻醉药、止痛或镇痛药、镇静催眠药。

精神（心理）服务人员一般不用麻醉药，止痛或镇痛药有时使用，最常使用的是镇静催眠药，包括巴比妥类和相关药物。专家通常把酒精、苯二氮䓬类药物和 Z 药也归于此类。

巴比妥类药物在过量时远不如苯二氮䓬类药物安全，更容易导致滥用和依赖，而且容易引发更严重的戒断反应。故而精神（心理）服务人员一般不使用此类药物。

多种物质滥用者失去做出理智决策的能力，寻求药物冲动性地满足要求，他们竭尽所能，对其荒唐行为合理化。这是由于反应性奖赏系统的过度活跃和反射性奖赏系统的抑制不足所致。

笔者曾想，烟、酒、茶、咖啡、可乐、镇静催眠药，甚至毒品，只要在社会许可的范围内（时间、种类、剂量）似乎都天然地存在，为何？

从生物学过程上，这些饮品或物质，其中的成分确有改善人的情绪、睡眠等作用，哪怕只是暂时，接着会变本加厉地需求更多，也会带来新的问题。但这类现象会一遍遍地在不同地域、不同时代的人群中重演。

在心理社会方面，这些物质虽可得，但难易程度不同。炫耀性消费又反过来增强了生物学效应。再加上能带来更多的利润和税收，虽说有些物质对人体来说弊大于利，却一直屡宣不断或不绝，背后有其存在的道理。所以，物质滥用在临床上只能是一种判断。另一种可能是存在问题的人们，获取易得之物缓解了他们的某种或某些不适，不一定都是滥用或依赖。

（二）非物质成瘾障碍

1. 赌博、网络、性或购物成瘾障碍 这类障碍虽能见到，但往往需要更专业的医务人员从事相关服务，故不在此赘述。临床上常见的一类现象，常被知情人认为是网络成瘾或痴迷游戏，即年轻的孩子前半夜无法入睡，常被发现在玩手机，故而被认为有上述联系，实际上绝大多数是孩子睡眠障碍的一种表现，或入睡困难或睡眠时相后移，那段睡不着的时间里，手头上最方便的消磨时间的工具就是手机。往往一经核对便知，切忌人云亦云，使患者

得不到理解，医生也错过深入理解患者的机会。临床上偶尔见到"性瘾"的患者，常被认为悖德，但确实存在患者的所谓"性瘾"是病情所致，甚至有人贷款也要去找"性工作者"，看到那类场所就"走不动路"，追问之下实为患者以此缓解自己痛苦的不计后果之举。固然涉及道德，但患者并非不知道，却自己无法克制，关键是要把病情控制好，其"性瘾"就会随之减轻或消失。

2. 进食问题[14]

（1）进食障碍与心境障碍的关系：进食障碍在精神（心理）障碍分类中等级较心境障碍低，尤其是被作为突出问题叙述时，医生一般的理解是患者的进食障碍问题导致心境问题，但勿忘另一种可能，就是进食问题只是精神障碍中的一种表现，如此治疗的重点就会不同，治疗效果也可能不同。期待将来在医生的观念转变之后，患者的此类病痛得以更有效而持久地治疗。

（2）饥饿调节环路与奖赏环路：与肥胖、过度进食和暴食相关的症状同对多种药物的成瘾有显著的相似性。图 21-12 所示的是反应性奖赏系统。它由多巴胺神经元胞体所在位置腹侧被盖区（ventral tegmental area，VTA）（此处还接受多种神经递质的投射）、多巴胺神经元投射位置伏隔核，以及联系 VTA 和伏隔核的杏仁核（最左侧）组成。此外，多巴胺神经元向下丘脑的乳头体发出投射，此处是调节进食的重要区域；这个区域又向伏隔核发出投射。这样，饥饿调节环路与奖赏环路是相互作用的。

（3）下丘脑进食调节因子：关键因子有瘦素、饥饿激素、内源性大麻素、神经降压素、促皮质激素释放因子（CRF）、胆囊收缩素、胰岛素、胰高血糖素、降钙素、胰淀素、生长抑素、细胞因子、黑皮质素、阿立新、强啡肽、β-内啡肽、甘丙肽、神经肽 Y、神经递质和下丘脑肽等。目前相对明确的可能是对下丘脑 $5\text{-}HT_{2C}$ 受体以及下丘脑 H_1 受体的作用。

（4）进食障碍的药物治疗：①现有的成瘾药物，特别是兴奋剂和尼古丁，能降低食欲，但显然不能作为治疗手段使用，尤其是长期使用。②氟西汀被批准用于贪食症，可能部分通过它拮抗 $5\text{-}HT_{2C}$ 受体的特性来抑制食欲。抗精神病药中有此机制的

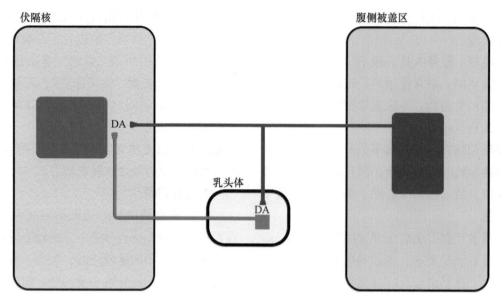

图 21-12　进食、饥饿和奖赏环路。DA，多巴胺

药物也可能用来抑制食欲。③抗癫痫药托吡酯和唑尼沙胺、治疗注意力缺陷多动障碍（ADHD）的药物以及去甲肾上腺素再摄取抑制剂托莫西汀，已在某些患者中与体重减轻相关联。

这一大类精神障碍可称为"以奖赏症状为突出的精神障碍"，其下又可分为"以物质滥用为突出的精神障碍"和"非物质滥用为突出的精神障碍"。

如何整合这几类症状，最终能恰当地归入合适的精神（心理）障碍类别中，这显然是个技术活。单一症状很少出现，往往疾病以综合征的形式显现或被发现，最终结合患者特点和病程特点而将其诊断为某一障碍或某一障碍为主。当然，临床上也常存在不止一类症状为主的精神障碍，如心境症状与精神病性症状都突出的精神障碍、奖赏症状和睡眠障碍都突出的精神障碍等。

八、七维症状的组合

（一）组合形式

上述七维症状的组合有以下形式：

1. 多少（数量）　不同患者即使患同一种障碍，症状的多少不等。

2. 先后（顺序）　每个患者所患疾病的症状常常出现有先后，往往先出现的为原发症状，后出现的是继发症状。

3. 轻重（程度）　患者所患疾病的症状轻重程度不一，比如抑郁症，有的患者焦虑较重，抑郁较轻，而有的则相反，或者二者程度差不多。

4. 显隐　患者所述症状往往是从其最痛苦或最急切的体验说起，有时会将其认为不重要的或不认为是病态的表现避之不说，如有些患者叙述在人生后半段出现的症状，而对较早出现的失眠或偶尔短暂的心情低落则不作陈述。这种情况下，很多即使经验丰富的资深医生也难以发现隐蔽症状；症状轻重与显隐的区别在于，前者容易发现，后者稍不留意就可能让隐蔽的症状溜走，当然，也会受到症状轻重的影响。以前笔者认为神经症患者应该占比较多，后来通过临床观察发现，有可能仅有神经症表现的患者很多人不会来医院，因为神经症的本质就是内心冲突（个别病症不突出，如惊恐障碍），这在人群中很常见，虽是内心痛苦，实为人生要义。而来医院的患者往往并非仅有神经症性表现，其背后还有心境问题，却常被忽略，这也使得很多人的治疗由于认知的偏差而效果欠佳。

5. 变化　同一患者在疾病的不同时段可能表现不同，既可以短期或近期就有变化，也可以是长期或远期有变化，如很久以前头疼，后来头疼消失，但胃部不适。这常常使得有些医生分不清是精神疾病的问题，还是患者另有躯体疾病，或是与用药相关。还有患者诉说自己睡眠时好时坏，有时候睡得多，有时候睡不着，甚至在一年的不同季节会有不同表现；更遑论不同患者的表现千差万别。所以，没有完全相同的两个患者，那种将患者千人一面化的临床实践显然不妥；当然，时移事易的分类系统的变化，也会影响医生对患者症状的判断和组合，如转换症状原来纳入分离转换性障碍中，而如今则处于躯体症状及相关障碍中；畸张症（catatonia）如今也从精神分裂症中独立出来，因为人们对其认识已发生转变。这些无所谓对错，只是适应于时代需要而已。看如今的最新分类体系会发现精神（心理）障碍的分类有增有减，还有重新拆组。

6. 与躯体疾病或脑器质性疾病先后或同时出现。

7. 与治疗有关的反应夹杂。

8. 随机组合 显然，医生无法预料下一个要看的患者会是何种情况，无非是上述情况的随机排列组合，从形式上可以是以前遇到情况的随机排列组合，也可能是以前遇到和未遇到症状的组合，还可能是未遇到情况的全新组合。这也许就是医生为何要"活到老，学到老"的缘故。据说符合 DSM-5 抑郁发作诊断标准的情况一共有 1447 种可能，如果将上述情况以上述情形进行组合，最终的结果应该是天文数字，这就是通过模拟大脑运作的电脑无法完全替代人脑的缘故，也是仅通过量表或问卷就做判断的局限性所在。

医学的这种复杂性和不确定性或许使人在面对它时，感到它就是一个"无法还原的象"[43]，这就是学好它的艰难之处，而也正因为此，也使得真正掌握它变得更加有趣和跌宕起伏，使之在成为助人的技能中，充满了艺术性。

（二）维度法评估精神障碍的优势

以维度法走进精神医学你会发现，精神科医生对精神病性症状有着"窃喜"的偏好，而对非器质性躯体症状有着推却的爱搭不理，对心境症状则视为理所当然的家常便饭，对睡眠问题则是固守于教科书所述，而对奖赏障碍则是拿什么锤子就自认为所闻所见的就是相应的钉子。

非器质性躯体症状并非低于精神病性症状一等，很多症状照样让临床医生难以理解，如包括转换症状在内的假性神经系统症状，还有游走性疼痛、"气"在体内的窜动或拥堵，并不比精神病性症状更好理解。有一部分患者只有躯体症状，却没有明显的焦虑-抑郁体验，若存在非抑郁发作的心境发

作，似乎将这些躯体症状理解为抑郁发作时的一类表现似乎更妥（所谓抑郁等位症）。所以，笔者有时甚至怀疑有没有所谓的分离转换障碍，它很有可能是一类人们一时无法理解、根据其特点而杜撰出来的分类。可以看到，如今它已被分列入其他类别中。

双心医学临床上常见的是心境症状、焦虑症状、非器质性躯体症状、睡眠障碍以及认知症状（图 21-13）的不同形式组合而成的精神（心理）障碍，可以参照上述介绍进行了解。笔者有时候想，精神障碍有必要分那么多大类、小类吗？分得越细，表面上是对其研究和认识得越来越深入，实际上有可能将对精神障碍的认识碎片化，常常不得要领，从而也导致相关治疗上的偏差或错误。

据说，精神医学中，"痴呆"是从神经科医生不大愿意看的病中争取过来的，还有一些器质性或症状性精神障碍，也都有明确的器质性疾病的证据做基础。而"成瘾"的精神障碍，最终也会有微观病理机制上的"器质性"。如果抛开这些，可把精神障碍分成几大块，假设精神障碍呈正态分布，那一端是早发性痴呆（或称单纯型精神分裂症），这种疾病从理论假设上更具"器质性"，治疗效果也不理想；另一端是人格障碍，虽然这类精神问题在精神医学中属于较轻的障碍，尽管理论上存在矫正的可能性，但不可否认的是大多数专业人员认为仅能提供对症处理，多数情况下只是想办法如何与他们相处而已。如果把大脑比喻为电网，人格障碍是子电厂（神经元）完好，但是子电厂间搭建的电网普遍出现问题，而重新搭建的可能性太小。早发性痴呆是子电厂及其搭建的电网均出现问题，更关键的是子电厂动力缺乏、不足或功能微弱，搭建的电

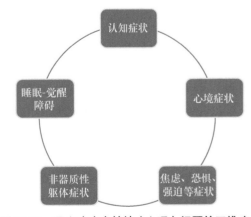

图 21-13 双心疾病中精神（心理）问题的五维症状

网也无法正常运作，目前没有更好的办法修复子电厂及其电网。这两大类障碍可称之为"难逆性"精神障碍。好在大多数精神障碍是电路或局域网出现故障，而子电厂大多正常或可以调节到正常，通过目前的手段可以修复或一定程度地修复电网，从而使其正常运行，维护大脑正常行使其功能。这些障碍可称之为"可逆性"精神障碍。这样才使我们对从事精神科工作更有信心，否则大多数情况会陷入多是安慰的结局或过程，就会使多数从业者变得"佛系"，也会更多地认可心身二元论。

只是大多数精神障碍病变的部位（子电厂、电路或局域网）出现了什么故障，似乎专业医生的推测性判断（根据症状及其组合而推断其背后的可能机制）可能差别很大或不尽相同，致使治疗效果也存在或大或小的差异。

稍加思考就会明白，精神（心理）问题的诊断是这几类症状不同排列组合的结果，大类的诊断决定治疗方向，诊断下所包含的内容决定治疗的细节。如何使诊治更为恰当，那是需要长时间磨练的一个过程。尽管没有绝对的对错，但恰当性的把握总归可以用治疗的结局来判断，没有深入而恰当的理解就没有更好的结局，即使结局不错也有侥幸的成分或者歪打正着。当然，笔者知道目前的现状就是如此。双心医生从精神科医生那里学习，所以精神科临床的现状决定了双心医学的临床现状。这肯定不能怪谁，因为我们都是从前辈、书本以及其他文献里学来的。但试想，作为临床医生，结合临床实际，总要有对外的质疑精神，包括我们的老师、前辈，对内则要有反思的能力，而不是习惯地推诿，将可能的错误总是归咎于外界。有人说，这超出了"我"所学的范围。但你试想，患者生病会考虑医生所学的范围，而不超范围生病吗？

现在或将来，可以用蜘蛛图（spider graphs）（图 21-14）来描述双心医学中精神（心理）问题。每个维度可用 1～10 来标记其数量、程度，其中有 2 个维度比较特别，那就是心境症状和睡眠障碍，可以用 -10～10 来标记，这个大家不难理解，因为心境高涨记为正值、低落记为负值，失眠记为正值、嗜睡记为负值。当然，这种评估记录仅是横断面的及纵向的评估，如果患者的变化不大，可以如此描述，但如果病情变化较大，就可能需要动态

患者精神（心理）问题蜘蛛图/雷达图

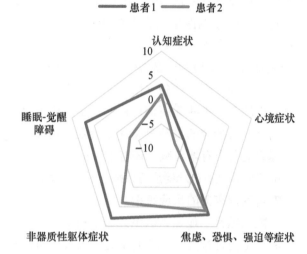

	患者 1	患者 2
认知症状	3	1
心境症状	-5	-7
焦虑、恐惧、强迫等症状	7	6
非器质性躯体症状	8	4
睡眠-觉醒障碍	7	-3

图 21-14　患者精神（心理）问题蜘蛛图/雷达图示例

的蜘蛛图或雷达图进行描述。

在精神医学中要评估的是七维症状，双心医学大体类似，主要评估五维症状（如图 21-13 所示）。

对于精神症状，笔者还是认为在认识的战略上要一视同仁，因为它们无非是源于脑内不同的神经通路；但战术上，对其处理则要重点突出，根据症状多少、轻重、先后、显隐甚至交叉判断，因为精神障碍常常涉及的不止一条神经通路，各通路病变有轻有重、有先有后，有时通路之间又会纠缠不清。

维度法是否恰当？

这要看其能否妥当解释已有现象，还要看其能否预测未来和追溯已往，更看其能否更多、更广及更深地解决问题。至少笔者目前的临床感受是，采用此路径，对于精神障碍的诊断和治疗中出现的疑问明显减少，通过口碑相传前来就诊的患者越来越多。至少，通过维度法可以想出更多的办法来解决患者的疾病。当然，不可避免地，也要看其有无可重复性，否则即使有效也可能是歪打正着。

目前精神科推崇所谓专病和亚专业，前者如精神分裂症、抑郁症、双相障碍、酒精所致精神障碍以及进食障碍等，后者如心身医学、老年精神医学等。毋庸置疑的是，当初如此力推是学科细分，力求更好地研究或解决问题，但如果看这些年的实践效果以及上述的维度法叙述，大家可以看出，专病和亚专业中精神疾病的设置会使从业者越走越窄，貌似越走越深，却会越来越无法从整体上去理解精神疾病，更难全面理解患病的"人"。如进食障碍者出现情绪问题，往往被当成进食障碍的继发表现。即使遵从等级诊断原则，情绪问题应当高于进食问题，只是进食问题对患者而言更突出而已，但两种认识指定的治疗原则和方法不同。据笔者观察疗效往往被高估。实际上进食问题仅是大脑奖赏通路的一类表现，患者的病变往往涉及不止一个通路。

九、谨记要点

还请大家谨记以下要点：

（1）精神症状没有特异性，即使是所谓原发性病理体验（如原发性妄想）。

（2）精神症状没有等级性，而精神障碍有等级性。然而，专业人员自觉不自觉地会认为精神症状有等级性，一方面表现在诊断中，如精神病性症状突出，抑郁较轻，精神病性症状如果超出医生的理解，抑郁会被认为是精神病性症状的继发表现，很可能被诊断为精神病性障碍而不考虑抑郁相关障碍伴发精神病性症状。另一方面表现在治疗中，如用于治疗失眠的药物，往往抗精神病药会排在最后才会考虑使用，实际上并不尽然。这当然会受制于医生群体以及个体的理解。

（3）所有精神症状都是生物学症状，更准确地说是以生物学为基础的症状，尽管一个症状心身所占的比例不同，但都有其生物学基础，即使症状会受社会心理因素的影响有所变化。

（4）整体观，医生容易把患者出现的症状急重或自认为主要的症状作为依据进行诊断，容易误诊、漏诊。诊断过程中，不仅要重视症状学诊断标准的条目，更要关注非诊断标准中的条目，既要看到当前横断面的表现，又要纵向看到患者既往的表现，以及随访中其以后的表现。如此，才能更全面

认识患者的病情，及时发现问题和纠正错误，给予患者更合适的治疗方案。

（5）坚持一元论。一元论有两个方面，一方面是诊断中的一元论，另一方面是心身一元论。心身二元论思考方式带来的结果之一，是把躯体疾病和精神疾病从专业上和组织上进行区分，致使那些存在共病的患者和那些有非器质性躯体症状的患者难以得到完善的治疗。即使从组织上采取设置联络精神医学服务，其从业人员虽然声称"荡起双桨"，实际上"双桨"往往长短不一，依然存在服务的短板，尽管比没有这类服务要好。还是达·芬奇说得好——"灵魂就是身体，身体就是灵魂"[1]。

维度法的症状之间属于并列关系，但是有多少、先后、轻重、显隐、纵横之别，处理时应有偏重但要兼顾，这样就没有等级、过渡、平行诊断带来的烦恼。其涵盖患者所有症状，而不至于因为现行分类无法包含所有症状造成尴尬。已经有人注意到精神病理现象的"跨诊断域"，"小厂"开发药物或老药新用来治疗患者的精神障碍[34]。看来笔者的想法也属于"小厂"式的，世界范围内的"大厂"还在使用国际通行的诊断分类体系。

十、精神障碍的分布

记得曾有老师讲课时告诉我们，精神障碍的分布呈金字塔式（图 21-15），塔尖是精神病性障碍，

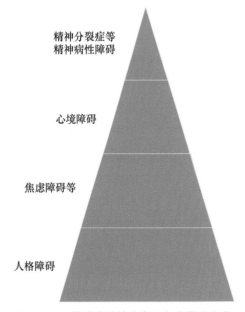

图 21-15　精神障碍的分类和金字塔式分布

往下依次为心境障碍、焦虑障碍、人格障碍等。如今在笔者看来，并非如此，似乎（近似）正态分布比较可靠（图21-16）。

十一、精神医学的问题和展望

如果借用神经科疾病诊断的定性和定位诊断，精神（心理）问题的定性诊断，根据目前的分类体系，很多疾病分类学概念很难有效概括患者，尤其是个体患者的情况，倒是维度法的概括更能涵盖患者的实际情形。而精神（心理）问题的定位诊断特点是多位点、多通路和多靶点的，而且这种定位比较抽象，不像神经系统疾病大多数可得到影像学等生物学标志的证实。

如此说来，所谓精神疾病，其实是神经系统疾病，主要是中枢神经系统微观病变的种种表现而已，应视为同躯体疾病一样的一大类系统疾病，只是由于其特殊性而被种种误解或错解，包括专业和非专业的医务人员，甚至受到歧视。也难怪，微观的变化不大容易理解。《哈里森内科学》中说："临床手段的目的在于收集所有疾病的准确信息；人是主体，而所有对生命的力度、快乐及长短构成限制的状况都应视为疾病。""医生的主要及传统目标是功利现实的，即预防和治愈疾病，缓解痛苦，无论是身体上的还是心智上的。""了解形态异常或细胞学病变才算病"的说法应该说是正确的，但精神疾病形态异常或细胞学病变是微观的，通过目前的技术水平无法较为直观地呈现于人们面前。这一方面使得精神医学及相关学科难以进入主流医学，遭人诟病，甚至会有"反精神病学"[44]；另一方面也恰恰使得精神医学及相关医学更具魅力，非一般人能理解。如果说医生本身是精英群体，那精神医

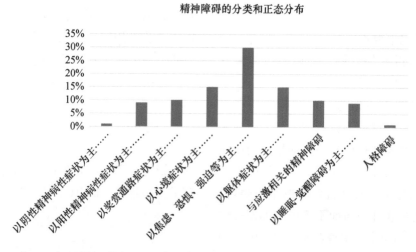

精神障碍的分类和正态分布

精神障碍	%
以阴性精神病性症状为主的精神障碍	1
以阳性精神病性症状为主的精神障碍	9
以奖赏通路症状为主的精神障碍	10
以心境症状为主的精神障碍	15
以焦虑、恐惧、强迫等为主的精神障碍	30
以躯体症状为主的精神障碍	15
与应激相关的精神障碍	10
以睡眠-觉醒障碍为主的精神障碍	9
人格障碍	1

（注：此处数据没有研究的来源，仅为大约的臆断，有待后来人填补。）

图21-16　精神障碍的分类和正态分布

学及相关学科更需要精英中的精英加盟，无论是当今的临床服务，还是将来更好地促进学科发展。因为其本身就是全身性疾病，只是更多来源于中枢神经系统而已。所以，精神医学及相关医学若想真正进入主流医学和被大众接受，就要将其像躯体疾病一样进行宣传，尽管这一进程缓慢。笔者曾对神经外科同道如是说时，他真是一脸疑惑。可惜，如今的宣传仅限于学科本身发展至今的似是而非的理论或研究，而临床效果又不能使专业和非专业人员信服，所以精神医学及其从业者依然处境尴尬。记得曾有前辈说过在精神（心理）问题的宣传中，以宣传有效率为上。这种不敢宣传痊愈率的策略尽管符合至今为止的实际情况，但也无法使发展相关学科的信心保持十足，关键是一没有技术上的发展使人能真正看到精神（心理）问题的细胞学微观病变，二没有理论上的突破或调整。或许一旦拥有相应的技术，理论也会随之得以突破或调整。看来只能假以时日。

之所以说应当如是观，是因为这一大类疾病在人群中非常普遍，只是表现千差万别，即使得病，大多数人也不认可。要知道即使你现在没有，却无法保证你将来不得，甚至有的人过去曾得却不知，更无法保证你的亲朋好友不得。显然，要达到这一认识水平，还是"路漫漫，其修远兮"。

维度法评估精神障碍，大致可分为两大类：第一类为难逆性精神障碍，这包括以阴性精神病性症状为主的精神障碍和人格障碍；第二类为可逆性精神障碍，包括以阳性精神病性症状为主的精神障碍、以奖赏通路症状为主的精神障碍、以心境症状为主的精神障碍、以焦虑或恐惧或强迫等症状为主的精神障碍、以非器质性躯体症状为主的精神障碍、与应激相关的精神障碍以及以睡眠障碍为主的精神障碍。第一类之所以说是难以逆转，是就目前的理解而言，没有理想的治疗方法，也许将来随着研究深入，能够治疗患者。第二类之所以说可逆，是因为无论从理论还是实践都能看出这一趋势，之所以很多时候治疗不理想，是因为医生对患者疾病的理解不到位或一时不到位，给不出理想的治疗方案所致。当然，最根本的还是囿于目前的理论体系。如果换走"第二路径"，再加上现行的第一路径，"可逆"有望"达标"。

在许又新老师的第 2 版《精神病理学》讲到症状学方法论时，说过"成分分析"属于一维分析，"维度分析"里二维分析是基本的[3]。这两者都太平面化，实在无法分析患者身上复杂的精神现象，多维是目前临床上对精神疾病或症状评估的常用方法。

打开精神医学的教科书，精神症状是按照意识有无障碍划分之后，在没有意识障碍的前提下，又将精神症状按照精神现象的知（认知）、情（情感）、意（意志行为）三大部分出现病态现象而进行分类介绍，需要很长时间才能将其运用于临床，也常常令人困惑不已。不知道大家想过没有，人为地将人的精神现象加以划分，而实际上知、情、意是一体的，其相应的病理现象也应是一体的，只是表现形式不同而已，一般不会只有三者之一或之二的表现。但临床上病历记录和分析时，似乎知、情、意病理表现包括不全的情况非常常见，这也是临床上困境之一。如此，对患者的评估就有失偏颇，治疗效果不尽理想可想而知。

熟悉精神医学的人可以看出，目前学界往往是先做出某种精神障碍的诊断，然后再采用维度法进行评估，往往最多是将症状划分为五维（精神分裂症）。而这里所用的维度法，是先将患者的表现从七个维度归纳症状（不一定全有），然后，大家如果不愿意接受上述的分类法，可以按照现行的分类体系做出 1 个或 1 个以上的诊断。

无论国际还是国内的精神障碍分类，都是经过若干年才会修订[10]（表 21-2）。而这些修订往往建立在大量可重复性研究的基础之上，需要的时间可以想象，即使是信息流通更快的今天，也非很短的时间就能带来大的变动，除非从技术上在更微观的层面观察到神经系统的运作，弄清楚真正的生理病理机制。好在人类的思维可以在或短或长的时间里重组某些东西，恰当与否有待日后证实或反证或证伪，但患者的痛苦不宜等待太久。话虽如此说，患者因为其所处的位置、所在的时间或时代，能否得以缓解自身的痛苦，充满偶然性。真正做到理解自己所学专业、又有恰当办法解决病痛的医生可能会在何时、何处出现，又要多久才能做到真正理解，真是可遇而不可求。

表 21-2　国内、国际精神障碍的分类系统制订及更新年份

年份（公元）	ICD	DSM	CCMD
1948	6		
1952		I	
1957	7		
1966	8		
1968		II	
1975	9		
1980		III	
1981—1985			1
1987		III-R	
1989			2
1992	10		
1994		IV	2-R
2000			3
2013		V	
2022	11		

第22章

精神症状的解剖和生物学机制

一、精神症状的解释模式

精神医学中的精神症状不像多数神经病学症状那样有其在神经系统的定位，它的"定位"较为复杂，往往是一个或几个神经回路，而它涉及的神经信号传导通路往往不止一类或一种。表 22-1 所示精神症状的"大脑定位"及相关神经递质或离子通道，是多数精神症状的生物学基础。欲详细了解这些基础知识，可以参考《Stahl 精神药理学精要：神经科学基础与临床应用（第 3 版）》[14]。

表 22-1　精神症状的大脑"定位"及相关神经递质或离子通道

精神症状	异常活动部位或通路	神经递质或离子通道
注意力集中困难	背外侧前额叶皮质	DA、H、NE
焦虑、恐惧	杏仁核、ACC、OFC、CSTC	5-HT、GABA、NE、CRF、谷氨酸、电压门控离子通道
抑郁	杏仁核、VMPFC	5-HT、NE、DA
兴趣缺乏	PFC、下丘脑、尾状核	NE、DA
疲劳		
精神疲劳	PFC	NE、DA
躯体疲劳	纹状体、尾状核、下丘脑脊髓核、脊髓投射系统	NE、DA
睡眠-觉醒障碍		
失眠	PFC-纹状体-丘脑	GABA、谷氨酸、5-HT、NE、DA、H
过度睡眠	PFC-纹状体-丘脑 伏隔核	DA
睡眠时相延迟	PFC-纹状体-丘脑＋下丘脑结节乳头体核（TMN）"开关"打开太迟	GABA、谷氨酸、H
睡眠时相提前	PFC-纹状体-丘脑＋下丘脑结节乳头体核（TMN）"开关"打开太早	GABA、谷氨酸、H
执行功能受损	背外侧前额叶皮质	DA、NE
精神运动障碍	小脑	5-HT、NE
	纹状体、尾状核	5-HT、DA
	PFC	5-HT、NE、DA

（续表）

精神症状	异常活动部位或通路	神经递质或离子通道
体重、食欲改变	下丘脑	5-HT
自杀	杏仁核、VMPFC、OFC	5-HT
内疚、无价值感	杏仁核、VMPFC	5-HT
心境高涨、易激惹	杏仁核、VMPFC、OFC	5-HT、NE、DA
夸大、观念飘忽和思维奔逸	尾状核	DA、5-HT
冒风险、言语迫促和冲动控制减弱	OFC等前额叶皮质	5-HT、NE、DA
忧虑、担心	CSTC	
幻觉、妄想、奖赏、行为	中脑腹侧被盖区-伏隔核（皮质-脑干的谷氨酸投射增强对DA释放的抑制）	DA
认知	中脑腹侧被盖区-背外侧前额叶皮质（皮质-脑干的谷氨酸投射增强对DA释放的抑制）	DA
情感	中脑腹侧被盖区-腹内侧前额叶皮质（皮质-脑干的谷氨酸投射增强对DA释放的抑制）	DA

5-HT，5-羟色胺；ACC，前扣带回皮质；CRF，促肾上腺皮质激素释放因子；CSTC，皮质-纹状体-丘脑-皮质环路；DA，多巴胺；GABA，γ-氨基丁酸；H，组胺；NE，去甲肾上腺素；OFC，眶额叶皮质；PFC，前额叶皮质；VMPFC，腹正中前额叶皮质。

从表22-1可以看出，一个大脑的解剖部位可以与很多精神症状发生联系；一个或一类精神症状的发生可以涉及不止一条通路；睡眠-觉醒障碍涉及的神经通路最多，这或许正是"睡眠障碍是精神障碍的一个生命体征"的明证。

1868年德国物理学家、生物学家赫尔曼·冯·亥姆霍兹（Hermann von Helmholtz）曾做过以下论述：神经纤维经常被比作纵横国土的电报线，这种比喻是很贴切的，它显示了其作用模式的使人惊叹的重要特点。在电报网络中，同样的铜线或铁线无处不在，传送着同样的运动，即电的流动，但在不同的接收站却产生截然不同的结果，就看它们是与哪种辅助设备相连结。在一个接收站，其效应是铃响；在另一个接收站，产生一个信号；在第三个接收站，一台记录仪器开始工作……简言之，电能产生的每一种不同作用，均可由铺设至我们所希望的任一点的电报线而引发，在电报线本身，总是同样的过程导致这些形形色色的结果……不同神经兴奋的所有差异，均仅取决于该神经相连的器官，以及它所传递的兴奋状态[12]。

这段话有助于理解人类精神现象的多样性，以及精神症状的多样性和复杂性。

精神障碍往往无生命之虞，但常常会"耗"命，有时耗患者自己的命，有时也耗照料者的命。例如呼吸心跳中枢被出血压迫或缺血坏死就会要命，但精神（心理）问题涉及呼吸心跳中枢时往往是微观的变化，如感到呼吸功能减退（客观检查不一定减退），一般没有生命危险，但会很痛苦。涉及一个解剖结构的不同部位会有相反的表现，如丘脑内侧核的饱食中枢和摄食中枢的微观病变会出现暴食和厌食，杏仁核外侧受累会贪食，内侧受累会出现厌食和性欲亢进[40]。一个患者有时厌食，有时多食或暴食，说明其神经病变涉及的可能不止一个结构，即使涉及一个结构也可能是该结构的不同部分，而且还可能随着时间变化而变化，并非一成不变。这就要求医生既要静态简化某一时段的病理以便于理解，又要动态而灵活地理解生病的整个过程。尽管临床上，没有几个医生发现患者的临床相时马上能与相对应的神经通路联系上，但这些通路是理解精神疾病初级属性的一个层次。又尽管精神现象无论正常或是异常（精神症状），它所涉及的往往是全身、全脑、全部生化物质，如今只是根据目前的研究结果，将其简化为这些较大的解剖结构形成的神经通路和微观结构下神经细胞本身以及神经细胞之间运作和传导信号所需的神经递质、受体和离子通道，算是理解上的一大进步。

二、精神障碍与医学模式

作为医生，大部分精神科医师已经过度偏向社会心理考量而非生物医学因素。抵制精神障碍的生物医学模型，或即便只是部分抵制，也将导致精神障碍被贴上"社会问题"的标签，将患者推向一些更便宜、效果更差的社会心理干预。尽管在过去几十年间已取得重要进步，但精神障碍患者的总体治疗转归仍不能令人满意。

针对该现象的一种解释是，传统的生物医学模型过于狭隘。针对具有神经生物学基础，但临床相及患者需求受心理、社会、文化因素塑型的精神障碍，生物-心理-社会模型经常被提及。该模型将精神障碍置于患者主观体验的背景之下；其核心出发点在于，还原论在精神医学领域的价值有限，而精神生活超出了生物学组分的总和。实际上有可能还没找到真正正确的还原论。所以，《斯堪的纳维亚精神病学学报》（ACPS）社论呼吁：让精神科更"生物医学"[43]。胡大一老师说，生物-心理-社会医学模式要向生物医学模式"投降"，信然！理解疾病的本质，生物医学是硬道理。

不过，生物-心理-社会医学模式也并非一无

是处。生物医学属于科学范畴，心理社会医学属于人文学科范畴。前者人们感知不到，属于疾病的一级属性，只能靠理性去学习、运用，学得好坏决定了治疗质量；后者人们能感知到，如何理解它决定了医患之间接触、沟通的质量（表 22-2）。而医生恰恰游走于科学与人文之间，在人们感受到的与感受不到的因素之间架起一座桥梁，桥梁的优劣决定了整个医疗过程质量。如果对于模式中成分理解不佳，专业人员更容易陷入哲学思考，而非专业人员更容易陷入神学或玄学解释。这正是做一个真正好医生的难点。看来，医生对生物-心理-社会医学模式中各成分都不能偏废。

三、何为精神疾病？

回顾看来，精神疾病无非是以下几"多"：

（1）多病因：人体内外的生物学、心理学、社会学因素经过一个过程形成了精神疾病，并将在病后继续演变。

（2）多部位：不仅涉及整个身体，更主要涉及中枢神经系统的多个部位，而多个部位之间又相互联络。

（3）多通路：会出现多通路的改变。

（4）多种症状变化，同时又导致一种或多种功能改变。

（5）以上多种症状变化或功能改变的基础是神经生物学细胞、分子水平上多位点的改变，受体不止一种，同种受体也往往涉及多种亚型；所涉及的离子通道和酶也往往是多种。

其中，（2）（3）和（5）属于精神疾病的一级属性，（4）属于次级、三级属性。

表 22-2 医学模式与临床实践的关系		
医学模式成分	生物	心理-社会
范畴	科学	人文
属性	一级	次级、三级
感受或感知	感受或感知不到	可感受或感知到
质量	治疗	接触、沟通

四、精神疾病可能的病理机制和治疗原理

下文附上有关精神疾病的病理机制和治疗相关的解剖、神经环路、神经递质、受体以及可能的药物作用机制示意图。

（一）重要脑区、重要脑区支配行为和神经投射（图 22-1 至图 22-11）

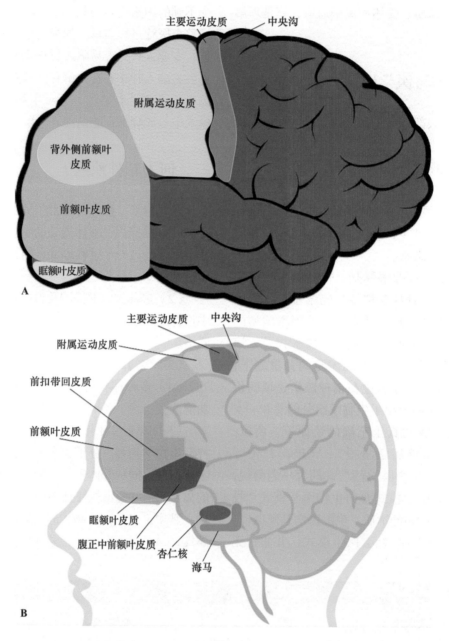

图 22-1　重要脑区。 图中所示为与精神药理学相关的重要功能脑区，分别用外侧面（**A**）和内侧面（**B**）表示。额叶的一些分区包括主要运动皮质、附属运动皮质和前额叶皮质。前额叶皮质由一些独特亚区形成功能分区，包括眶额叶皮质（OFC），主要调节冲动；背外侧前额叶皮质（DLPFC），主要整合认知功能；腹正中前额叶皮质，主要与情绪加工有关；前扣带回皮质（ACC），主要与选择性注意（背侧 ACC）和情绪调节（腹侧 ACC）有关。两个额外强调的脑区为杏仁核和海马，分别参与恐惧处理和记忆加工

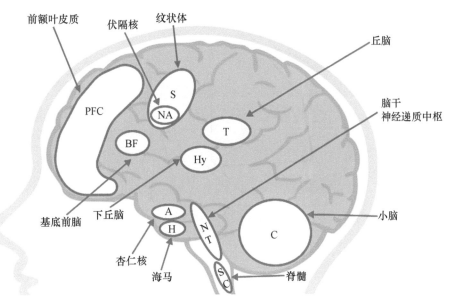

图 22-2 重要脑区的二维平面描述。本图提示 11 个重要脑区的命名和位置，这些重要脑区由许多与精神疾病相关的神经递质回路相连

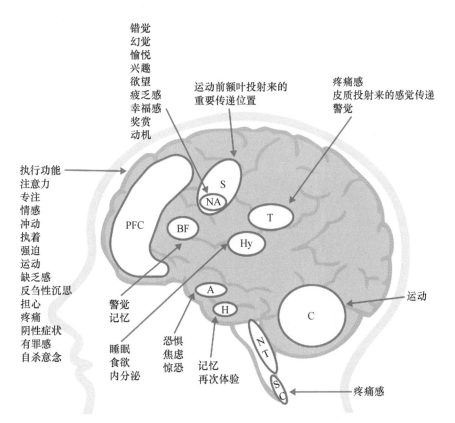

图 22-3 重要脑区相关的行为。图中 11 个重要脑区中任何一个发生神经递质传导改变就可能导致精神症状，每一个脑区在功能上与一些不同的症状产生因果关系，这些重要脑区包括前额叶皮质（PFC）、基底前脑（BF）、纹状体（S）、伏隔核（NA）、丘脑（T）、下丘脑（Hy）、杏仁核（A）、海马（H）、脑干神经递质中枢（NT）、脊髓（SC）和小脑（C）

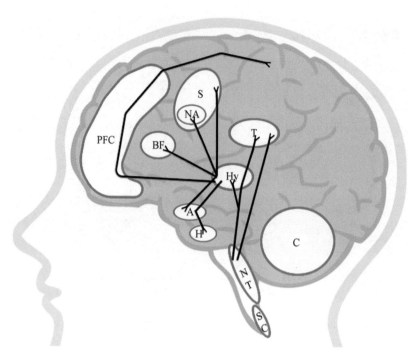

图 22-4 主要的多巴胺投射。 从脑干发生的多巴胺传出神经广泛上行，经下丘脑至前额叶皮质、基底前脑、纹状体、伏隔核和其他脑区。多巴胺神经递质传导与运动、愉快和奖赏感受、认知和其他功能有关。此外，有从其他位点直接传出至丘脑的"丘脑多巴胺系统"，可能与睡眠-觉醒有关

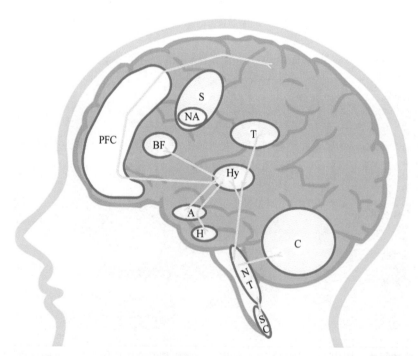

图 22-5 主要的去甲肾上腺素（NE）投射。 去甲肾上腺素有上行和下行投射两部分，上行 NE 传出神经主要起源于脑干的蓝斑，然后扩展至多个脑区，调节心境、觉醒、认知和其他功能，下行 NE 神经传出至脊髓并调节疼痛

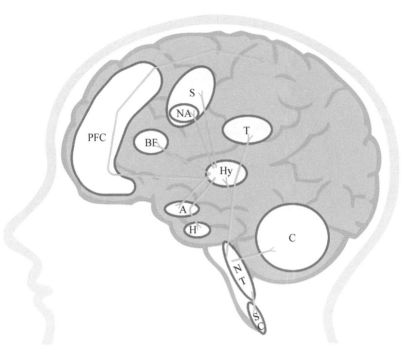

图 22-6　主要的 5- 羟色胺投射。5- 羟色胺（5-HT）也有上行和下行两种投射。上行 5-HT 传出神经主要来源于脑干，然后扩展至与 NE 投射相同的许多脑区，另外还向纹状体和伏隔核投射，这些上行 5-HT 参与调节心境、焦虑、睡眠和其他功能。下行 5-HT 神经沿脑干下传并通过脊髓，可能调节疼痛

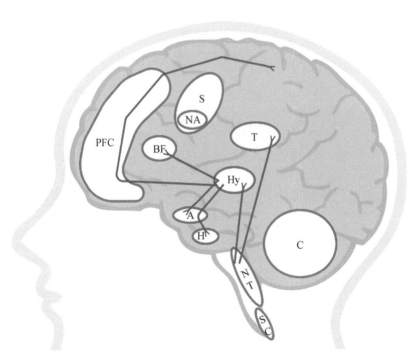

图 22-7　经脑干发出的乙酰胆碱能投射。经脑干发出的乙酰胆碱能投射广泛分布于许多脑区，包括前额叶皮质、基底前脑、丘脑、下丘脑、杏仁核和海马，这些传出神经参与调节觉醒、认知和其他功能

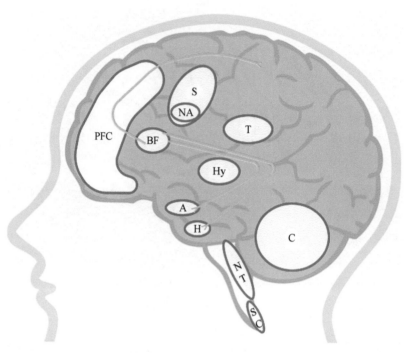

图 22-8 经基底前脑发出的乙酰胆碱能投射。 经基底前脑发出的乙酰胆碱能神经投射至前额叶皮质、海马和杏仁核，被认为与记忆有关

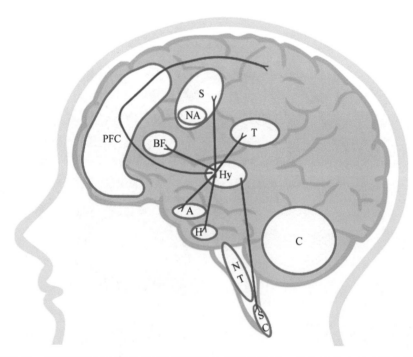

图 22-9 主要的组胺投射。 组胺神经元主要分布于下丘脑的结节乳头体核，并广泛传出至全脑和脊髓，主要调节睡眠和觉醒

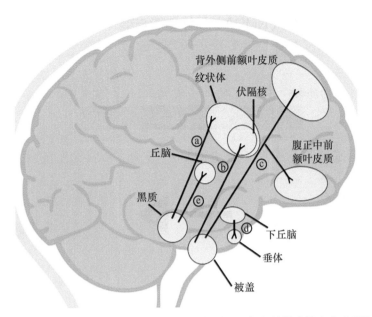

图 22-10　脑内 5 条多巴胺通路。 脑内多巴胺神经元通路的神经解剖学可以解释精神病性症状以及抗精神病药的治疗效果和副作用。（a）黑质纹状体多巴胺通路，从黑质发出投射至基底神经节或纹状体，是锥体外系神经系统的一部分，控制运动神经的功能和活动。（b）中脑边缘多巴胺通路，从中脑腹侧被盖区发出投射至伏隔核，是大脑边缘系统的一部分，被认为与许多行为有关，如快感、药物滥用的强烈欣快感以及幻觉妄想。（c）与中脑边缘多巴胺通路有关的一条通路是中脑皮质多巴胺通路，它也从中脑腹侧被盖区发出投射，但却将轴突送至前额叶皮质区，在那里它们可能起着介导认知症状（背外侧前额叶皮质）和情感症状（腹内侧前额叶皮质）的作用。（d）结节漏斗多巴胺通路，从下丘脑发出投射至腺垂体，控制催乳素的分泌。（e）第 5 条通路出现于多个位点，包括导水管周围灰质、腹侧中脑、下丘脑核群以及臂旁核，发出投射至丘脑，其功能目前还不清楚

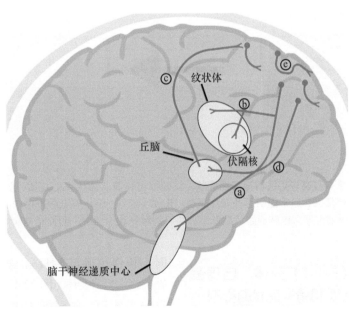

图 22-11　脑内 5 条谷氨酸神经通路。 谷氨酸对脑内神经元有作用，谷氨酸受体与离子通道有关。（a）皮质-脑干谷氨酸投射是一条下行通路，从前额叶皮质的锥体神经元发出，投射至脑干的神经递质中枢（缝隙核、蓝斑核、腹侧被盖区、黑质），调节神经递质的释放。（b）另一条下行谷氨酸通路，从前额叶皮质发出，分别投射至纹状体（皮质-纹状体谷氨酸通路）和伏隔核（皮质-伏隔核谷氨酸通路），构成皮质-纹状体-丘脑环路中的"皮质纹状体"部分。（c）丘脑-皮质谷氨酸通路是从丘脑上行的通路，刺激皮质锥体神经元的活动。（d）皮质-丘脑谷氨酸通路从前额叶皮质下行至丘脑。（e）皮质内锥体神经元可通过谷氨酸相互联系，这些通路被称作皮质-皮质谷氨酸通路

（二）N-甲基-D-天冬氨酸（NMDA）受体功能与精神病性症状、认知和情感症状

（图 22-12 和图 22-13）

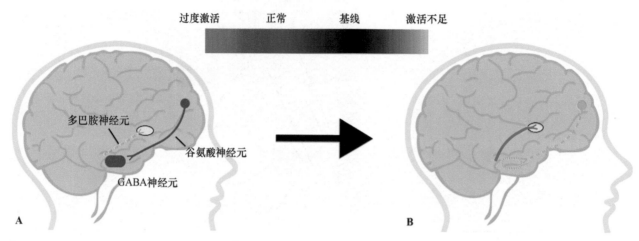

图 22-12　NMDA 受体功能低下假说与阳性精神病性症状。A. 皮质-脑干谷氨酸投射通过腹侧被盖区的 GABA 中间神经元与中脑边缘多巴胺通路相联系。兴奋性谷氨酸刺激中间神经元的 NMDA 受体，引起 GABA 的释放，GABA 进而抑制中脑边缘多巴胺通路多巴胺的释放；因此，下行的谷氨酸能通路通常对中脑边缘多巴胺通路起着"闸"的作用。**B.** 如果皮质-脑干谷氨酸投射中的 NMDA 受体功能低下，对下游中脑边缘多巴胺通路的抑制效应将不会发生，导致中脑边缘多巴胺通路的活动过度。理论上，这被认为是与阳性精神病性症状相关的中脑边缘多巴胺通路活动过度的生物学基础

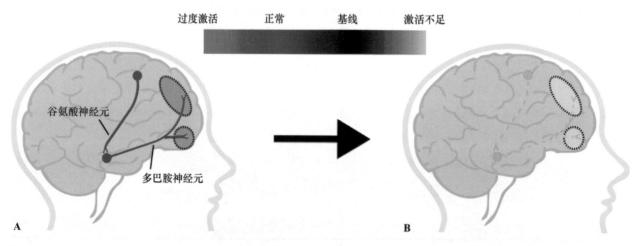

图 22-13　NMDA 受体功能低下假说与阴性精神病性症状、认知损害和情感症状。A. 皮质-脑干谷氨酸投射在腹侧被盖区直接与中脑皮质多巴胺通路相联系，通常能引起补充性兴奋。**B.** 如果皮质-脑干谷氨酸投射中的 NMDA 受体功能低下，那么此处补充性兴奋将丧失，中脑皮质多巴胺通路活动低下，这可能解释认知损害、阴性精神病性症状和情感症状

（三）5-羟色胺（5-HT）受体、自身受体功能及对其他神经递质和精神症状的影响

1. 5-HT 受体（图 22-14）

2. 5-HT 自身受体　突触前 5-HT 受体是自身受体，监测 5-HT 的出现，抑制进一步的 5-HT 释放，并终止 5-HT 神经元冲动下传。当位于轴突终端的突触前 5-HT 受体发现突触间隙存在 5-HT

时，该作用通过 5-HT$_{1B/D}$ 受体介导，该受体也叫作轴突终端自身受体（图 22-15 A）。5-HT 占据 5-HT$_{1B/D}$ 自身受体后，则阻断 5-HT 的释放（图 22-15 B）。相反，阻断 5-HT$_{1B/D}$ 自身受体的药物则可以促进 5-HT 的释放。当树突或细胞体发现了 5-HT，该作用通过 5-HT$_{1A}$ 受体介导，该受体也叫作胞体-树突自身受体（图 22-16 A），其作用是延缓 5-HT 神经元神经冲动的传导（图 22-16 B）。

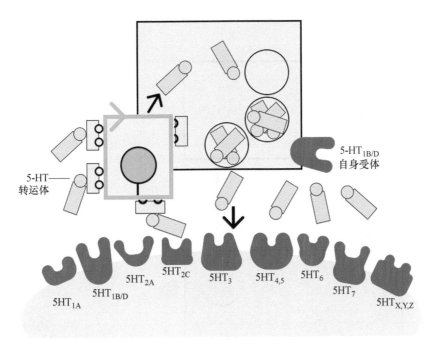

图 22-14 5-羟色胺（5-HT）受体。 在突触前膜除了 5-HT 转运体以外，还有突触前 5-HT 受体（5-HT$_{1B/D}$）作为自身受体。这里还显示了许多 5-HT 受体亚型

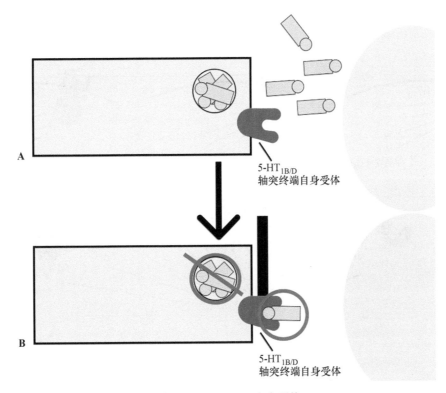

图 22-15 5-HT$_{1B/D}$ 自身受体

3. 突触后 5-HT 受体可能的功能　突触后膜 5-HT 受体将 5-HT 化学信号翻译为突触后神经元内的传导信号（图 22-14 和图 22-17）。这些受体均参与调节各种神经通路。更为特异的是，突触后 5-HT$_{1A}$ 受体抑制皮质锥体神经元，因此被认为能够调节激素水平、认知、焦虑和抑郁（图 22-17）。另一方面，5-HT$_{2A}$ 受体能够兴奋皮质锥体神经元，增加谷氨酸的释放，在睡眠和幻觉方面均有调节作

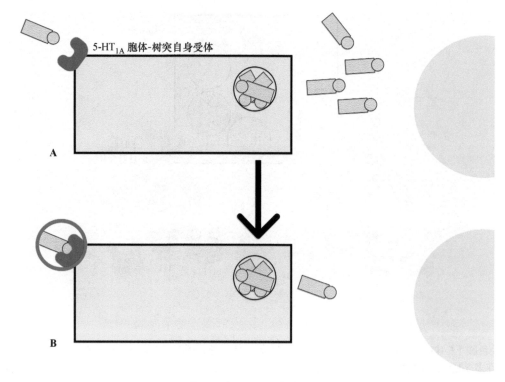

图 22-16 5-HT$_{1A}$ 自身受体

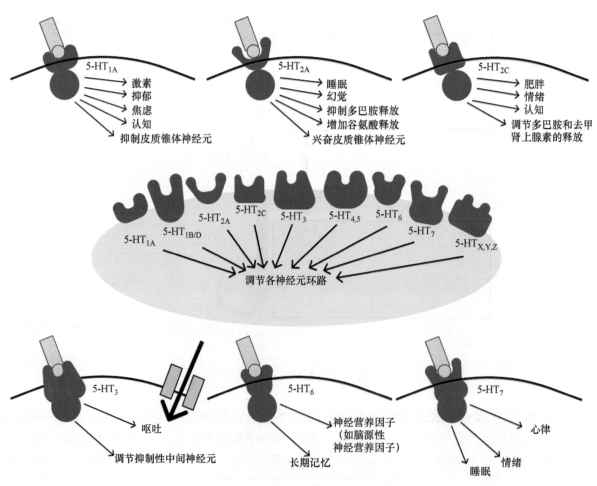

图 22-17 突触后 5-HT 受体可能的功能

用（图 22-17）。5-HT$_{2C}$ 受体调节多巴胺和去甲肾上腺素的释放，在肥胖、情绪和认知方面具有一定调节作用（图 22-17）。5-HT$_3$ 受体调节皮质的抑制性神经元，并通过迷走神经调节呕吐（图 22-17）。5-HT$_6$ 还缺乏深入的研究。5-HT$_7$ 的作用是与心律、睡眠和心境有关（图 22-17）。

4. 5-HT 对多巴胺的影响　5-HT$_{1A}$ 和 5-HT$_{2A}$ 受体对多巴胺释放具有相反的作用，5-HT$_{1A}$ 受体是多

巴胺释放的催化剂，而 5-HT$_{2A}$ 受体是多巴胺释放的抑制剂（图 22-18）。

5. 5-HT 拮抗剂与阳性精神病性症状（图 22-19）

6. 激动剂谱和受体结构（图 22-20）

7. 5-HT 对谷氨酸的影响（图 22-21）

8. 5-HT$_{1A}$ 受体部分激动剂（图 22-22）

9. 去甲肾上腺素受体　去甲肾上腺素能神经元受多种受体调控（图 22-23）。去甲肾上腺素转运

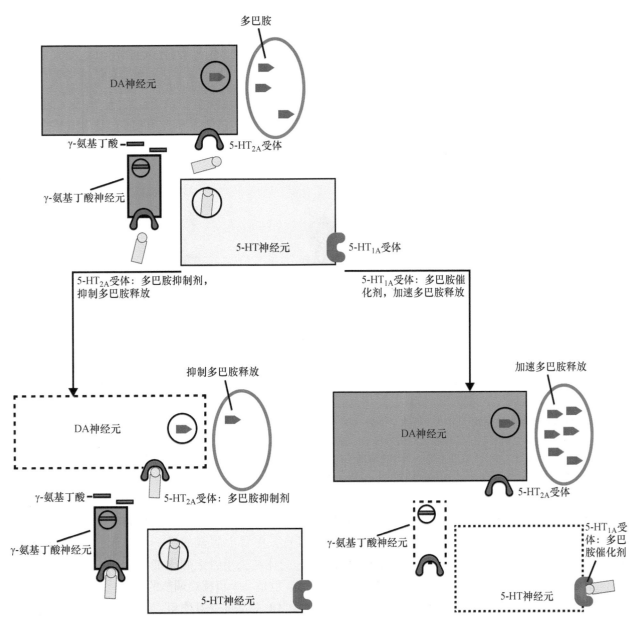

图 22-18　5-HT$_{1A}$ 和 5-HT$_{2A}$ 受体对多巴胺（DA）释放具有相反的作用。 5-HT$_{1A}$ 和 5-HT$_{2A}$ 受体影响多巴胺的释放，这种作用是直接或间接通过 γ- 氨基丁酸（GABA）神经元来实现的。当 5-HT 与位于突触后 DA 神经元上 5-HT$_{2A}$ 受体结合以后，抑制多巴胺的释放（左下）。另一方面，5-HT$_{1A}$ 胞体 - 树突自身受体是 DA 释放的催化剂，即当 5-HT 与这些受体结合后，抑制 5-HT 释放，这样 5-HT 就不能够再抑制 DA 的释放，DA 释放由此形成脱抑制，也就是 DA 释放增加（右下）

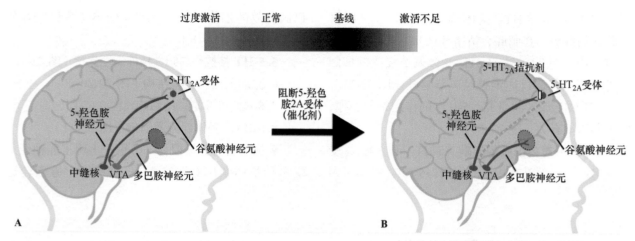

图 22-19 5-HT₂ₐ 拮抗剂能够缓解阳性精神病性症状。在中缝核到皮质的上行 5-HT 通路通过突触后 5-HT₂ₐ 受体，刺激下行的谷氨酸能皮质锥体神经元释放谷氨酸。由于下行的皮质锥体神经元突触在腹侧被盖区（VTA）直接与多巴胺神经元形成突触联系，5-HT₂ₐ 受体介导的 5-HT 活性就可以间接调节中脑边缘多巴胺通路的活性。因此，5-HT₂ₐ 受体激活则增加了谷氨酸的释放，反过来增加中脑边缘系统多巴胺的释放，可能导致阳性精神病性症状（A）。另一方面，阻断 5-HT₂ₐ 受体能够降低谷氨酸的释放，反过来降低中脑边缘系统多巴胺的释放（B）。因此，5-HT₂ₐ 拮抗作用可能是缓解阳性精神病性症状的机制

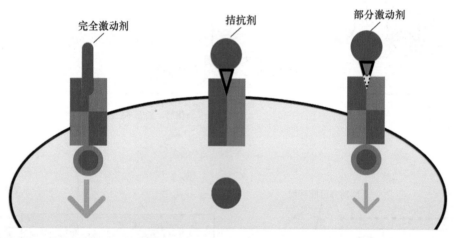

图 22-20 激动剂谱和受体结构。多巴胺受体完全激动剂（如溴隐亭、卡麦角林）与 D₂ 受体结合后导致如图的受体结构，引起 G 蛋白偶联的第二信号系统发生强大的信号传导（左）。与之相反，拮抗剂与 D₂ 受体结合导致的受体结构，会使得其无法进行任何信号传导（中）。多巴胺受体部分激动剂（如布南色林、阿立哌唑、舒必利和氨磺必利）引起受体结构改变，完成中间量的信号传导（右）。部分激动剂诱导的信号传导量少于完全激动剂

体（norepinephrine transporter，NET）将突触内过多的去甲肾上腺素转运入突触前神经元的胞质内储存起来（图 22-23）。去甲肾上腺素受体被分类为 α₁ₐ、α₁ᵦ、α₁ᴄ、α₂ₐ、α₂ᵦ、α₂ᴄ 和 β₁、β₂、β₃。所有这些受体均可位于突触后，但仅 α₂ 受体能够扮演突触前膜自身受体的角色。去甲肾上腺素对突触后不同受体的结合被转换为突触后神经元的生理功能改变，并最终产生信号传导和基因表达的改变。

突触前 α₂ 受体结合去甲肾上腺素时，它们会阻止去甲肾上腺素的进一步释放。所以，突触前 α₂ 受体在去甲肾上腺素能神经元中扮演刹车的角色，也是一个负反馈调节的信号。

10. 单胺的交互作用

（1）去甲肾上腺素对 5-HT 释放的调节（图 22-24）

（2）5-HT 对去甲肾上腺素和多巴胺释放的调节（图 22-25 至图 22-27）

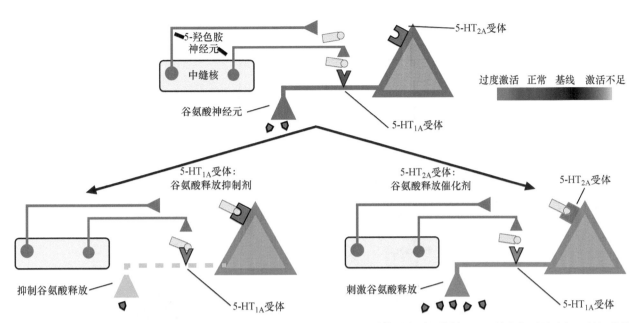

图 22-21 5-HT₁ₐ 和 5-HT₂ₐ 受体对谷氨酸释放的作用。 5-HT₁ₐ 和 5-HT₂ₐ 受体对皮质锥体神经元释放谷氨酸具有相反的调节作用。当 5-HT 与 5-HT₂ₐ 受体结合后，作为谷氨酸释放的催化剂，刺激谷氨酸的释放（**右下**）。而 5-HT₁ₐ 受体是谷氨酸释放的抑制剂，当 5-HT 与皮质的 5-HT₁ₐ 受体结合后，抑制谷氨酸释放（**左下**）。这一作用与 5-HT 对多巴胺的调节作用恰恰相反

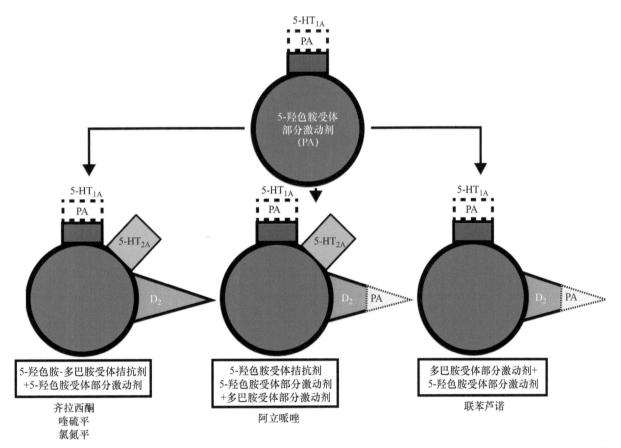

图 22-22 5-HT₁ₐ 受体部分激动剂。 齐拉西酮、喹硫平和氯氮平都是 5-HT₁ₐ 受体部分激动剂，此外也是 5-HT₂ₐ 受体和 D₂ 受体的拮抗剂。阿立哌唑不仅是 5-HT₁ₐ 受体部分激动剂，也是 5-HT₂ₐ 受体拮抗剂和 D₂ 受体部分激动剂。联苯芦诺是 5-HT₁ₐ 受体和 D₂ 受体的部分激动剂。5-HT₁ₐ 受体激动作用可被描述为增加多巴胺的释放（图 22-18）和减少谷氨酸盐的释放（图 22-21）。5-HT₁ₐ 受体部分激动剂（PA）作用于前额叶皮质可增加多巴胺释放，理论上可以改善阴性精神病性症状、认知症状和情感症状；同时可减少谷氨酸盐的释放，理论上可以改善阳性精神病性症状

121

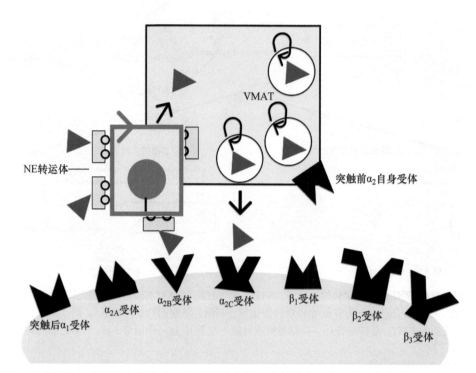

图 22-23　去甲肾上腺素受体。去甲肾上腺素（NE）转运体存在于突触前膜，主要负责把突触内过多的去甲肾上腺素转运入突触前神经元胞质内储存起来备用。图中可见一个突触前 α_2 自身受体调控去甲肾上腺素从突触前神经元的释放。另外，还可见几个突触后去甲肾上腺素受体，包括 α_1、α_{2A}、α_{2B}、α_{2C}、β_1、β_2 和 β_3。VMAT，囊泡单胺转运体

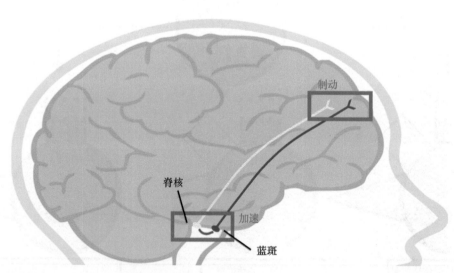

图 22-24　去甲肾上腺素对 5-HT 释放的调节。它主要通过作用于轴突末端的受体对 5-HT 的释放起负反馈抑制作用，通过作用于神经元胞体或树突的受体对 5-HT 的释放起正反馈调节作用

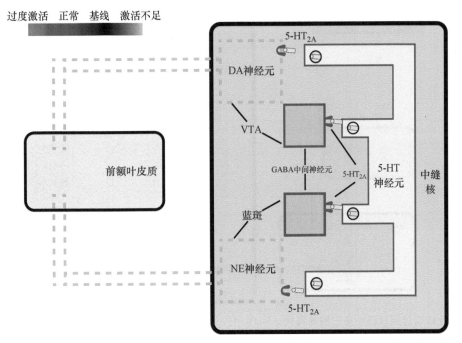

图 22-25　5-HT$_{2A}$ 受体调控去甲肾上腺素和多巴胺的释放。 5-HT 对前额叶皮质内去甲肾上腺素和多巴胺释放的调节，是通过位于去甲肾上腺素（NE）神经元、多巴胺（DA）神经元、γ - 氨基丁酸（GABA）神经元的胞体和树突末端上的 5-HT$_{2A}$ 受体来实现。当 5-HT 与脑干部位的去甲肾上腺素神经元、多巴胺神经元上的 5-HT$_{2A}$ 受体结合后直接抑制这些递质释放进入前额叶皮质。另外，当 5-HT 与脑干部位的 GABA 神经元结合时会增加 γ - 氨基丁酸的释放，进而抑制去甲肾上腺素和多巴胺的释放

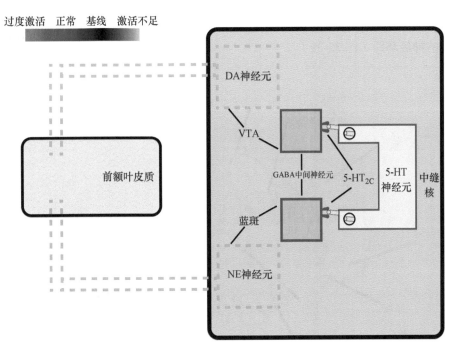

图 22-26　5-HT$_{2C}$ 受体调控去甲肾上腺素和多巴胺的释放。 5-HT 可以与位于脑干的 γ - 氨基丁酸（GABG）中间神经元上的 5-HT$_{2C}$ 受体结合来调控前额叶皮质中去甲肾上腺素和多巴胺的释放，这一结合增加了 γ - 氨基丁酸的释放，从而进一步抑制去甲肾上腺素和多巴胺的释放

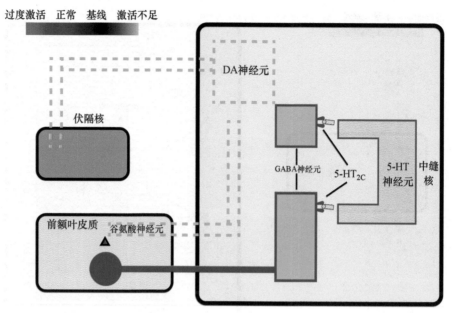

图 22-27　5-HT₂c 受体调控尾状核中多巴胺的释放。 5-HT 可以通过两种类型的 γ - 氨基丁酸（GABG）神经元上的 5-HT₂c 受体来调控尾状核中的多巴胺释放。首先，脑干中 GABG 中间神经元上的 5-HT₂c 受体受到刺激后导致 γ - 氨基丁酸的释放，进而抑制了上行的中脑多巴胺投射纤维的活动，这将导致尾状核中的多巴胺释放减少；其次，从脑干发出的投射到前额叶皮质的 GABG 神经元上 5-HT₂c 受体受到刺激时，导致投射到脑干多巴胺（DA）神经元的下行谷氨酸神经纤维兴奋性下降，这反过来也导致尾状核中的多巴胺释放减少

（四）精神症状的神经环路

1. 抑郁症状的神经环路（图 22-28）

2. 躁狂症状的神经环路（图 22-29）

3. 焦虑症状的神经环路及与神经递质的关系

焦虑、恐惧的症状和以杏仁核为中心的神经环路功能障碍相关（图 22-30）。电压门控离子通道也

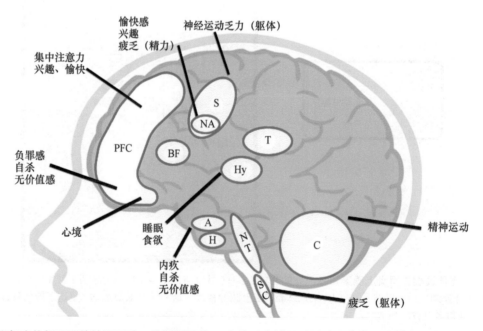

图 22-28　与抑郁症状相匹配的神经环路。 此图显示的 11 个脑区中神经元活动和信息处理效率改变可能导致重性抑郁发作。每一个脑区的功能假设与一个不同的症状群相关

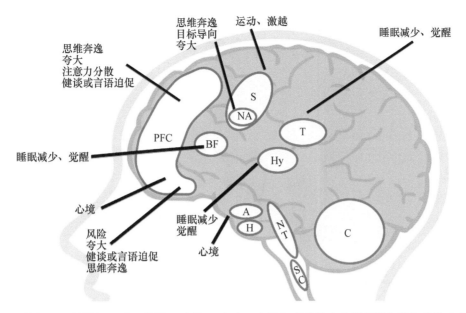

图 22-29　与躁狂症状相匹配的神经环路。此图显示的 11 个脑区中神经递质的变化都假设与躁狂发作中的不同表现相关。每个脑区的功能都可能联系着不同的症状群

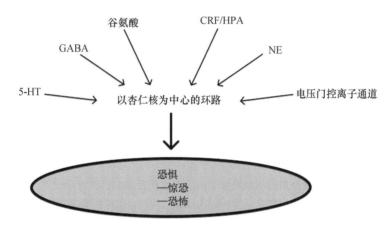

图 22-30　焦虑症状与神经环路及神经递质的联系。焦虑、恐惧的症状和以杏仁核为中心的神经环路功能障碍相关，调节这些神经环路的神经递质包括 5- 羟色胺（5-HT）、γ- 氨基丁酸（GABA）、谷氨酸、促肾上腺皮质激素释放因子（CRF）以及去甲肾上腺素（NE）等。此外，电压门控离子通道也参与了这些环路的神经传导

参与了这些环路的神经传导，这也就解释了为什么可以使用某些抗癫痫药治疗焦虑症状。例如，作用于 $\alpha_2\delta$ 配体的抗癫痫药可以作为抗焦虑药使用，因为其与突触前电压敏感钙离子通道 N、P/Q 亚型的 $\alpha_2\delta$ 亚基结合，可以阻断兴奋性神经递质的释放；在一些脑区表现为抗惊厥作用，但在杏仁核或皮质-纹状体-丘脑-皮质（CSTC）环路中的皮质区，这些 $\alpha_2\delta$ 配体可假设其与过度活跃的焦虑环路相结合，减低其活性，可改善焦虑症状（图 22-31）。

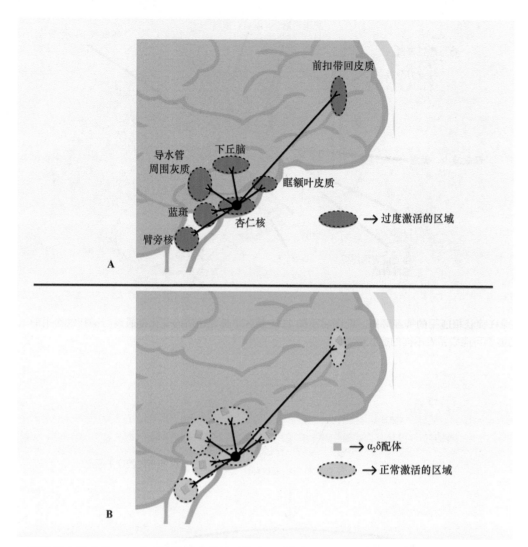

图 22-31 $\alpha_2\delta$ **配体潜在的疗效。A.** 病理性焦虑或恐惧可能由于杏仁核环路的过度激活所致。**B.** 与突触前电压敏感钙离子通道 N、P/Q 亚型的 $\alpha_2\delta$ 亚基结合的药物可阻断杏仁核神经元的过度激活，从而改善焦虑症状

第23章

精神（心理）问题的药物治疗

记得在以前的双心医学学术会议上，对于双心疾病的药物治疗，笔者推荐了一个公式：

抗抑郁药/氟哌噻吨美利曲辛片（黛力新）±
苯二氮䓬类药物
（± 表示用或不用）

这也是目前临床上常用的药物组合。因为在双心医学临床中，无论遇到抑郁障碍还是焦虑障碍，以及抑郁障碍共病焦虑障碍或焦虑症状，从理论上该组合都能把患者的症状全部覆盖。也难怪不少人按此用药，而鲜少问其背后的原因，也就是"知其然，而不知其所以然"。一旦再遇到深入一层的问题，就会语焉不详或顾左右而言他，或者干脆就加上心理治疗和（或）物理治疗的手段。

现在某高校校医院工作的前同事，说到给大学生用药时认为笔者给学生们的用药"太（生）猛"，因为目前医生们常用的抗抑郁药、苯二氮䓬类和非苯二氮䓬类催眠药笔者已很少使用，反而抗精神病药和抗癫痫药用得较多，这或许正是他们认为用药"太猛"，甚至有点"大逆不道"的原因。笔者倒没急着解释，因为要解释清楚，恐非三言两语即可。只是反问道"您知道我开药背后的理念吗？"先别着急评判，且往下看。

根据精神障碍维度论之说，精神障碍可能包含7个维度中或多或少的症状，目前治疗时是按精神障碍的分类，大致相当于对"病"治疗，但精神障碍一类往往都非疾病实体，所以只能说是对"病"治疗的对症治疗而已。但很快会发现，这种治疗往往不能把个体患者身上出现的全部症状都能覆盖，只是覆盖了目前认为的主要症状。先来看睡眠-觉醒障碍的治疗。

一、睡眠-觉醒障碍的治疗

（一）睡眠障碍与精神疾病的关系

为何先看睡眠问题（图 23-1）？"睡眠障碍是精神障碍的一个生命体征"[14]，足见其重要性。精神医学界早已意识到睡眠障碍和精神疾病之间的巧合。然而，他们普遍认为，精神障碍导致了睡眠障碍——一种单向的影响。事实恰恰相反，我们已经证明，仅仅通过破坏或阻断睡眠，就可以使健康的人经历类似许多精神疾病中观察到的大脑活动神经模式。事实上，许多受精神（心理）障碍影响的大脑区域，正是那些涉及睡眠调节和被睡眠不足影响的区域[42]。

最好将睡眠不足和精神疾病形容为相互作用的双行道，根据个体的问题随着交通的流动向一个方向或另一个方向发展[42]。

睡眠障碍依然是促成或维持许多精神疾病的一个被忽视的因素，并且具有我们尚未完全理解或投

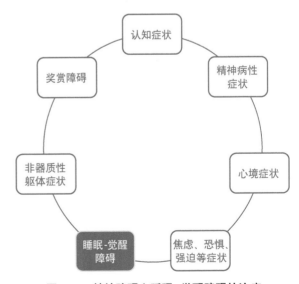

图 23-1　精神障碍之睡眠-觉醒障碍的治疗

入使用的强大的诊断与治疗潜力[42]。

尽管许多专家研究失眠与嗜睡时强调它们由独立的疾病所致，但许多实用型精神药理学家把失眠与白天过度思睡看作一个横贯许多疾病、伴随一个从过度觉醒到觉醒缺陷谱系的重要症状[14]。

（二）睡眠-觉醒障碍的表现

睡眠-觉醒障碍患者的睡眠从时间、质量和节律上都可能有改变。

1. 睡眠时间 有少有多。如果将睡眠分成三段的话，可以分成入睡阶段、睡眠维持阶段和晨起阶段，各阶段相应的睡眠障碍为入睡困难、睡眠维持困难（时睡时醒）和早醒。

2. 睡眠质量 有睡眠浅或深、多梦（噩梦）、不解乏等。

3. 睡眠节律 有睡眠时相前移或后移，前者表现为早睡早醒，后者表现为晚睡晚起，极端的为睡眠颠倒或连睡几天（嗜睡）。

（三）睡眠-觉醒障碍的现行治疗

1. 失眠的治疗 从治疗的角度看，失眠可被界定为夜间过度觉醒障碍，而催眠药则使患者从过度觉醒减低至进入睡眠（图23-2）。催眠药包括GABA-A受体正性变构调节剂（如苯二氮䓬类药

物，"Z类药物"）、H_1受体拮抗剂和 $5-HT_{2A/2C}$ 受体拮抗剂[14]。

（1）苯二氮䓬类药物：美国医学会不再推荐安眠药这种低级手段作为失眠症的一线治疗方法——安眠药只是直接用原始方法镇静你大脑的高级区域，或者说大脑皮质。安眠药实际上相当于打昏了大脑皮质的较高阶区域[42]。

（2）非苯二氮䓬类助眠药（Z药）：唑吡坦所诱导的睡眠成为记忆橡皮擦，而不是雕塑师[42]。

（3）褪黑素受体激动剂（褪黑素、雷米替胺）：褪黑素并不参与睡眠，它只是发出睡眠开始的信号，是"发令员"而非"运动员"。但为什么有些人使用褪黑素类食品或药品能帮助睡眠呢？这恐怕不得不归功于安慰剂效应。而褪黑素受体激动剂从研究来看，应该能改善睡眠。这类药物有雷米替胺和阿戈美拉汀，阿戈美拉汀还有轻度改善抑郁的作用[42]。

（4）抗抑郁药：此类药物包括三环类抗抑郁药（tricyclic antidepressant，TCA）、5-羟色胺拮抗与再摄取抑制剂（serotonin antagonist and reuptake inhibitors，SARI）、去甲肾上腺素和特异性5-羟色胺能抗抑郁药（noradrenergic and specific serotonergic antidepressant，NaSSA）。可能存在严重不良反应的三环类抗抑郁药目前临床上已很少使用。5-羟色

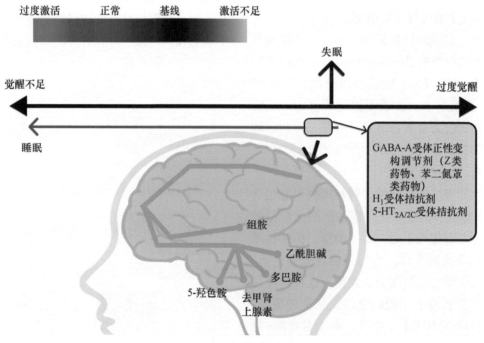

图23-2 失眠：夜间过度觉醒

胺能催眠药因其抗组胺 H_1 受体和对 α_1 肾上腺素能的拮抗作用而有镇静作用，不少人喜欢使用，加上它本身对 5-HT_{2C} 和 5-HT_{2A} 的拮抗作用而有抗抑郁作用，临床上得以广泛使用。曲唑酮低剂量（25 ～ 150 mg/d）时镇静作用保留，高剂量（150 ～ 600 mg/d）时还有抗焦虑-抑郁作用[14, 42]。

（5）抗癫痫药（加巴喷丁、普瑞巴林）可增加慢波睡眠[14]。（本书抗癫痫药均不包括苯二氮䓬类和巴比妥类抗癫痫药。）

（6）部分抗精神病药（如喹硫平）在正常剂量下对 H_1 受体缺乏选择性，而且可能许多与抗组胺药相关的不良反应都是由于对其他受体的作用。

（7）抗过敏药［选择性 H_1 受体拮抗剂（多塞平）、非选择性抗组胺药（苯海拉明）］：多塞平非常低剂量（1 ～ 6 mg/d）时能选择性拮抗 H_1 受体，是有效的催眠药。

（8）食欲素（Orexin）拮抗剂（苏沃雷生），可改善睡眠，但效果有限[42]。

2. 嗜睡的治疗　嗜睡可以被界定为白天觉醒不足障碍，而促醒药则使患者从觉醒程度过低提高至正常警觉水平以保持醒觉（图 23-3）。

3. 睡眠-觉醒障碍的发生机制

（1）组胺、多巴胺、去甲肾上腺素、5-羟色胺和乙酰胆碱共同作用而调节觉醒，因此有时被看作一个系统，称为上行网状激活系统。

（2）睡眠-觉醒障碍可以被定义为 CSTC 环路中丘脑滤波器的功能障碍，若其夜间未能滤掉皮质的感觉传入，则导致失眠；若白天滤掉过多皮质感觉传入，则导致白天嗜睡。失眠的治疗因此可被界定为使用 GABA 能激动剂增强丘脑滤波器的功能（图 23-4）；反之，嗜睡的治疗则可界定为使用多巴胺能药物减弱丘脑滤波器的功能（图 23-5）。

（3）睡眠-觉醒开关：在下丘脑，还有一个像开关一样的环路间断对睡眠和觉醒进行调节（图 23-6）。因此这个环路就被称为"睡眠-觉醒开关"。"开"闸位于下丘脑结节乳头体核（tuberom-ammillary nucleus，TMN），被称为"觉醒启动因子"，"关"闸位于下丘脑腹外侧视前核（ventrolateral preoptic nucleus，VLPO），被称为"睡眠启动因子"。

其他两套神经元系统亦是睡眠-觉醒开关的调节器：外侧下丘脑的食欲素神经元系统和视交叉上核（suprachiasmatic nucleus，SCN）的褪黑素敏感神经元系统。外侧下丘脑通过一种肽类神经递质稳定和促进觉醒。

调节睡眠-觉醒开关有两个关键神经递质：源于

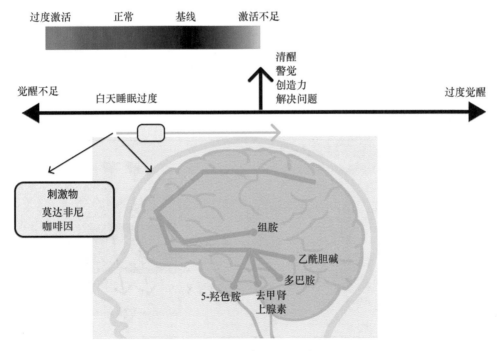

图 23-3　白天过度嗜睡：白天觉醒不足

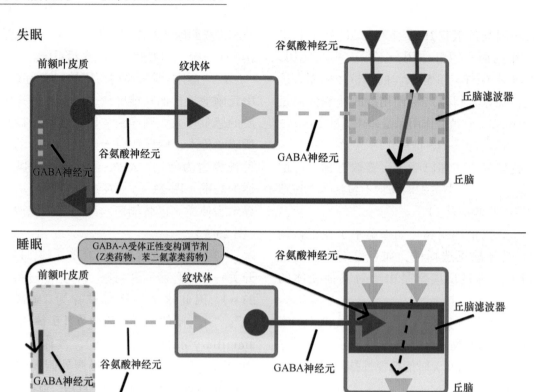

图 23-4 失眠：机制和治疗

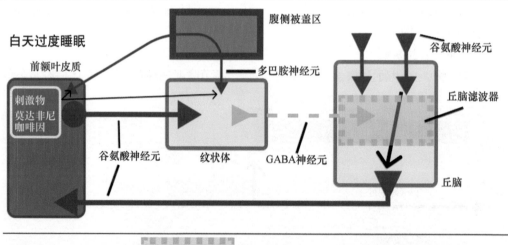

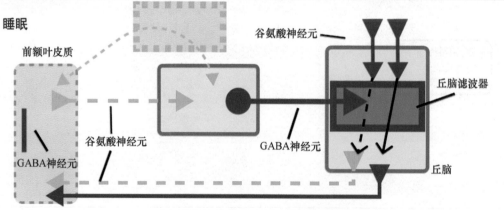

图 23-5 白天嗜睡：机制和可能的治疗

过度激活　　　正常　　　基线　　　激活不足

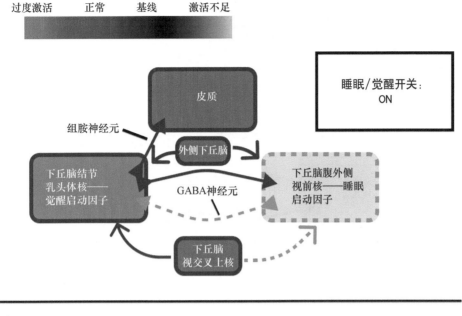

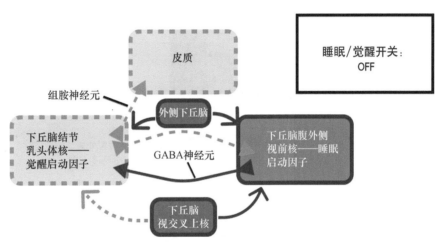

图 23-6　睡眠–觉醒开关

TMN 的组胺和源于 VLPO 的 γ-氨基丁酸（GABA）。具有白天过度睡眠特征的疾病可被界定为日间睡眠–觉醒开关处于关闭状态。促醒治疗，如日间口服莫达非尼，通过促进 TMN 神经元释放组胺而调节睡眠–觉醒开关至觉醒状态。莫达非尼或其他中枢神经兴奋药对增强组胺释放的确切机制尚不清楚。

具有失眠特征的疾病可被界定为夜间睡眠–觉醒开关处于开放状态。失眠可使用增强 GABA 作用的药物进行治疗，以抑制觉醒启动因子，也可以使用作用于突触后 H_1 受体、阻断觉醒启动因子释放组胺的药物进行治疗。

（4）睡眠时相转移：睡眠时相延迟——在正常的 24 小时周期中，觉醒启动因子和睡眠–觉醒开关被打开得太迟（图 23-7）；睡眠时相提前——在正常的 24 小时周期中，觉醒启动因子和睡眠–觉醒开关被打开得太早（图 23-8）。对这些个体进行光疗和口服褪黑素可以重新调定其 SCN 的生物钟，使其能够恢复正常的生物钟节律。

（四）睡眠–觉醒障碍的药物治疗新方法

处理睡眠问题，临床上大家喜欢用苯二氮䓬类和非苯二氮䓬类的镇静催眠药，之后才考虑使用有催眠作用的抗抑郁药，抗精神病药往往不在备选之列，甚至有人反对使用。以前笔者也是如此认为，但现在宁愿根据患者的睡眠情况使用相应的抗精神病药，甚至需要时联用另一种抗精神病药。下文将对新型抗精神病药的分类及其对睡眠–觉醒障碍的

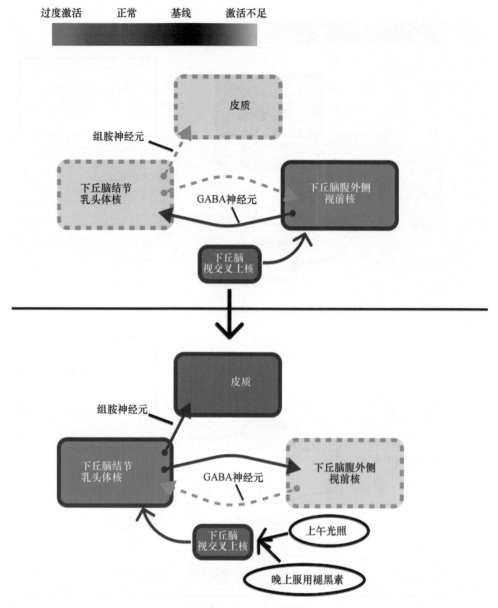

图 23-7　睡眠时相延迟

治疗加以阐述。

新型抗精神病药根据药物特性可以分为三类：

（1）有镇静催眠作用的药物，如氯氮平、奥氮平和喹硫平，药名多带"平"字，对失眠患者适用，因为这类抗精神病药对 M_1 受体、H_1 受体和 α_1 肾上腺素能受体具有拮抗作用而发挥镇静催眠作用。

（2）有多巴胺受体激活作用的可治疗睡眠-觉醒障碍的药物，如舒必利或氨磺必利（小剂量）、阿立哌唑和布南色林（尽管专业书中将其列为 5-羟色胺-多巴胺拮抗剂[14]，实践中却发现其有轻微

的多巴胺受体部分激动作用，从下一节的抗精神病药作用机制列表中可以看出这一点），对嗜睡和睡眠时相转移的患者适用，嗜睡的极端情况可考虑使用多巴胺受体完全激动剂溴隐亭或卡麦角林。

现行推荐治疗嗜睡的药物中：①兴奋剂即使可改善嗜睡也不宜长期使用。②促醒剂莫达非尼目前国内还没有。莫达非尼能选择性激活位于促觉醒中枢 TMN 和外侧下丘脑的相关神经元，这可促进组胺和食欲素的释放。但由于它是弱多巴胺转运体（dopamine transporter，DAT）抑制剂，口服后药物浓度很高时才能对 DAT 产生重要作用。③咖啡因

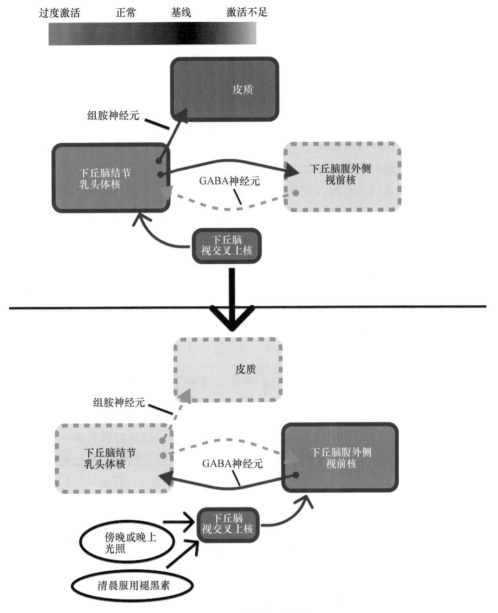

图 23-8　睡眠时相提前

在很多真正有精神障碍而又有嗜睡的患者中常常效果不明显。

由于多巴胺参与了嗜睡和睡眠时相转移的发生，所以使用上述的多巴胺受体部分激动剂或完全激动剂就成为一种选择，而且临床上大部分病例都取得了理想效果，最好将来能有研究证据来证明。目前这几种药物对多巴胺受体的部分激动或激动作用由弱到强的排序大概为：布南色林＜阿立哌唑＜舒必利或氨磺必利＜溴隐亭或卡麦角林。溴隐亭或卡麦角林（不属于抗精神病药）为多巴胺受体的完全激动剂，而舒必利或氨磺必利是接近于完全激动剂的多巴胺受体部分激动剂[14]，阿立哌唑和布南色林是偏离完全激动剂更远的多巴胺受体部分激动剂。

（3）介于上述二者之间的药物，如利培酮或帕利哌酮、齐拉西酮、鲁拉西酮和哌罗匹隆等，这类药物带"酮"或"隆"字，对患者睡眠时间尚够、质量或连续性不佳而没有睡眠时相转移的患者适用。当然患者睡眠也可以正常，可以选用第三类。

实际上部分抗癫痫药对睡眠也有辅助改善作用，如加巴喷丁和普瑞巴林，也可以选用。如果睡眠不佳合并疼痛，使用这类抗癫痫药更加合适。

（五）睡眠-觉醒障碍的问诊

1. 问诊　临床医生在问诊时需要注意的是，自身有没有从细节上把握患者的睡眠问题，患者所言睡眠好坏跟医生理解的好坏有无不同之处。比如患者说自己睡得很好，再一问发现患者是睡得多（如睡 10 小时）或睡眠时相前移（如从夜里9 时睡到第二天早上 3～4 时），不深入询问就会忽略这个关键问题；患者说睡得不好，除了睡得少、睡得晚、质量差，还有一种情况就是睡眠时相后移，甚至是睡眠时相后移＋嗜睡，如果患者说夜里 2～3 时睡到第二天上午 9～10 时，就属于睡眠时相后移，如果说会睡到中午甚至下午就是睡眠时相后移＋嗜睡。这里如果不问清楚的话，很容易被当成入睡困难去处理。所以为避免误判，最好问清睡眠的起止时间。当然，还需要注意的是，患者的睡眠时间会被日常活动打断，如中老年人要早起给孩子做饭、送孩子上学，学生要按照上课时间起床等，最好问一下如果不受这些日常活动的影响，睡眠的起止时间情况，也会减少误判。

2. 睡眠-觉醒障碍药物治疗的变化　睡眠障碍大致分成上面几种情况，但要注意患者睡眠障碍的这几种情况可以在同一段时间或不同时段里有不同的变化，要根据情况调整药物治疗，这就需要发动患者发现自身的规律，在许可范围内对药物的种类和剂量进行调整。抗精神病药也可以联用，如用阿立哌唑改善了患者的嗜睡，患者却又入睡困难，在排除阿立哌唑所致的失眠或病情本身的变化后，可以联用小剂量的喹硫平改善入睡困难。当然，从机制上来说抗精神病药不仅是改善睡眠，是一类真正的多种作用药物，因为它们作用于多个受体通道，应该叫"多受体通道药"更为合适，名为"抗精神病药"，一来将会使其作用受限，二来会带来耻感。只是目前还未更名前，在向患者交代用药注意事项时，让其调整药物剂量，以睡得正好（时间、质量、节律都正常）为宜，还要告知为何用它们。

临床上还有一种情况值得关注，就是患者的睡眠在不同时期模式不同，失眠、嗜睡或睡眠时

相转移在同一人身上存在，有的当前就能问明白，有的需要过一段时间才能完全显露。前者可以选用小剂量舒必利（50～600 mg）或氨磺必利（≤ 300 mg/d，可以从 50 mg/d 开始）来稳定患者的睡眠，后者需要等到充分显露后才能换用为舒必利或氨磺必利，这在不少此类患者中得到了验证，尽管没有设计严格的随机对照研究。理论上，氨磺必利属于接近于受体激动剂的多巴胺受体部分激动剂，而部分激动剂又被称为稳定剂[13]，但实践中并未发现同属多巴胺受体部分激动剂的布南色林和阿立哌唑有"稳定"睡眠作用。

综上所述，药物治疗中，患者如果有睡眠异常就要纠正，如果睡眠正常则不宜扰动它。说完睡眠问题，再看看常见的非器质性躯体症状。

二、非器质性躯体症状

（一）非器质性躯体症状的指涉

非器质性躯体症状（图 23-9），顾名思义，是指患者出现的躯体症状并非症状所出现的器官或部位的器质性病变所致，且已经经过相应的体格检查和辅助检查排除。若非局部病变导致，相应症状的基础变化又来自何处？临床上常被诊断为"自主神经功能紊乱"，这说明大家知道患者的症状与其自主神经有关，实际上深入想象就可能推测到患者的病变在中枢神经系统，尤其是大脑，只是中间通过自主神经相连接。"自主神经功能紊乱"一说尽管

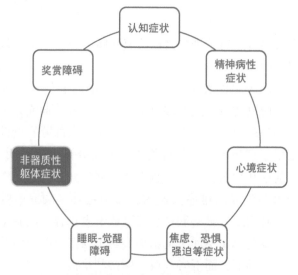

图 23-9　精神障碍之非器质性躯体症状的治疗

方向上是说患者的症状来源于神经功能出现问题，然而还不够深入。非器质性躯体症状常与焦虑和（或）抑郁情绪纠缠在一起，故而会被认为是焦虑-抑郁的附加症状[3]。按照经典理论，焦虑情绪与自主神经症状同时存在，才构成焦虑症状的一类（另一类是焦虑情绪同时存在精神运动性不安，如坐立不安）[3]。实际想来，只有非器质性躯体症状而没有焦虑的可能性不大，但可能焦虑表现很轻（所谓"虑病"），或也会出现抑郁症状。看来可能是神经通路的不同路段和不同神经通路病变轻重、多寡或长短不同而已。一般认为所用药物有治疗焦虑或抑郁的作用，就会兼顾到这些非器质性躯体症状。前述的精神障碍维度法里有详述，此处略过。

（二）慢性疼痛

在非器质性躯体症状里有一类症状比较特殊，那就是慢性疼痛，也被称为第二个精神障碍的"生命体征"[14]。但因为其机制比较特殊，出现此类症状时，可能与其他症状的处理不同，故而可以单独叙述。

1. 慢性疼痛的中枢机制[14] 脊髓的背角神经元轴突形成脊髓丘脑束投射至丘脑后再到初级躯体感觉皮质。这条通路携带的信息包括疼痛刺激的强度和定位，被称为辨别通路。神经元上升形成脊髓延髓束投射到脑干核团进而投射到丘脑和边缘结构，这些通路传送了疼痛的情绪和动机方面更多的信息。只有当辨别通路（丘脑皮质）和情绪/动机通路（边缘结构）的信息综合起来，个体才产生疼痛的体验（图 23-10）。

已知的止痛药能定向作用于一些背角神经递质系统（图 23-11），尤其是阿片类制剂、5-羟色胺和去甲肾上腺素再摄取抑制剂（serotonin and noradrenaline reuptake inhibitor，SNRI）、$\alpha_2\delta$ 配体可作用于电压敏感性钙通道（voltage-sensitive calcium channel，VSCC）。

用 $\alpha_2\delta$ 配体阻断 VSCC 能抑制背角多种神经递质的释放，进而被证明是治疗神经性疼痛的有效方法，推测部分是由于阻断伤害感受冲动从初级传入神经元传至背角，再沿脊髓上升到达大脑。

下行抑制通路中有两条与慢性疼痛有关，一条是下行去甲肾上腺素通路，起于蓝斑核和脑干神经递质核心下部（尾部）去甲肾上腺素能神经元胞体（图 23-12）。另一条下行通路是下行 5-羟色胺通路，起于延髓吻段腹内侧区的中缝核及尾侧的 5-羟色胺神经元核团（图 23-13）。下行去甲肾上腺素能神经元经 α_2 肾上腺素能受体作用抑制初级传入神经元释放神经递质，解释了为什么直接作用于 α_2 肾上腺素能受体的药物在某些患者能有效缓解疼痛。5-羟色胺也是下行至脊髓的易化通路中一种主要的神经递质，5-羟色胺释放到背角特定区域的某些初级传入神经元末梢，主要兴

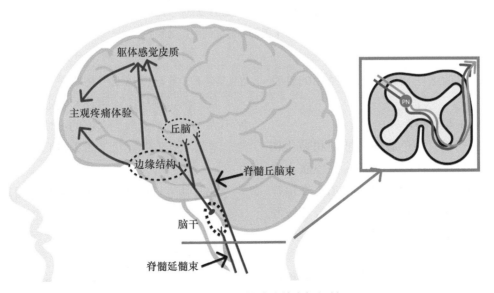

图 23-10 慢性疼痛的中枢机制

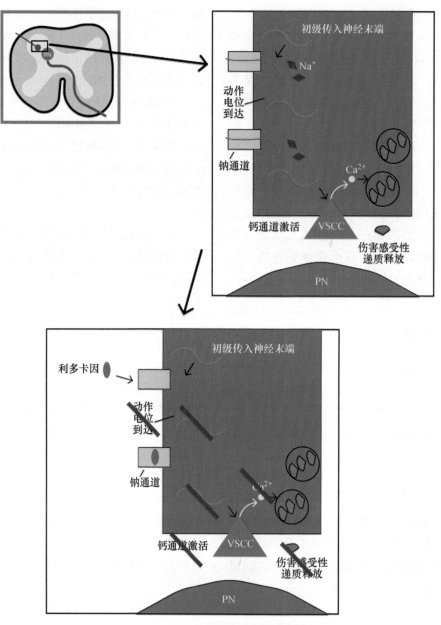

图 23-11　利多卡因抑制疼痛的中枢机制

奋 5-HT$_3$ 受体，增加这些初级传入神经元的神经递质释放。

2. 慢性疼痛的药物治疗

（1）抗抑郁药：5- 羟色胺兼有抑制和易化作用，这可以解释为什么选择性升高 5- 羟色胺水平的选择性 5- 羟色胺再摄取抑制剂（SSRI）在治疗疼痛时不能持续有效，而同时作用于 5- 羟色胺和去甲肾上腺素的 SNRI，目前被认为对多种神经性疼痛有效。

（2）抗癫痫药：有些患者疼痛症状多或程度重，就可以在处理睡眠问题以后，在此基础上选用加巴喷丁、普瑞巴林或卡马西平等。

接下来按顺序应该讲述奖赏通路症状，估计大家不太习惯。为了顺应大家的习惯，可以先讲述焦虑、恐惧或强迫等症状（图 23-14）。

三、焦虑、恐惧或强迫等症状的药物治疗

（一）发病机制

不同焦虑障碍之间的区别，可能不在于解剖位点或参与调节的神经递质的差异，而很可能在于相

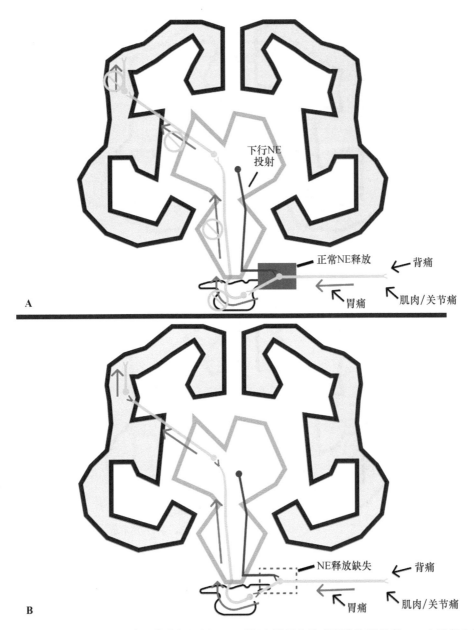

正常NE释放
下行NE
投射
背痛
胃痛
肌肉/关节痛
A

NE释放缺失
背痛
胃痛
肌肉/关节痛
B

图 23-12　去甲肾上腺素（NE）与慢性疼痛的中枢机制。A. 下行去甲肾上腺素通路抑制疼痛；**B.** 去甲肾上腺素抑制缺失导致疼痛

同调节环路（如 CSTC 环路）上不同特征的功能失调，即杏仁核及 CSTC 环路的功能失调在广泛性焦虑障碍中可能是持续的，但并不严重，而在惊恐发作或社交焦虑等不可预料的行为中，这种发作也许是间歇性的，但却具有灾难性特点[14]。

恐惧情绪可能通过杏仁核与调控情绪的眶额叶及前扣带回皮质相互连接来调控。恐惧同时包括行为反应，或战或逃或僵住。部分恐惧的行为反应由杏仁核与脑干的导水管周围灰质的连接所调控。恐惧也伴有内分泌反应，部分原因是由于杏仁核与

下丘脑存在神经连接，从而触发了下丘脑-垂体-肾上腺（hypothalamic-pituitary-adrenal，HPA）轴，并引起皮质醇水平的改变。当人面对短暂的威胁时，皮质醇的快速增多可以提高其存活率。然而，当恐惧诱发 HPA 轴慢性持续激活时，则个体共患其他躯体疾病的概率增加，包括冠心病、2 型糖尿病及卒中。恐惧反应也伴随着呼吸的改变，这部分是受到杏仁核与脑干的室旁核的神经联系所调控。过度反应时，可导致不必要的症状，如呼吸短促、哮喘加重以及窒息的假象[14]。

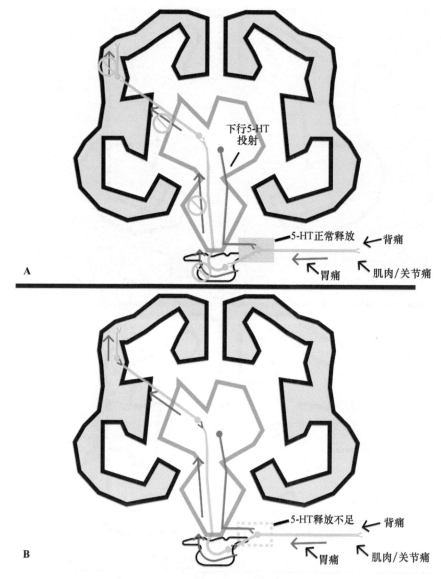

图 23-13　5-羟色胺（5-HT）与慢性疼痛的中枢机制

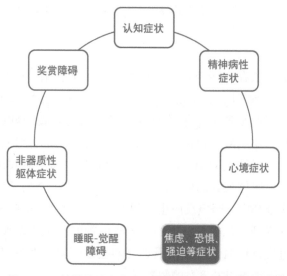

图 23-14　精神障碍之焦虑、恐惧或强迫等症状的治疗

自主神经系统可与恐惧反应协调一致，促发心血管系统的反应。自主神经系统被异常或持续激活时，就可能最终导致罹患动脉粥样硬化、心肌缺血、高血压、心肌梗死，甚至猝死的风险增加。"被吓死"并非永远只是夸张的比喻[14]。

除了外在刺激，内在刺激也可诱发焦虑，例如储存在海马中的创伤记忆。创伤后应激障碍的相关表现不难理解[14]。

重度抑郁障碍（MDD）与焦虑障碍的重叠症状：从治疗角度，确切诊断焦虑障碍谱系的意义不大。因为精神药理学的治疗思路可能对于目前抑郁发作伴随焦虑症状（其症状达不到焦虑障碍的诊断标准）的患者与目前抑郁发作同时共病焦虑障碍的患者并无太多不同[14]。

（二）药物治疗

常用的抗焦虑药[14]如下所列。

1. 苯二氮䓬类药物　此类药物通过增强杏仁核和 CSTC 环路内的前额叶皮质中的 GABA 作用以缓解焦虑。GABA 是参与调控焦虑的一种关键神经递质，相关治疗药物都通过作用于 GABA 系统来发挥其抗焦虑效应。GABA 受体主要有三种类型，即 GABA-A、GABA-B 和 GABA-C 受体。GABA-A 受体的多种亚型是苯二氮䓬类药物和（或）酒精的作用靶点。GABA-B 受体可能与钙离子通道和（或）钾离子通道偶联，可能参与调控疼痛、记忆、情绪以及其他中枢神经系统功能，这也就是为何一些抗癫痫药可用来治疗焦虑、抑郁、疼痛以及认知功能受损的机制。

2. 抗癫痫药

（1）新型 GABA 抗焦虑剂（噻加宾）可阻断突触前膜转运子对 GABA 的再摄取，增加突触中 GABA 的可获得性，可能具有一定的抗焦虑效应。

（2）$\alpha_2\delta$ 配体（加巴喷丁、普瑞巴林）作用于电压敏感性钙通道，可阻止疼痛和焦虑通路上神经递质（如谷氨酸盐）的释放。

3. 5-HT$_{1A}$ 受体部分激动剂　如丁螺环酮可能通过作用于突触前自身受体和突触后受体以达到缓解焦虑的作用

4. SSRI 和 SNRI　这两类药物大家都熟悉，不再进行介绍。

（三）药物治疗中的主从及兼顾

临床上，焦虑和强迫是两种常见症状。众所周知，在强迫的治疗中，除了用抗抑郁药治疗强迫外，还经常使用小量抗精神病药进行增效治疗[10]，而抗精神病药也并非是每一种都有效。如果大家仔细观察可能会发现，被普遍认为是增效作用的抗精神病药很可能起的是主要作用，而抗抑郁药并非主要作用。为何？实际上，强迫症状的背后往往存在不明显的心境症状，同时又存在表现各异的睡眠障碍。这就又回到对睡眠障碍进行治疗而选用三类抗精神病药的思路上。当然，这跟大家的临床经验反

差较大，以后慢慢品味。

被诊断为单纯的焦虑障碍患者，也有类似现象。

四、心境症状和（或）阳性精神病性症状以及认知症状的治疗

如图 23-15 所示，其中心境症状主要包括抑郁和（轻）躁狂或等位症两大类。

抑郁症状的治疗人们习惯于选择抗抑郁药，抗躁狂的药物人们喜欢选用抗精神病药和抗癫痫药，且有医生自己的偏好。

治疗阳性精神病性症状使用抗精神病药，一般人不会有疑问，关键是如何选择。证据的优劣是目前选药的主要依据，各种专业文献都会提及。其实，一般来说，但凡上市的药物都经过严格的临床研究，已证明有效，至少疗效好过安慰剂。但目前临床研究的一个缺陷是一种药物针对一类病种，如某种抗精神病药治疗精神分裂症，证据显示疗效确切。但需勿忘的是，临床医生在面对患者时，往往是具有鲜明特点的个体，不管是病还是人，综合起来患者有其独特性，往往在研究中找不到能适用于某类患者的确切的特征标识。这也就造成临床医生各显神通，根据自己的理解和经验选择药物，说出来似乎各有道理，到头来可能会形成自身有失偏颇的经验。

这里因为作为"第二路径"中治疗的常选药物，不妨参考笔者对抗精神病药的选择，其实已经

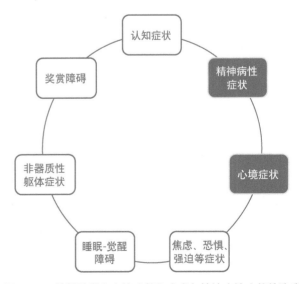

图 23-15　精神障碍之心境症状和（或）精神病性症状的治疗

在上文"睡眠-觉醒障碍的治疗"内容中有具体说明，仅供大家参考。

（一）非典型抗精神病药治疗躁狂的可能机制

非典型抗精神病药怎样发挥治疗躁狂的作用，答案并不清楚。一种观点是心境障碍中功能失调性环路是"无序"、混乱的。稳定心境的药物有能力"调整"功能失调性环路，提高症状性环路中信息处理效能，并因此减少症状[14]。

（二）抗精神病药与抗癫痫药治疗精神症状的药理机制

抗精神病药拮抗或部分激动 D_2 受体，可以解释精神病性症状的减少；非典型抗精神病药拮抗 $5-HT_{2A}$ 受体可以解释心境症状的减少；非典型抗精神病药的抗谷氨酸作用与一些抗癫痫药的已知药理机制相一致，减少谷氨酸过度活动的不同机制的联合，可以解释观察到的联用非典型抗精神病药和某些抗癫痫药的收益。不同非典型抗精神病药的众多机制可以提高三种单胺类神经递质[5-羟色胺（5-HT）、去甲肾上腺素（NE）和多巴胺（DA）]的效能，也对认知有效。而且，非典型抗精神病的一些药理作用预测还能对睡眠及神经发生积极效应[14]。这也正是目前笔者在临床上较多使用抗精神病药的机制性基础。

一般而言，躁狂发作时，所涉及的脑神经环路单胺功能极度活跃，其本质上是与抑郁症的理论假设相反。同对于抑郁的描述相似，"失调"较单纯过多更为精确，尤其因为一些患者可以同时具有躁狂和抑郁两方面的症状。不过一般来说，躁狂的治疗主要是要么减弱、要么稳定症状所涉及的脑区中神经回路的三种单胺类神经递质的调节活动。反过来，如果抑郁障碍如同双相障碍那样只是心境障碍很少的一部分，如果仅限于通过药物增加三种单胺类神经递质突触间隙的浓度，而不是既增加单胺类神经递质浓度又调节其功能以及可能相关的离子通道机制，就难怪单纯的抗抑郁药治疗没有比安慰剂疗效高出多少。事实上，各种抗抑郁药的有效率相似，且呈异质性；约67%的患者对治疗有效，约33%的患者对治疗无效。对于如今不仅是追求有效、更追求痊愈的抑郁障碍的疗效来说，即使几个阶段的系统序贯治疗也只是约2/3的患者获得临床痊愈。所以，才会有专家说不管联合多少种药物都希望最后达到痊愈[14]。

躁狂和抑郁之间有相当的症状重叠。这是一个过分简单和缩减的映像躁狂和抑郁症状的方法，涉及诸多脑区，因为每个脑区又都联系着很多其他脑区。但此方法在具体患者选择治疗时有用，有时被称之为循症（基于症状）的治疗选择和联合[14]。

（三）为何抗癫痫药中只有部分药物被证明有稳定心境的作用？

如果仔细查看文献就会发现，此类研究往往只限于双相障碍分成Ⅰ、Ⅱ型后，对其不同发作相或能否维持治疗进行干预研究，而不再将这些入组病例（样本）更进一步的特点作为干预的对象，而恰恰是这种特点是患者体内发病机制的关键所在，如疼痛突出的病例。然而，疼痛突出的病例往往不一定会被认为跟双相障碍有什么必然关联。目前有关精神分裂症和抑郁症的研究均有此类现象，好在使用第二路径的方法可能不至尴尬如此。

（四）精神症状治疗的"抗"与"稳"

在精神障碍有关维度法的阐述中，大家知道心境症状只是超出了正常情绪的波动范围在变化，所以对心境症状的治疗当以"稳"为要，而非单纯地去"抗"，大家从心境稳定剂的概念中就能看出，"稳"中含"抗"。但人们常常被过去的理论和叫法所迷惑，无论是精神病性症状、躁狂症状、抑郁症状还是焦虑症状，都要去"抗"。实际上，这些症状去"调"和"稳"或许更符合其发生的机制。

（五）精神障碍中的认知症状及其尴尬

虽然此处讨论的是心境症状和阳性精神病性症状的治疗，但认知症状（图23-16）还是与之藕断丝连。它或多或少都存在于大多数精神障碍中，只是有些患者能感受到，而有些患者感受不到，如果使用相关量表或问卷筛查应该能发现。这里只谈功能性精神障碍出现的认知功能受损，是可逆的，有治疗价值；而神经发育性精神障碍和脑器质性精神障碍，以及阴性精神病性症状为主的精神障碍当中

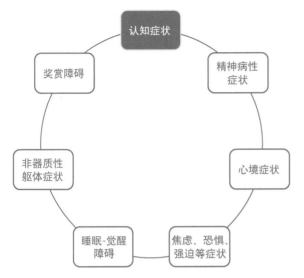

图 23-16　精神障碍之认知症状的治疗

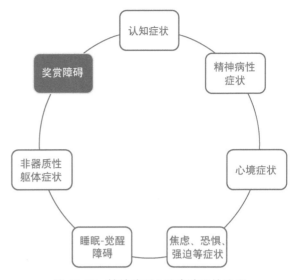

图 23-17　精神障碍之奖赏障碍的治疗

出现的认知损害一般难以逆转或在器质性病因去除后可能得以恢复，则不在此处讨论。

回顾关于心境症状和阳性精神病性症状治疗的讨论就会发现，非典型抗精神病药和一些抗癫痫药就有改善认知症状的作用，二者联用更容易实现这些可逆性精神障碍中的认知损害改善，实践中已得到证实，将来需要研究的证据证实。但临床上两个现象值得大家警惕，一是有些阳性精神病性症状为主的精神障碍患者在充分使用非典型抗精神病药治疗后感受到的认知功能受损恢复不理想；二是一些心境症状为主的精神障碍在经过抗抑郁药和（或）非典型抗精神病药治疗后认知功能得不到理想的恢复。尽管理论上非典型抗精神病药和抗抑郁药都可改善认知功能，但联用一类或两类药物即使患者的精神病性症状或心境症状得以控制，其并未得到理论上应该达到的效果，或者原来突出的症状还会波动。

这是为何？宣称对认知功能改善理想的抗抑郁药在使用后，仍然对很多患者于事无补，最可能的解释是原来的理论假设不完全恰当。

五、奖赏通路症状的药物治疗

（一）进食障碍的药物治疗

如图 23-17 所示，奖赏通路症状先从"吃"说起。

如今临床上心境障碍的患者进食问题有食欲或进食量正常、食欲减退或进食量减少、食欲亢进甚至暴饮暴食（或多饮多食）、进食少或正常但

体重却增加，或者这几种情况的间断出现。这类情况，尤其是暴饮暴食（或多饮多食）可能有两种情况，一是心境障碍的一种表现或与心境的波动相关，二是与心境障碍共病。如果患者有时出现暴饮暴食，或体重增加（排除是药物副作用的可能），可以选用托吡酯（妥泰）或唑尼沙胺，当然也可以作为一种解决药物副作用（增加体重）的方法，前提是不能影响疗效。多种抗癫痫药，如丙戊酸、卡马西平、苯妥英钠、加巴喷丁等都可能导致体重增加，其导致体重变化的机制可能与对外周和（或）中枢调节葡萄糖代谢和体重平衡或能量平衡的代谢或内分泌机制有关，其中包括调节肥胖信号的激素，机制中涉及影响能量平衡的瘦素、胰岛素、神经肽 -Y（NPY）、脂联素、生长素和甘丙肽等激素和神经肽。而托吡酯通过降低食欲和饥饿感、降低食物奖赏特性来减少热量摄入、增加脂联素和降低瘦素来调节激素水平、改善血糖血脂代谢以及抑制碳酸酐酶，进而抑制脂质合成，从而改善代谢、降低体重。所以，有意思的是，在托吡酯的说明书中可以看到其副作用之一是体重减轻[45-46]。

（二）精神障碍中部分"性"症状及其治疗

再看看"性"。有关性的症状人们往往羞于启齿，受训的医生好一些。作为患者只在这方面有突出表现时，自己或知情者才会提到。性欲减退或消失或性欲亢进、勃起功能障碍或早泄比较常见。性

欲减退在患者抑郁时常见，经过治疗的患者还要排除药物副作用的可能。但性欲亢进往往是疾病本身的表现，被有些人，也包括医生认为是患者的道德问题，自然难免有些患者真是道德问题，但别忘了这很可能是涉及道德或法律问题的医学问题。笔者有一熟人的孩子婚后，在其孩子快出生时他却出现心境障碍，令其父母不解的是孩子以前从无此类恶习，为何病后老是偷偷摸摸约"性工作者"，妻子发现后仍不收手，他的经治医生认为他道德有问题，不负责任。但在其病情控制良好的时期，患者从不约"性工作者"。还有一男性患者，不断去找"性工作者"，为此妻离子散，但仍不罢手，即使贷款也要去做，结果负债累累，前妻后来为他还清债务，带他看病，结果发现患者有心境障碍，无论心情好（轻躁狂）或心情不好（抑郁）时都会去找"性工作者"，自己知道不对，但控制不住，一见到那类场所就"走不动路"。也有女性一天要好几次性行为，自己或找人解决，做的时候"沉浸在快感里，快感消失又开始痛苦，然后又想要性快感"。这些患者往往在得到恰当的治疗后，这些所谓的"不道德"行为或"性瘾"都能得到控制。选药也无外乎非典型抗精神病药和抗癫痫药。托吡酯在控制食欲的同时，可能改善"性瘾"；拉莫三嗪或丙戊酸盐能控制好患者的焦虑-抑郁情绪，也可能会缓解性的相关症状。

（三）烟酒问题

烟酒问题的治疗要根据相关机制，戒烟、戒或限酒是至今常用的宣传语，且有言之凿凿的科学证据。这固然没错，但实际生活中为什么有此类问题的个体和群体总不能理想地遵循呢？因为此类问题对个体和群体都是个系统问题，既有社会性的系统问题，也有人体本身的系统问题，更有人体和外界相互作用的时空系统问题。无论哪个系统似乎迄今都没能真正地认识其运作机制，所以口号虽好喊，但实施不易，不然烟草几百年的历史，酒精有更悠久的历史，科学技术发展至今人类已可上天入地，却一直未能将烟酒禁绝，岂不奇怪。如此说，倒不是为抽烟喝酒找借口，只是让大家知道任重道远。

在心血管科大家都知道，久不戒烟者一旦心肌梗死又死里逃生后，只要医生说到，大多数患者都能做到"令行禁止"。

看来这些物质或非物质的东西，只要让人一时痛快，都有它存在的理由，而且会反复，甚至变本加厉。

（四）其他奖赏通路症状

强迫性赌博、盗窃癖、放火癖、强迫性购物等也与奖赏环路相联系。大家如果仔细进行临床观察，实际上这些病态行为的背后都不只有这些行为问题，还有七维症状中的其他问题。如有一大学生自称"盗窃癖"，从小就有，往往编瞎话能混过去，但自从有了监控，瞎话就在事实面前被戳穿。你若问他，他认为自己仅有偷窃癖的问题，然而，在进行量表筛查中发现，他有很明显的（轻）躁狂表现，抑郁很轻。检查回来讨论时，他也认为以前没人注意自己有此类问题。

六、小结

综上所述，抗精神病药+抗癫痫药作为治疗精神（心理）问题的组合应该更为常用，因为这一公式选药后可以覆盖患者的所有症状。按上述思路可供选择的方案不少，再加上循证选药可有更多选项。不要被"抗精神病药"和"抗癫痫药"这类名称所迷惑，它们有远比其名称所表明的更多的治疗机制和良好效果，而其名称导致在使用中会引起很多误会。好在已经有人注意到这个问题，斯塔尔（Stahl）在其新书中认为原被称为抗精神病药、抗抑郁药和心境稳定剂等的精神药物应根据其药理作用机制重新命名，因为原命名过时且易引起混乱[47]。不过，考虑到大家的习惯，本书中仍使用以前的命名术语。

治疗中抗精神病药、抗癫痫药可以单用，也可以根据情况联用，如在患者使用拉莫三嗪控制焦虑比较理想后，还会时不时地多饮多食甚至暴饮暴食，就可以联用托吡酯或唑尼沙胺治疗。这样的用药本身既是对症治疗，更是出于对症状背后机制的考量。多数患者都需要这两类药物联用，因为这两类药包括多受体通道和离子通道的调节机制。实践中即使一开始两类药物联用，有些患者会在错服、漏服或停服一种药后而只用一种药，病情依然稳定或无大的波动，只服用抗精神病药者可能只是或主要是受体通道机制受累，只用抗癫痫药者可能只是或主要是离子通道机制的问题。

锂盐之所以不是最常用的选项，是因为服用锂盐要求定期检测血锂浓度和肾功能，以防锂盐的副作用或中毒。它也应是治疗组合中的选择之一。因为它的治疗作用无可撼动。

当然，在此基础上，如果效果仍不理想，可以考虑合用抗抑郁药。也最好根据患者的表现和药物特点进行选择，看能否尽量地匹配。

七、第二路径的"麻烦"及对策

显然，走第二路径会给实践者带来很多"麻烦"：

（1）同行不接受或不能完全接受，甚至引来非议。

（2）不但要对诊断进行解释，还要解释治疗方案，如果一时效果不佳，还会受到医患的置疑或质疑。

（3）最理想的运用是，经他人用第一路径治疗后效果不理想或不尽理想，且时日已久，第二路径经常会被称为"神了、神奇"。因为即便一上来就走第二路径，即使效果好，患者也会认为理应如此。

第一路径走完效果不佳，笔者本想建议接着走第二路径，后来一想，让别人如此操作的可能性不大，除非写进治疗指南，但指南也不会这么写，至少暂时不会。所以，只能按照医生自己理解的路径去走，对于患者而言，往往是可遇而不可求。

再后来，深入临床你会发现，我们见到的大多数患者实际上受制于目前的疾病分类体系，而不得不给他们一个或一个以上的疾病分类学诊断，却往往难以让"衣服那么合身"，因为衣服已经按照尺寸"工业化"生产，至于是否真的合身没人去管，只是告诉你根据身高等选一个或几个差不多的"衣服"套上。

目前的疾病分类——某某障碍的命名，实际只是以某一类症状为主或突出而已，全然无法照顾到具体患者的全部表现。所以对所谓心境障碍的治疗流程，似乎适用于绝大多数患者，但要根据具体表

现，推测对应的病理机制，选药时根据药物的作用机制选择更可能逆转精神障碍的药物。所以，药物治疗的公式几乎可以通用。

这里所言，有与教科书一致之处，也有完全不同的地方，或许是知识（独立信息的记忆）和智慧（整合后对整体内涵的了解）之间的区别。或者，更简单地说，是学习和理解之间的区别。

据说法律上的正义分为现实正义和程序正义，现实正义常常不能得到直接实现，而要尽量实现就需要尽量地实现程序正义而最大限度地接近现实正义。美国 20 世纪著名网球明星辛普森案就是明证。对于精神（心理）问题的识别和处理，仿之，可以分为现实正确和程序正确。鉴于目前对大脑的了解有限，要想正确解决患者的问题，现实不尽理想，所以目前更多采用程序正确的方法迎接患者，各种指南、专家共识、流程等不断涌现和修改。如果大家愿意承认，不得不说，这种程序正确，给多少患者、多大程度上解决了问题，现实并不尽如人意。所以，不能都指望程序正确，尽管它是主流，更不容易出现法律问题，但其弊端可见一斑。如果大家愿意，还是尽可能向现实正确上靠近——去理解疾病深层次的生物学基础。

目前的精神药物多是作用于受体通道和离子通道而发挥作用，所以可将精神药物分为受体通道药和离子通道药。理解抗精神病药 ± 抗癫痫药这一公式化治疗，还可以从微观层面进行。抗精神病药多是通过受体通道发挥作用，而抗癫痫药多是通过离子通道发挥作用。

大家可以看出，目前被命名为抗精神病药和抗癫痫药的两大类药，其实有很多超出其被命名的作用。鉴于目前对精神疾病的病理机制以及药物的作用机制还不尽明朗，精神药物新的分类方法估计还要等待很久。

总结一下，对这些可逆性精神障碍的药物治疗第二公式为：

抗精神病药 ± 抗癫痫药 ± 碳酸锂

八、第二路径用药的益处

1. 治疗方法增多　无疑，在第一路径的操作之后再有第二路径的方法，对精神障碍的治疗方法明

显增多，有效或治愈的概率会增高。

2. 起效时间短　如此用药有一个好处，患者等待起效的时间可能大大缩短，这来源于临床实践中的观察。大家知道目前最常用的抗抑郁药对抑郁治疗2～4周才开始起效，临床上很多患者的痛苦得以暂时缓解的"武器"往往是苯二氮䓬类或非苯二氮䓬类的镇静催眠药，间或是其他有镇静催眠作用的精神药物的作用。因为一旦患者的焦虑和（或）睡眠问题得以缓解，其整体感受也会随之改善。所以，以前有前辈说患者先改善的是睡眠问题，接着是焦虑，最后才是抑郁。临床上如果使用了抗精神病药和（或）抗癫痫药，其起效时间将大大缩短，而且能最大限度减少使用苯二氮䓬类和非苯二氮䓬类的镇静催眠药，也免得担心长期使用这类药物可能导致的副作用和依赖性。

3. 用药相对简洁　这体现在用药更少、剂量更低和副作用更少或更小方面。尽管采用第一路径的思路开始用药时，可能用药种类也不算多，剂量一般都是从小量开始，但时间一长，可能用药的种类就明显增多、剂量常常是说明书剂量的上限。至于副作用，如果从第二路径出发，常常没有副作用，或者副作用很轻或呈一过性；即使副作用很重就会换成同类中的其他药物。

九、精神障碍目前药物治疗模式的分型

在阐述精神（心理）问题的药物治疗之前，大家可以回想一下如今的临床实践中精神（心理）问题的药物治疗大致可以分成如下几类。

（一）抗抑郁药型

此型患者有三种可能，一是抗抑郁药有效，但不能痊愈；二是抗抑郁药先是疗效好，后来效果渐差，甚至失效；三是即使抗抑郁药无效，仍被要求坚持使用。这类患者往往被医生诊断为概念模糊的"焦虑抑郁"。精神医学临床治疗过程中，反思诊断的合理性（很难说是"正确性"）应当成为一种职业习惯。也难怪，抗抑郁药对于单相和双相抑郁，从群体的角度来说，研究都发现其有效性[10]。所以，临床上抗抑郁药仍是精神（心理）医生最常用的一类药，笔者也曾如此。不过，从笔者个人现

在的角度来看，抗抑郁药反而很少使用。为什么？临床实践表明，抗抑郁药只能解决一部分人一定程度的问题，大概略强于安慰剂[22]。只是没有找到更好的方法，再加上利益问题，使得这种局面一直延续至今。

（二）心境稳定剂型

此类患者只需要心境稳定剂治疗。笔者将心境稳定剂大致分为四类：第一类是锂盐，临床上常用的是碳酸锂；第二类是抗癫痫药；第三类是抗精神病药；第四类是氟哌噻吨美利曲辛（黛力新），因为该药为复方制剂，治疗中主要利用的是其抗精神病药成分，所以也可以视为第三类中的一种特殊类别，因此临床上多数人认为此药不宜长期使用，不见得是真理，而要看患者本人对该药的反应。即使使用心境稳定剂，每个患者也不同，一是种类上，从一种到多种不等，甚至有的患者需要同一类中的不止一种药物进行治疗；二是剂量，有的患者对药物很敏感，仅需要很小剂量，有的患者则需要很大剂量，但总要以患者不出现副作用或副作用很小为宜。总之，还是没有逃出精神（心理）医学"试"的势力范围（可以美其名曰"滴定"）[48]。在非精神专科医院，黛力新应用广泛，其适应证不止说明书上所限，实际上可以用于焦虑或恐惧相关障碍、抑郁障碍和双相障碍，当然这些诊断中患者一般都有非器质性的躯体症状，很多时候医生分不清是哪种"焦虑抑郁"。有人囿于研究结果而夸大其副作用，实际上不必过于担心，要看具体情况，因而其地位要重新评价。

当然，这里还会涉及心境稳定剂的概念问题。这一概念常在双相障碍的治疗中被提及。据说心境稳定剂要符合以下限定：第一，有效治疗心境障碍的发作相；第二，治疗发作相的同时防止转相；第三，预防发作相的复发；第四，最好能防止病情波动。从目前研究的结果来看，能完全符合这些限定条件的几乎没有。在《心理心脏病学手册》里，情绪稳定剂只涉及了锂盐和部分抗癫痫药，而未将抗精神病药列入[49]，即使专业的精神医学书籍里也仅说抗精神病药可能有稳定心境的作用。《沈渔邨精神病学》（第6版）将前者称之为典型的心境稳定剂，其余的则称为非典型的心境稳定剂[10]。可

见，完全可以把它们都列为心境稳定剂，但实践中很少有人真这么做。实际上，据笔者的观察和构想，如果依然按照目前的研究思路进行，仍不会得出更切实可行的方案，唯有根据临床实际，有针对性地根据患者所患障碍的特点，选用机制上对应的药物，要达到心境稳定剂概念所设标准可能就不会那么难，也就不会造成没有针对性地对药物一概而论，弄得大家莫衷一是。在笔者看来，上述第三类或第四类都可以成为心境稳定剂，只是看用得恰当与否。

（三）心境稳定剂＋抗抑郁药型

这类患者需要这两大类中几种药物结合使用。这其中，又可分为两类，一类是以心境稳定剂为主，另一类是以抗抑郁药为主。

虽然这种"马后炮"式的分类，对临床实践没有具体的指导意义，但会促进对精神（心理）问题的治疗乃至分类更好的理解。

翻开如今的各种指南，大家可以看到，对于精神科的三大病种——精神分裂症、抑郁症和双相障碍，前两者的指南似乎可操作性更好，而双相障碍的指南则不尽如人意，笔者常开玩笑说，双相障碍的治疗指南是真正的指南，因为它们让医生找不着北！无论哪种情况下的某级证据、某级推荐，都与具体患者的实际情况难以契合。

对于心境稳定剂和抗抑郁药的组合使用，如果一开始判定为抑郁障碍，心境稳定剂的使用就会被看成是针对某一或某些症状，或称之为"增效治疗"，这其中也可能有一部分患者并不需要抗抑郁药治疗。而如果将其视为不典型的双相障碍，则心境稳定剂的使用就会被看成主要的治疗措施，抗抑郁药的使用反而可能成为增效剂。可以看成同一现象的不同诊治模式中的不同解释。

双相障碍的治疗，目前公认的是以心境稳定剂为基础，且联合用药是"标配"[14]。要知道药物治疗方法的具体操作，需先明白心境障碍的发病机制。

十、第二路径的大致理论基础

从药物治疗的角度而言，固然是用尽量少的药物，能更全面控制患者的症状为佳。实际上，"抗精神病药 ± 抗癫痫药 ± 碳酸锂"这一用药模式往往给患者的治疗药物最简洁（种类更少，剂量更低，副作用更少）。而且大家知道，大脑细胞靠离子通道的运作产生电信号和动作电位，细胞间通过突触进行通讯，神经递质在其中起到关键作用。所以，神经递质转运体、通道（包括 G 蛋白偶联受体和离子通道）和酶的变化，决定了会不会产生信号传导，动作电位产生和细胞间通讯是否正常决定了神经信号的传导、中断或不恰当传导，从而使神经通路得以行使正常功能或是出现异常[14, 41]。所以，精神症状宜从神经通路上寻求解释与理解，治疗则应从脑神经细胞产生电信号和化学信号的神经递质的转运体、通道和酶入手。而这一用药模式刚好可以解决这些问题，即细胞本身和细胞间问题都可能得到解决。而目前通行的抗精神病药治疗精神病性障碍，抗抑郁药治疗抑郁障碍和焦虑障碍，都只能解决病理机制中的神经递质运作的问题，这倒是可以解释精神科中精神药物治疗目前的窘境。

如果"抗抑郁药／黛力新 ± 苯二氮䓬类药物"这种公式化方法能解决双心医学中的精神（心理）问题和精神医学疾病的 3 ～ 4 成，"抗精神病药 ± 抗癫痫药 ± 碳酸锂"这一方法可再增加 1 ～ 2 成（保守估计），那就能将精神（心理）问题解决一半以上，对于从事精神（心理）卫生服务的专业人员而言，何乐而不为呢？

这里虽然只谈及精神疾病的药物治疗，实际上大家都知道还有很多其他疗法。但笔者总想，无论何病，疗法越多往往意味着该病治不好或治得不好。治不好当学会接受，治得不好，医生当究其原因。是医生个体抑或医生群体之故？个体之故当修行，群体之故则当探寻理论之弊，能变之或改之更好。抑或是行风之弊所致，那只能等待。倘是受地域或资源之限，最好去学习交流。

第24章

常用抗精神病药、抗癫痫药和抗抑郁药的作用机制与作用

根据《Stahl 精神药理学精要：神经科学基础与临床应用（第 3 版）》[14] 中的叙述或表格以及部分药物说明书的表述，现将抗精神病药、抗癫痫药和抗抑郁药的作用机制和药物效应分列于下。

一、抗精神病药作用机制（表 24-1）

虽然抗精神病药对于各受体的作用已经基本确定，但是这些受体与临床作用之间的联系仍处于假设状态。

推测 5-HT$_{2C}$、M$_3$ 和 H$_1$ 受体和待识别的受体 X 都与心脏代谢风险有关，特别是 5-HT$_{2C}$ 和 H$_1$ 受体的拮抗作用与体重增加有关、M$_3$ 受体的拮抗作用与胰岛素调节受损有关。未知的受体 X 可能会快速引起胰岛素抵抗和空腹甘油三酯水平升高。

目前推测 D$_2$ 受体、毒蕈碱 M$_1$ 受体、组胺 H$_1$ 受体和 α$_1$ 肾上腺能受体的拮抗作用都能介导产生镇静作用。

表 24-1 抗精神病药作用机制

受体	药物													
	氯氮平	奥氮平	喹硫平	洛沙平	哌罗匹隆	利培酮	帕利哌酮	齐拉西酮	鲁拉西酮	阿立哌唑	氨磺必利	舒必利	布南色林	联苯芦诺
M$_1$	√	√	√	√						±			Θ	
H$_1$	√	√	√	√						±			Θ	
α$_1$	√	√	√	√	√	√		√					Θ	
α$_2$	√		√			√	√			√				
M$_3$	√	√	?	?										
5-HT$_{1A}$	√		√			√			√	√	√			√
5-HT$_{1D}$									√					
5-HT$_{2A}$	√	√	√	√	√	√	√	√	√				√	
5-HT$_{2C}$	√	√	√	√	√	√	√	√						
5-HT$_3$	√													
5-HT$_6$	√	√	√	√									√	
5-HT$_7$	√		√	√		√	√		√					
D$_1$	√	√		√	√									
D$_2$	√	√	√	√	√+	√	√+	√+	√+	√	√	√		
D$_3$								√+	√+	√	√			
D$_4$	√			√										√
X	√	√	?	?	?	?	?							
SRI														
NRI			√	√										

SRI，5-HT 再摄取抑制剂；NRI，去甲肾上腺素再摄取抑制剂；√，拮抗；√＋，部分激动；±，低或无亲和力；Θ，低亲和力；?，未知。

二、抗癫痫药治疗精神症状的作用机制（表 24-2）

表 24-2　抗癫痫药治疗精神症状的作用机制

药物	机制										
	α 单元 VSSC	非特异性 VSSC	α₂δ VSCC	L- 通道 VSCC	非特异性 VSCC	非特异性 钾通道	突触囊泡 SV2A	碳酸酐酶	非特异性 GABA	非特异性 谷氨酸盐	谷氨酸释放
丙戊酸钠		++			+			++++	++	+	+/−
卡马西平	++++	++			++	++		+	+		
奥卡西平	++++	+			+	+			+		
拉莫三嗪	++++	+			+	+				++	++++
吡仑帕奈	++										++++
利鲁唑		+			+	+				++	+++
托吡酯		++			++	+/−		+++	+	++	
唑尼沙胺		++			++				+	+	
加巴喷丁			++++		+++	+++	=				++
普瑞巴林			++++		++++	++++					+++
左乙拉西坦					+/−	+/−	++++				
钙通道阻滞剂				++++							

VSSC, 电压敏感性钠通道；VSCC, 电压敏感性钙通道；SV2A, 一种转运体，其机制不明；=, 不明；+/−, 作用或许有；+~++++, 作用强度逐渐增加。

三、抗癫痫药治疗癫痫及部分精神症状的药效作用（表24-3）

表 24-3　抗癫痫药治疗癫痫及部分精神症状的药效作用

药物	癫痫	针对躁狂		针对抑郁		作用					
							疼痛				
		治疗	稳定	治疗	稳定	神经痛	纤维肌痛	偏头痛	焦虑	失眠	进食问题/体重增加
丙戊酸盐	++++	++++	++	+	+/-	+		++++	+	+	
卡马西平	++++	++++	++	+	+/-	++++	+	+	+/-	+	
奥卡西平/利卡西平	++++	++	+	+/-	+/-	++	+		+/-		
拉莫三嗪	++++	+/-	++++	+++	++++	+/-			+		
吡仑帕奈	++++										
利鲁唑	+			+	+/-				+		
托吡酯	++++	+/-	+/-			+/-		++++	+	+	+
唑尼沙胺	++++	+/-	+/-								
加巴喷丁	++++	+/-	+/-			+++	++		++	+	
普瑞巴林	++++	+/-	+/-			++++	+++		++	+	
左乙拉西坦	++++	+/-	+/-			+/-			+/-		
钙通道阻滞剂	+	+	+/-								

+/-，作用或许有；+~++++，作用强度逐渐增加。

四、抗抑郁药作用机制（表 24-4）

表 24-4　抗抑郁药作用机制

种类	药物	5-HT										NE			DA			其他					
		1A	1B	1D	2A	2C	3	7	再摄取	SERT	脱抑制	再摄取	NET	脱抑制	再摄取	DAT	脱抑制	σ_1	M	H_1	α_1	α_2	NO合成酶
SSRI	氟西汀					一★			一					⊕			⊕						
	舍曲林								一							一		+					
	帕罗西汀								一				一						一				一
	氟伏沙明								一									++					
	西酞普兰								一											一			
	艾司西酞普兰								一											一			
SNRI	文拉法辛								一														
	去甲文拉法辛								一一			一											
	度洛西汀								一			一	一（额叶）			一							
	米那普仑								一			一	一一										
	伏硫西汀	+	土	一一			一	一	一														
NDRI	安非他酮											一				一							
NRI	瑞波西汀/托莫西汀											一											
NaSSA	米氮平/米安色林	+									⊕			⊕						一		★	
SARI	曲唑酮（低量）				一															一			
	曲唑酮（高量）	一			一★		一		一								⊕						一

一, 抑制; 一一, 较强抑制; +, 激动或结合; 土, 部分激动; ++, 较强结合; ⊕, 继发性脱抑制; ★, 较强结合。
SERT, 5-羟色胺转运体; NET, 去甲肾上腺素转运体; DAT, 多巴胺转运体; SSRI, 选择性 5-羟色胺再摄取抑制剂; SNRI, 5-羟色胺和去甲肾上腺素再摄取抑制剂; NDRI, 去甲肾上腺素和多巴胺再摄取抑制剂; NRI, 去甲肾上腺素再摄取抑制剂; NaSSA, 去甲肾上腺素和特异性 5-羟色胺能抗抑郁药; SARI, 5-羟色胺拮抗与再摄取抑制剂。

第25章

精神障碍国际通行分类与可能的新分类

现行精神疾病现象学的国际通行分类，虽最大限度减少了争论[3]，却割裂或忽略了人体，主要是大脑作为系统运作的整体性。同时，在病情变化上，仅有心境障碍的诊断标准体现了时间序列的考虑。也难怪，人们常常是当前状态的俘虏，如果我们不能形成一个时间结构的图景，就不能重视那种时间模式来矫正我们的思维和行动[50]，看来精神科专业人员也概莫能外。而临床实践中，不少精神病理现象容易被误解、曲解，甚至被牵强附会地解释，就不难理解了。在此，维度法的运用可弥补目前分类的整体性缺陷，使得新分类在空间上更能体现疾病的生物学基础的整体性；可能的新分类又可弥补时间序列中病情变化的片段化缺陷，使疾病的贯时性得以体现。表25-1所示为目前国际通行的DSM-5、ICD-11以及用维度法进行修订后可能的新分类中部分精神障碍的对应称谓，各位同道可进行比较领会。

表 25-1　DSM-5、ICD-11 和维度法对应的部分新分类

DSM-5		ICD-11		可能的新分类
障碍	编码	障碍	编码	
神经发育障碍	15	精神、行为或神经发育障碍	6A00-6A0Z	
精神分裂症谱系及其他精神病性障碍	37	精神分裂症或其他原发性精神病性障碍	6A20-6A2Y	以阴性精神病性症状为突出的精神障碍
				目前以阳性精神病性症状为突出的精神障碍
双相及相关障碍	55	心境障碍	6A60-6A8Z	目前以心境症状为突出的精神障碍
抑郁障碍	79	紧张症（畸张症）	6A40-6A4Z	
焦虑障碍	99	焦虑或恐惧相关障碍	6B00-6B0Z	目前以焦虑、恐惧、强迫等为突出的精神障碍
强迫及相关障碍	113	强迫或相关障碍	6B20-6B2Z	
创伤及应激相关障碍	123	应激相关的特定障碍	6B40-6B4Z	与应激相关的精神障碍
分离障碍	135	分离障碍	6B60-6B6Z	
躯体症状及相关障碍	139	躯体痛苦或躯体体验障碍	6C20-6C2Z	目前以躯体症状为突出的精神障碍
喂食及进食障碍	145	喂食或进食障碍	6B80-6B8Z	目前以奖赏症状（进食症状）为突出的精神障碍
排泄障碍	153	排泄障碍	6C00-6C0Z	
睡眠-觉醒障碍	155	睡眠-觉醒障碍	7A00-7B2Z	目前以睡眠-觉醒障碍为突出的精神障碍

DSM-5		ICD-11		可能的新分类
障碍	编码	障碍	编码	
性功能失调	173	性功能失调	HA00-HA0Z	
破坏性、冲动控制及品行障碍	189	冲动控制障碍	6C70-6C7Z	目前以冲动控制障碍为突出的精神障碍
		破坏性行为或反社会障碍	6C90-6C9Z	
物质相关及成瘾障碍	197	物质使用或成瘾行为障碍	6C40-6C5Z	目前以物质使用或成瘾行为为突出的精神障碍
神经认知障碍	247	神经认知障碍	6D70-6E0Z	
人格障碍	277	人格障碍和相关特质	6D10-6D11.5	
性欲倒错障碍	287	性障碍	6D30-6D3Z	
性别烦躁	185	性别烦躁		
其他精神障碍	293	与归类于他处的障碍或疾病相关的继发性精神或行为综合征	6E60-6E8Z	
药物所致的运动障碍及其他不良反应	295			
可能成为临床关注焦点的其他情况	303			
		做作性障碍	6D50-6D5Z	
		未在他处归类的妊娠、分娩或产褥期相关精神和行为障碍	6E20-6E40.Z	

　　可能的新分类中，以"目前"限定，是因为患者过去或将来不一定与目前表现相同或类似，为其可能的变化留有余地；以"以……为突出"限定是因为患者可能存在较轻或隐性的其他症状。

　　本书即将定稿时，在翻看梅芟芒翻译的《疯癫文明史》时，笔者猛然发现 20 世纪亨利·柯顿（1876—1933）就已经认为，所有的精神疾病，不管是最轻微的还是极度严重的精神疾病，其实在背后都是同一种疾病，只不过表现不同而已……他认为，"精神疾病"这个名词有误导之嫌，所有的精神患者所罹患的病，跟其他的生理疾病并无二致，都是源自身体的问题。……是一种由微生物所引起的疾病……很可能需要透过手术全部或部分切除（感染来源的可能部位，如胃、脾、宫颈和大肠）[51]。

　　笔者感觉自己的观点与柯顿惊人地相同——至少，他的核心观点有其合理性，只是囿于时代的局限，认为精神疾病的病因是感染，开展大刀阔斧的外科治疗，弄得自己毁誉参半，甚至毁多于誉，并因之遭到起诉。有鉴于此，此后似乎再无人关注其理念，却不知他的理念中有合理的成分，至少占绝大多数的可逆性精神疾病是同一类疾病，只是它的表现变化无穷；况且他还认识到精神疾病的基础是生物学。精神疾病无非是大脑功能的一种特殊属性——心理[52]或称为精神，出现问题。只是这类问题的微观病变基础，到目前为止人类还不甚了解而已。借用物理学中波粒二象性（wave-particle duality）的概念，可以将大脑视为具有神经精神二象性（neuropsycho-duality）的器官，而不管其微观里是否真正具有波粒二象性类似的现象。翻看人类对大脑和精神疾病理解的历史，你会发现这方面的长足进步多发生在 20 世纪 50 年代及之后[53]，笔者惊诧于在此之前，柯顿是如何做出精神疾病是同一类疾病的判断。

　　说到大多数精神障碍（未来关于原发性阴性症状和人格障碍的理论假设如能成功变更而融入精神障碍的整体，就不必称"大多数"）只是一种疾病，这既与目前主流的理论框架格格不入，又不符合人们的直觉感受。所以笔者并不指望精神卫生从业人员和普罗大众很快接受，只能等时间去过滤这是非曲直。

第 26 章

精神障碍运用维度法的诊断与治疗示例

病例 1

患者，男性，29 岁。主因"经常心悸、间发恐慌 2 年"来诊。

现病史： 患者经常心悸、心慌，有时突然惊恐发作，手麻，想如厕，眼冒金星，没法呼吸，心快要跳出来，最长不超过 1 小时，最难受的时间几分钟至十几分钟不等。心悸、心慌时，手麻、出汗，想到担心的事时易出现，娱乐时少见。多次去急诊和心脏科未发现心脏疾病证据。多梦，梦中会醒，早醒，心悸时吃不下，开心时吃饭正常。有短则几分钟、长则 1～2 小时的乏力，与惊恐发作不在同一时段。总体有 2 年。

既往史、家族史和个人史： 仅对青霉素过敏，病前开朗。

精神检查： 神清、语利，叙述及表情自然，接触主动，否认兴奋或易激惹。也有强迫，高中有 2 年较重。情绪波动明显，无轻生想法，怕死。走神，记忆力减退明显，吃过舍曲林（日最高剂量 100 mg）无明显效果。轻躁狂测查清单（HCL-32）评分：25 分。

治疗： 先使用黛力新，每天 1～2 片，辅以劳拉西泮（0.5～1 mg）。劳拉西泮在两种情形下服用，一是惊恐发作或急性焦虑发作时，二是睡眠不佳时。开始使用后 1 个月内效果好，但第 2 个月开始感觉效果不如以前。遂换用喹硫平和拉莫三嗪治疗，经过 2 个月治疗，最后药物剂量调定为喹硫平每晚 25 mg、拉莫三嗪 75 mg，症状完全消失，生活和工作如常。

疾病分类学诊断： 目前以焦虑症状为突出表现的精神障碍。

（存在不典型的心境发作）

还记得精神障碍药物治疗的两个公式吗？本想仅用黛力新能控制病情最好，黛力新的作用在前面的章节已有说明。后来因效果减弱，换用抗精神病药和抗癫痫药。患者失眠是选用"平"类抗精神病药的主要依据，小剂量喹硫平有以下作用：

- 改善睡眠；
- 抗焦虑-抑郁；
- 稳定心境。

拉莫三嗪作用有：

- 抗焦虑-抑郁；
- 稳定心境。

患者认知功能最后得以改善很可能得益于拉莫三嗪，因为临床上观察，此类症状仅用抗精神病药大多改善不理想。当然，也可能二者联合作用得以完全控制了患者的全部症状（图 26-1）。

病例 2

患者，男性，16 岁，学生。主因"情绪低落 5 年，对上学感到焦虑 4 年，自杀未遂 1 年"于 2021 年 9 月 1—14 日住院治疗。

现病史： 父母关系不和，患者自 2016 年起情绪低落，得知父母虽同居但早已离婚，之前一直瞒着他。父母经常在家里吵架；父亲不在时母亲向他诉说父亲不好，要离开丈夫；母亲不在时父亲向他诉说自己的愧疚，想通过他留住妻子。2017 年上初一时，母亲离家出走至今未回。父亲教育方式粗暴，患者情绪更加低落，且开始对上学感到焦虑，在学校期间有时会觉得头晕、心悸、胸闷、呼吸困难，严重时有持续的胸痛，自己一个人在家独处的时候能够缓解。坚持上完初一，此后难以坚持完成学业，于 2018 年初二第一学期的期中休学。自

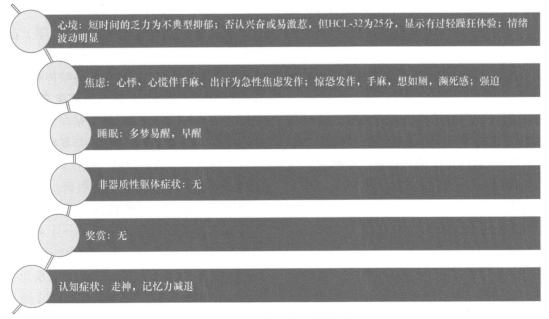

心境：短时间的乏力为不典型抑郁；否认兴奋或易激惹，但HCL-32为25分，显示有过轻躁狂体验；情绪波动明显

焦虑：心悸、心慌伴手麻、出汗为急性焦虑发作；惊恐发作，手麻，想如厕，濒死感；强迫

睡眠：多梦易醒，早醒

非器质性躯体症状：无

奖赏：无

认知症状：走神，记忆力减退

图 26-1　病例 1 症状维度分析

2019 年起在某三甲精神专科医院儿童科就诊多次，曾诊断为"焦虑状态，抑郁状态"，曾规律服用舍曲林（75 mg/d）、劳拉西泮（0.5 mg/d），并参加 3 次心理治疗，感觉情绪低落稍有缓解，但因服药后头晕、恶心而自行停药。2019 年复学完成初二学业。2020 年上初三，9 月与同学发生言语冲突后遭到班主任不公正对待，因留级生的身份被老师辱骂，在学校哭泣好几个小时。此后症状加重，11 月中旬向父亲诉说无法坚持，被父亲辱骂，逼迫其上学，感到心情极度低落，第二天早上吞服之前所剩的所有劳拉西泮（10 片左右）自杀，到学校后晕倒，被父亲接回家，昏睡数天后恢复，无后遗症。但此后每周有三四天会出现自杀想法，考虑跳楼或服药自杀，但未再实施。2020 年 12 月初三休学。2021 年复学初三，1 周前开学，感觉头晕、胸闷、呼吸困难，难以继续上学，向父亲诉说后，却被辱骂殴打。再次就诊，被收入儿童精神科住院治疗。自发病以来，患者食欲差，有时一两天不吃饭，有时一次吃很多。睡眠不规律，有时很难入睡，有时一天睡十几个小时。二便正常，近期活动少而体重增加，半年来增重约 10 kg。

既往史和家族史：既往体健。入院超声检查发现脂肪肝。否认食物、药物过敏史。否认糖尿病、高血压、心脏病等躯体疾病史。否认乙型肝炎等传染病史。否认外伤、手术史和输血史。家族史无

特殊。

个人史：独生子，母孕期健康，无感染、发热史，无服药史。无产伤窒息史。混合喂养，幼年生长发育同正常同龄儿。父亲为公交司机，大专学历，母亲为商场销售，中专学历。自幼跟随父母和爷爷奶奶五口人一起生活，2017 年母亲离开后和爷爷奶奶一起生活，父亲是监护人。患者与父亲关系不好，与奶奶关系较亲密。父母性格均强硬，父亲教养方式粗暴，有打骂行为，经常醉后耍酒疯，还拉着他一起喝酒。6 岁上学，学习成绩较好，和同学、老师关系一般。目前初三在读。病前性格：内向，不善交往，朋友少，经常不开灯也不打开窗帘，在黑暗的房间中独处，室内灯光、噪声、门口有人经过会引起不安。无特殊兴趣爱好，否认吸烟嗜好。近两年存在饮酒缓解情绪低落，约一个月一次，最多可饮一瓶半白酒。否认其他精神活性物质滥用史。

治疗：出院后服用丙戊酸钠 1000 mg/d ＋利培酮 2 mg/d ＋拉莫三嗪 100 mg/d ＋喹硫平 500 mg/d。

复诊：2021 年 12 月 13 日复诊时诉：有时想自伤、自杀，倒没实施。有时想摔、砸东西。有时想到某事会心慌。睡眠有过早睡早起、晚睡晚起、晚睡早起，也有睡眠凑合或者嗜睡的情况。自觉除了劳拉西泮，吃过的药都没用。处方氨磺必利 50 ～ 100 mg 1 次 / 日和碳酸锂 0.25 g 每日 1 ～ 2 次。

2022年1月18日复诊自称几乎完全恢复正常，吃药无副作用。氨磺必利100 mg/d＋碳酸锂0.5 g/d，嘱其坚持服用。

疾病分类学诊断：目前以心境症状为突出表现的精神障碍。

患者睡眠有过早睡早起、晚睡晚起、晚睡早起，也有睡眠凑合或者嗜睡，即睡眠模式不止一种——"不稳"。所选用抗精神病药，小剂量氨磺必利有以下作用：

- 稳定睡眠；
- 抗抑郁、焦虑；
- 稳定心境。

碳酸锂的作用机制不明，但在常用的疗效确切的丙戊酸盐和拉莫三嗪治疗无效后，使用锂盐是临床上一个可用的策略。

从药理机制上，抗精神病药 ± 抗癫痫药 ± 锂盐仅能解释部分疗效，但却能在患者身上观察到其全面的疗效（图26-2）。

病例3

患者，女性，43岁，无业。主因"敏感多疑、自语自笑2年余，加重伴凭空闻语4月余"于2011年4月7日到2011年5月12日收入某三甲精神专科医院住院治疗。入院和出院诊断：偏执型精神分裂症。临床疗效：痊愈。

现病史：患者约2年前（2009年）在美国居住给母亲打电话时，让母亲的声音低些，称楼上有人在偷听她的话，曾在美国住精神病院，具体不详。2009年8月回国后家人发现患者常自语自笑，多疑，弟弟与母亲说话即认为是在议论她，不愿与家人交流，不愿与别人接触，易发脾气。2009年9月首次至某院门诊，诊断"偏执状态"，予以帕利哌酮6 mg/d治疗，患者不愿服药，约1月余改为帕利哌酮3 mg/d，共服药约2月余后停用，患者易发脾气现象较前好转。近4个月来，患者病情较前加重，告诉母亲某影视明星与她说话，能听到耗子咬东西的声音，能"听"到枕头里、被子里及床垫里均有声音。称网上有人盯着她，窥探她的隐私。情绪急躁，在家扔东西、摔东西，常对母亲发脾气，自称看到母亲就烦。家人近几日来予其服用帕利哌酮3 mg/d，疗效不明显，今送至我院住院治疗。

入院躯体及神经系统检查：未及阳性体征。

精神检查：意识清，定向力完整，被动接触合作，可查及假性幻听，称近1周来左侧锁骨下、心脏上方有声音，不用耳朵也能听到，每次持续数分钟，每天出现的次数不定，内容多为对其进行评论，如她笑的时候，声音会说"你还笑呢"，有时有舅舅的声音，称"我外甥女是个半残废，有话就

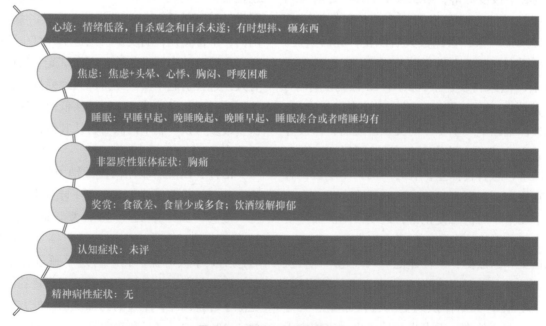

心境：情绪低落，自杀观念和自杀未遂；有时想摔、砸东西

焦虑：焦虑+头晕、心悸、胸闷、呼吸困难

睡眠：早睡早起、晚睡晚起、晚睡早起、睡眠凑合或者嗜睡均有

非器质性躯体症状：胸痛

奖赏：食欲差、食量少或多食；饮酒缓解抑郁

认知症状：未评

精神病性症状：无

图26-2　病例2症状维度分析

说吧"。存在可疑关系及被害妄想，称楼上邻居总是摔门，让她很害怕；妈妈近几天总是给她吃药，走路还端着身子，听到楼上的声音即停下来，不说话了，可能是被人控制了，医生问控制其母亲是否为了害她，称"不好说，没有证据"；称在网上无端地被攻击，自己的很多隐私问题也会遭到别人的攻击，为此很气愤。称睡眠差，常做奇怪的梦，认为自己最近的遭遇与梦有关。交谈中思维内容不愿完全暴露，情感反应尚适切，未见明显异常行为，对自身病情没有认识能力。

既往史、家族史和个人史：无特殊，病前性格要强、好面子、脾气急躁；抽烟史 15 年，10 ～ 20 支 / 日。

治疗：患者入院后予利培酮口服液抗精神病治疗，逐步增加药物剂量，最大剂量为 6 ml/d，患者病情渐改善，幻听及妄想内容消失，思维内容充分暴露，自知力逐步恢复，能够认识到病程中的异常表现。利培酮口服液 6 ml/d 时患者出现静坐不能、心慌等不适，予以药物减量至 5 ml/d，联合苯海索口服，患者不适症状消失。

被评估为痊愈出院时，除血清催乳素 3862 μIU/ml 外，无明显精神症状或躯体症状。

复诊

（1）2020 年 3 月 9 日复诊：自 2011 年起服用齐拉西酮，每 1 ～ 2 个月有轻度心慌，四肢发硬，坐不住。去年 9 月起发作频繁，医生怀疑是锥体外系反应，换成利培酮后，该症状基本消失。此后一直取药服用。曾用过艾司西酞普兰、坦度螺酮及安眠药等。

（2）2021 年 9 月 6 日复诊：利培酮 4 mg/d ＋阿立哌唑 7.5 mg/d 治疗，近一周嗜睡，每天睡 13 ～ 14 小时。头蒙，有时身体没劲。辅助检查未见躁狂或轻躁狂阳性结果。嘱其停服利培酮。

（3）2021 年 10 月 12 日复诊：自称睡得不那么多了，精神好多了，睡 6 小时，有时急躁，但心里知道。加量阿立哌唑 10 mg/d ＋拉莫三嗪 25 ～ 50 mg/d。

（4）2021 年 11 月 15 日复诊：患者又睡得偏多，有时晚睡晚起，中间醒 1 ～ 2 次，多梦。急躁，易向家人发火，有时喜独处。服用阿立哌唑 10 mg ＋拉莫三嗪 50 mg/d。嘱其必要时小量服用

喹硫平助眠。

（5）2021 年 12 月 13 日复诊：患者自述还说得过去，服用拉莫三嗪后大便稀且次数多，自己调整剂量后大便基本正常。做梦，但对自己影响不大。嘱服药为：阿立哌唑 10 mg/d ＋喹硫平 12.5 mg/d ＋拉莫三嗪 50 mg/d。

（6）2022 年 1 月 17 日再复诊，自觉基本恢复正常。

疾病分类学诊断：目前以心境症状为突出表现的精神障碍。

（曾经以阳性精神病性症状为突出表现）

患者睡眠有睡眠时相后移和嗜睡，而无睡眠少，所以选用多巴胺受体部分激动剂的抗精神病药阿立哌唑，多梦辅以小量喹硫平也得到解决，这两种抗精神病药均有抗焦虑-抑郁作用，更能治疗精神病性症状。同时联用拉莫三嗪又使得焦虑-抑郁的缓解得以强化，同时二者（抗精神病药和抗癫痫药）联用又能稳定心境（图 26-3）。如果只按当初判断的精神分裂症治疗，往往只能控制患者部分症状，其他症状会被忽略而致患者病情时有波动或加重。自语自笑实际上更多的时候与心境有关，尤其是兴奋时，而非大家习惯认为的属于精神病性表现。

病例 4

患者，女性，29 岁。家族史、既往史无特殊，月经规律。

2020 年 9 月 24 日：患者几天前因与公婆的积怨而和丈夫争吵后，睡眠变差，请假不上班。昨天患者向父母抱怨，父亲要求其必须上班，否则单位可能辞退她。今天上午患者在单位大哭，后被父母接回，不会行走，腿脚麻木，言语不搭。

2020 年 10 月 29 日：整体状况稳定，坚持服药，正常上班，脑子里没有强迫思维。这个月又因和丈夫争吵后不会走路，由丈夫哄好后 2 小时缓解。后来有一次打牌忘记怎么出的最后一把牌，一定要想起来才算完。月经基本规律。

处方：布南色林（减量）4 mg 每晚 1 次，氟西汀片 20 mg 每晚 1 次。

2020 年 11 月 16 日：昨天自测和今天医院测

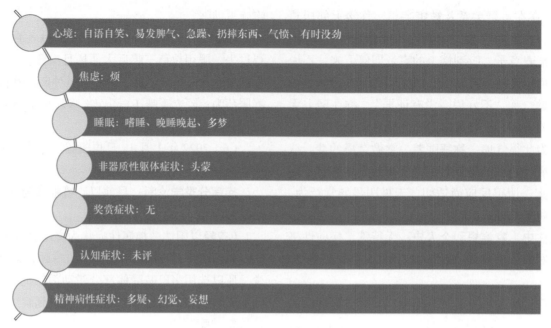

心境：自语自笑、易发脾气、急躁、扔摔东西、气愤、有时没劲

焦虑：烦

睡眠：嗜睡、晚睡晚起、多梦

非器质性躯体症状：头蒙

奖赏症状：无

认知症状：未评

精神病性症状：多疑、幻觉、妄想

图 26-3　病例 3 症状维度分析

验，证实早孕，目前服用布南色林 4 mg/d ＋氟西汀 20 mg/d。

处方：布南色林 4 mg 每晚 1 次，氟西汀 10 mg 每日 1 次。

2020 年 11 月 30 日：这半个月精神状况稳定，开始出现妊娠反应，嘴里没味。10 天后再查 B 超。维持目前治疗。

2020 年 12 月 15 日：昨天 B 超检查明确早孕并有"原始心管搏动"。目前自觉情绪稳定，每天都开心，睡眠和饮食都正常。

处方：布南色林 4 mg 每晚 1 次，停用氟西汀。

2021 年 1 月 16 日：今天凌晨 3 时醒来后，再入睡前脑海里又出现一个男性的声音说"别往后看，你后面有人"，连续好几声，自己越想控制，声音越急促。直到自己听到自己的哼哼声，那个声音才消失，前后不到一分钟。昨天中午去丈夫单位附近吃饭，然后等他下班，3 点多喝了一点饭店里的饮料，很快就腹泻，遂怀疑被人下毒而报警。警察来后查出患者有"精神异常"，通知了其丈夫。后来患者不腹泻了，但又开始说父母不是亲生的，他们偷了我 500 万元，我是满清格格。晚上睡眠差。目前孕 14 周。

意识清，主动接触，表情、语态幼稚作态。

处方：布南色林 12 mg 每晚 1 次。

2021 年 1 月 19 日：药物加量后 3 天，晚上仍睡眠差，认为丈夫原本是自己亲哥哥，父亲本不姓王，真名是"黄飞鸿"，和电影里清朝的那个人物同名同姓，真实身份是公安的卧底，自己幼年被当作人质交换，因此而姓王。要求做亲子鉴定。

意识清，主动接触，表情和情感反应活跃，流泪诉如上。思维和言语表达略显凌乱。无自知力。

处方：减停布南色林，换用奥氮平 15 ～ 20 mg 每晚 1 次（渐加量）。

2021 年 1 月 26 日：昨天行引产手术，且在办理离婚手续。上次换用奥氮平后，睡眠改善，情绪也稳定很多。

处方：奥氮平 15 mg 每晚 1 次。

2022 年 1 月 26 日（周三，笔者接手处理）：按照原治疗方案，下周二应该注射棕榈酸帕利哌酮注射液（善思达）下一针。

有"听"到的声音，而且脑子里的后面有回音，如"该吃饭了"。听到的声音模仿自己或他人的声音，如父亲的声音。觉得都是母亲的声音变的，要控制自己。

有"幻影"，想到过去，脑子里会出现相应的场景，都是不好的场面。老下跪——老觉得对不起人。脑子乱。服用氯硝西泮后走路老歪。看东西对眼。以前睡眠有多有少，多则一天超过 9 小时，少则短于 6 小时。

处方：氨磺必利 50 ～ 300 mg 每晚 1 次，拉莫三嗪 25 ～ 50 mg 每日 1 次。

2022 年 3 月随访：患者每天服用氨磺必利 300 mg ＋拉莫三嗪 100 mg，症状完全消失，恢复社会功能，而且没有不良反应。

如果大家看了前面 3 个病例，是否也可试着分析一下这个病例（在图 26-4 中填写）？如果愿意，可用表 26-1 对患者的诊治情况进行记录。

表 26-1　精神障碍维度法的诊断与治疗列表

姓名：＿＿＿＿＿＿＿＿＿　　日期：＿＿＿＿　＿＿＿＿年＿＿月＿＿日

精神症状与诊断＼判断治疗	判断				药物治疗						
	先后	轻重	显隐	纵横	AP	AED	锂盐	AD	BZD	非 BZD	其他
阳性症状											
心境症状	低落										
	高涨或等位表现										
认知症状	反应迟钝										
	记忆减退										
	注意力不集中										
	执行功能受损										
焦虑等症状	焦虑										
	惊恐										
	强迫										
非器质性躯体症状	非疼痛										
	疼痛										
睡眠障碍或睡眠无障碍	失眠										
	嗜睡或睡眠时相转移										
	失眠-嗜睡交替										
	睡眠正常										
奖赏症状	饮食										
	烟草										
	酒精										
	毒品										
	性										
	止痛 / 镇痛药										
疾病分类学诊断											
疗效											
不良反应或其他事件											

AP，抗精神病药；AED，抗癫痫药；AD，抗抑郁药；BZD，苯二氮草类药物

图 26-4 病例 4 症状维度分析

疾病分类学诊断：目前以＿＿＿＿＿＿＿＿为突出表现的精神障碍。

用药公式：＿＿＿＿＿＿＿＿＿＿＿＿＿＿＿＿＿＿＿＿＿＿＿＿

选用氨磺必利的理由：＿＿＿＿＿＿＿＿＿＿＿＿＿＿＿＿＿＿

＿＿＿＿＿＿＿＿＿＿＿＿＿＿＿＿＿＿＿＿＿＿＿＿＿＿＿＿＿

选用拉莫三嗪的理由：＿＿＿＿＿＿＿＿＿＿＿＿＿＿＿＿＿

＿＿＿＿＿＿＿＿＿＿＿＿＿＿＿＿＿＿＿＿＿＿＿＿＿＿＿＿＿

第27章

常见问题之我答：举隅

在面对双心疾病患者和（或）其陪伴者时，他们常常纠结于几个问题：我必须吃药吗？有副作用怎么办？现在没有，将来吃久了会不会有？吃药会不会依赖、变傻？我要吃一辈子药吗？是否影响结婚、要孩子？

看来，看病一如教书，对不同的人要不断重复相同或相似的话。笔者经常跟他们打比方说，看病、吃药就跟找对象类似，你找的医生或者吃的药，如果合适最好，不合适可以换，直到满意或大致满意为止。合不合适，你如果不跟他处一段时间，能骤下结论吗？一见钟情又过得好的人有，但很少，过得差的就离了或换了，还有很多凑合着过，偶尔考虑换一个。

一、患有双心疾病是否需要吃药？

先来说是否有了双心疾病就得吃药。列宁说，具体问题具体分析。这取决于三个方面：一是所患疾病，要看其轻重、长短、风险；二要看科学上对于疾病的目前的理论说法；三是医生对你的病和你的人的态度判断，最好综合考虑，商量对策及决策。这才是真正的循证医学。

再说副作用。

二、药物副作用的问题

说到副作用，先说会不会有副作用？打开任何一个西药的说明书，在"副作用"一栏会密密麻麻地罗列很多副作用，但大家想想罗列的这些副作用是怎么来的。答案是来源于临床研究，也就是参与研究的患者身上凡是出现的副作用（或多或少）都要罗列出来，发生的频率（发生率）则有多有少。

实际上，真正出现的比例一般都不多，相反，用 1 减去发生率所得数字，是不发生某种副作用的风险，一般来说，不发生的可能性更高。但多数人一般不这么想。

作为药物，无论中药、西药，"是药三分毒"是常识。但如果治病真的需要，那就最好用药，试想，人体内诸如肝、肾、消化道等器官，本来就是解毒、排泄用的，如果你用药后既无新的不舒服或病的感觉也没加重，外观上也没有出现异常，定期检查也没有明显异常，那就说明身体对所服药物代谢正常，那就不用担心所谓副作用的问题。如果有，也要看轻重，很轻的副作用，可能不久就消失，说明身体已经适应此药物。如果副作用大，就考虑换药。临床上，也有即使副作用大，医生或患者也还坚持继续用药的，会有两种结果：一种是最终副作用消失或渐轻，效果好可以继续用药；另一种是坚持一定时间，副作用不减可以考虑停药或换药。至于说，病情经治平稳，长久用药以后会不会有副作用，这个问题实际上没法回答，因为很久以后，你不仅是吃药，人生活的内外环境也是不断变化的，将来一个因素的结局并非由一个因素决定，所以无法下定论。通俗地讲，就是"不去算命"。但就目前来说，如果平稳，疾病本身需要的话就可以继续服用，将来有问题再找方法解决。如同咱们过日子，目前过得好就先这么过着，没几个现在过得好好的，却担心将来过不好或有不测，然后现在也过不好。很多治疗心脏病的药物都需要长期服用，一般来说也没问题。很多精神（心理）疾病的治疗，完全可以等同于心脏病的治疗。说到这里，还有一种可能就是患者还是不太愿意接受精神（心理）疾病药物治疗长期化的毒性问题。实际上，咱们大家日常饮食中，就目前的情况而言，有没有

159

"毒"？人们天天吃喝，好像一般也没啥问题。

三、服用精神药物是否会依赖？

"依赖"这个词，在不同的人那里含义不同，老百姓大多数是怕长期服药，因为一是怕日久伤身，二是即使精神（心理）问题得到控制而依然要服药的话，一般来说那就意味着还有这个病，而长期有这个病对一般人来说有病耻感，因而心里别扭，不易接受。而医学上的依赖是个什么概念呢？《精神病学英汉双解词典》中说，用于酒和其他药物时，该术语指需要重复用药以达到感觉良好或避免痛苦感……它大致相当于ICD-10中"依赖综合征"的概念[54]。在ICD-10语境中，它通指综合征中任一表现。该术语常常也与"成瘾"和"慢性酒精中毒"交替使用。它涵盖了躯体和心理两方面内容。心理或精神依赖指对饮酒、服药控制受损的体验，而生理或躯体依赖指耐受和戒断症状[17]。通俗地讲，如果服药成瘾就是不吃药就"想得不行"，或者还有身体难受或越吃越多。实际上，双心疾病常用药物中仅有苯二氮䓬类药和非苯二氮䓬类的催眠药有这种可能（所以，一般要求短期使用），其他药物一般不会成瘾。而有些患者将突然断药或停药而出现的撤药反应，当成了药物成瘾。二者实非一个概念。实际上很多人问这个问题，是怕长期吃药。然而不幸的是，大多数精神疾病属于慢性或发作性疾病，发作性疾病复发的概率也很高。现在医生对疾病治疗好转或痊愈后服药时长的说法不一，这既有对文献的学习，也有医生本人的理解，即有可能不全按或不按文献里的说法。笔者经常说精神（心理）疾病可以按高血压病和糖尿病似的治疗，当然是患者或其决策者没有太多的顾忌，否则，可以考虑稳定一段时间后减药停药，复发再治，不复发最好。也就是：长吃不犯或者犯病再治。

四、服用精神药物会不会使人变傻？

先说说"傻"这个词，按理说，书面语中最好不出现带有这类歧视性的词语。但是什么专业性的术语也没有这些俗语更传神，让人理解更到位。一般来说，"傻"大致有三种：①成年（18岁）前由

于各种原因导致人的智力发育受阻或下降，到成年后无法恢复，这种情况，精神医学将其称为"精神发育迟滞"；②成年前智力发育正常，成年后由于各种因素导致智力受损或下降，也可能包括人格的改变，尤其是老年人，我们称之为"痴呆"，现在的分类属于"神经认知障碍"的范畴；③"250"，这里用数字表示，别读出来，大家明白即可，我就不在此作进一步解释了。心脏科一般也碰不到。大家看这三种情况，只有"痴呆"可能是大家担心的所谓"傻"。常见的"痴呆"包括我们常说的"老年痴呆"和"血管性痴呆"，年龄是一个不可更改的危险因素，基础病是我们要控制好的，基础病的防治不仅包括血压、血糖、血脂和生活方式的治疗和改变，还有精神（心理）问题也要控制好，比如心境障碍如果控制不好或反复发作，就可能与其他因素一起更容易导致"痴呆"。从这个角度看，不是吃药会导致变傻，而是不吃药或吃不好药更容易变傻。临床上很多患者担心这个问题，是他们本身就有记忆力不好的表现，他们或有些医生认为是药物所致，笔者的理解大多是由于本身精神（心理）问题没有得到很好控制所致。当然，精神药物中的苯二氮䓬类和非苯二氮䓬类催眠药有可能导致记忆力减退，作为辅助用药应尽量短期使用，直至不用或偶用。

五、精神药物对婚育的影响

患者担心精神药物会不会影响婚育的问题，一般来说分两个方面，一是担心自己的精神（心理）问题会遗传到下一代，二是担心用药会影响下一代。

关于遗传问题，这里可以用到**遗传度**这个概念。这是个群体概念，是说一个或一类疾病多大程度上可以用遗传**解释**，大家注意不是**决定**。这是建立在统计学基础上的概念[15]。一般来说，有某种精神（心理）问题的一个患者，其下一代得这种病的概率比没有这种病的人的下一代高数倍，如果双亲都有此病，下一代得此病的概率更高。但就个体而言，这个概念充其量就是个概率，对将来的预测没多大价值。如果我们把人得某种病的可能病因分成先天和后天两类（据说这种分法不太科学[15]），即使你遗传了上一代的某些致病基因（一般都不是

单一基因起作用），如果在后天没有因素让这些基因一起表达或按一定时间或顺序表达出来，这种病就不会出现，人的一辈子谁能算出来什么时候得什么病？！即使你算出来会得一种病，人类可能得的那么多病，又都能算得出来？与其天天杞人忧天，何不过好当下？何不有病治病，无病防病呢！

至于药物对下一代有无影响，要男女分说。

男性患者服用精神药物对要孩子有影响吗？目前似乎没有研究，没有什么论断。其实，对于下一代来说，男性只提供一半遗传物质，备孕前可前往生殖中心或男科进行精子的检查，如果从精子数量、形态、活力等数据上均正常，就说明服药从可观察到的方面没有明显影响，微观的影响可以理解为同上述关于遗传的理解。如果说对于精子常规数据有明显的影响，会影响女方受孕，不能形成受精卵，则可以考虑减药、停药或换药。如果疾病本身不需要长期服药则更好，可以考虑停药后一段时间再备孕。

如果患者是女方，相对来说考虑的因素要多一些。因为人最怕的是药物导致的胎儿畸形。目前来说，精神药物中，有几类药是要求医生明确告知患者有可能导致胎儿畸形，包括苯二氮䓬类药物、锂盐和抗癫痫药中的几种，抗精神病药和抗抑郁药对致畸来说相对安全。一般来说，笔者会交代给患者几个说法：一是尽量不用有致畸可能的药；二是没有绝对安全的药；三是孕检要比一般孕妇更规律更频繁一些，一旦发现明确畸形，尽早中止妊娠，孕检正常则皆大欢喜；四是决定权在备孕夫妇手中，不可转交给他人。幸与不幸可能相伴而生，想要幸运，就做好为之奋斗的打算，并做好承受不幸的可能，一如咱们过日子。五是即使一个人没有病或不吃药，谁能保证她怀的孩子就一定都正常？

六、双心医学中的心理问题患者能否接受？

这个问题很多时候困扰着从事双心医学的医生。按照胡大一老师看心脏疾病的模式，心理问题最好也能跟患者说清楚，给出合理的解决方案。但很多患者都不太愿意接受心理问题的说法，只认为是身体出现问题，跟情绪无关，或者说因为身体出

现问题才有情绪问题和（或）睡眠问题，或者说是睡眠问题导致很多不舒服。这种对精神（心理）问题的集体耻感在人群中很常见，甚至也不是只有一个国家如此。怎么办？

1. 澄清　等患者把不舒服（主诉）说完，医生根据所学，判断患者有什么症状，症状有什么特点，持续多久，有何影响，要跟什么进行鉴别，还要进一步问什么，最后能否确定唯一或明确无误的诊断。这是一个医患之间互相理解、建立医患关系的互动过程。患者知道医生已理解自己的不舒服。

2. 解释　要对患者的症状逐一或综合地进行解释，告诉患者医生的判断是什么，为什么这么判断。根据医生的判断，可以给患者什么解决办法。在此过程中，显然要对患者的反应做出判断，看患者多大程度上接受医生的判断和处理办法。如果患者实在不接受，怎么办？

3. 等待　时间也是一种广义上的治疗手段。患者在通过自己可能想到的办法用尽后，如果自己的问题得不到自己认可的解决，他可能反过来再来寻求自己原来不接受的办法。至少试一试可行。

所以，笔者在处理双心医学的心理问题时，有时会对患者模糊交代概念性的心理问题，强调以方法的效果为先。

七、我或他的病重吗？

这是常被患者和（或）其伴诊者经常问到的一个问题。病有轻重是很自然的事，但往往不是他们问题的重点，这个问题的背后是好不好治的问题，体现了他们的担心。

病的轻重，一看疾病的性质，二看症状的轻重及其影响。

如果单看症状，有轻有重，比如用量表评估，按照分值的界定会有轻重之分，但这还要看经治医生的经验，即使某症状从分值上看属于重度，但追问起来很可能对患者的影响不重；相反，有些患者焦虑、抑郁相关量表的得分为轻中度，但患者有很强的自杀观念，有的人甚至有攻击行为，这就不能判断为轻病。如果是以阴性症状群为主要表现的精神分裂症，在一般人看来病得不重，但是恐怕难以逆转；如若患者是人格障碍，在精神障碍的等级中

它的位置较低，表现可轻可重，但治疗则不容易。介于这两者之间的精神障碍大多数是可逆的，所以是可以治疗的，治疗得好坏，很大程度上取决于患者遇到的医生，因为这取决于他对患者疾病理解基础上的治疗方案及其调整。有时，即使病情重，但治疗的效果可能很好，而病情轻，却不见得疗效就好。

所以，不能一概而论。但请相信，医生一定会尽其所能；在治好疾病这个目标上，医患（包括伴诊者）是一致的。

八、指南上是这么说的！

这个问题医生和患者都有提及，医生为多。指南的全称是临床诊疗指南，定义是针对特定的临床情况，系统制订出的帮助临床医生和患者做出恰当处理的治疗意见。据说指南可以减少医生治疗水平差异带来的治疗结果差异，保证治疗效果、降低风险。这样就保证了最基本、最规范的治疗效果，被形象地称为"地板"。指南用规范降低水平差异，用科学保证疗效和控制风险，但是它永远不是"天花板"[55]。在地板和天花板之间才是医生，尤其是所谓的三级医院的医生的追求，那才是患者的福音。指南是为原来在"地下室"的医生提供的程序让其达到"地板"上的水平，为何又拿它将本就已在"地板"上的医生限制死？所以，疗效或最终的疗效才是衡量医生所用方法优劣的标准，而不是是否采用指南上的意见。

参考文献

［1］克鲁泽.人类文明史.何珊,郭颖杰,译.北京:新世界出版社,2016.

［2］刘梅颜,陆林,耿庆山.双心医学.北京:人民卫生出版社,2016.

［3］许又新.精神病理学.2版.北京:北京大学医学出版社,2010.

［4］唐宏宇,方贻儒.精神病学.北京:人民卫生出版社,2014.

［5］中国康复医学会心血管病预防与康复专业委员会,中国老年学学会心血管病专业委员会,中华医学会心身医学分会.在心血管科就诊患者心理处方的中国专家共识(2020版).中华内科杂志,2020,59(10):764-771.

［6］格尔德,哈里森,考恩.牛津精神病学教科书:第5版.刘协和,李涛,译.成都:四川大学出版社,2010.

［7］许又新.精神病理学——精神症状的分析.长沙:湖南科学技术出版社,1999.

［8］美国精神医学学会.精神障碍诊断与统计手册:第5版.张道龙,译.北京:北京大学出版社,2014.

［9］World Health Organization. WHO releases new International Classification of Diseases(ICD-11). 2018-06-18. http://www.who.int/news-room/detail/18-06-2018-who-releases-new-international-classification-of-diseases-(icd-11)

［10］陆林.沈渔邨精神病学.6版.北京:人民卫生出版社,2018.

［11］鲁格,戴格尼斯.思考的盲点.张濯清,译.北京:人民邮电出版社,2018.

［12］尼克尔斯.神经生物学——从神经元到脑:第5版.杨雄里,译.北京:科学出版社,2014.

［13］Duffy A, Malhi G S, Carlson G A. The challenge of psychiatric diagnosis: Looking beyond the symptoms to the company that they keep. Bipolar Disorders, 2018, 20: 410-413.

［14］斯塔尔.Stahl精神药理学精要:神经科学基础与临床应用:第3版.司天梅,黄继忠,于欣,译.北京:北京大学医学出版社,2011.

［15］理查森.基因、大脑和人类潜能.武越,译.北京:中信出版社,2018.

［16］珀尔,麦肯齐.为什么:关于因果关系的新科学.江生,于华,译.北京:中信出版社,2019.

［17］世界卫生组织.ICD-10精神与行为障碍:临床描述与诊断要点.范肖东,译.北京:人民卫生出版社,1993.

［18］American Psychiatric Association. Ameirican Psychiatric Association Diagnostic and Statistic Manual, 4th ed(DSM-Ⅳ), 1994.

［19］巴恩希尔.DSM-5临床案例.郑毅,任艳萍,译.北京:北京大学医学出版社,2019.

［20］Dziegielewski S F. DSM-Ⅳ-TR in Action. 2nd ed. New Jersey: John Wiley & Sons Inc, 2013.

［21］安德烈.不害怕:各种恐惧症,以及怎样克服恐惧症.黄晓楚,刘雨叶,译.长沙:湖南文艺出版社,2013.

［22］斯莫勒.正常的另一面:美貌、信任与养育的生物学.郑嬿,译.北京:生活·读书·新知三联书店,2015.

［23］多内拉斯.心脏减压疗法:心脏病患者的行为干预.丁荣晶,夏昆,译.北京:北京大学医学出版社,2016.

［24］海特.象与骑象人:幸福的假设.李静瑶,译.杭州:浙江人民出版社,2012.

［25］塞姆浦.牛津临床精神病学手册.唐宏宇,郭延庆,译.北京:人民卫生出版社,2006.

［26］肖传实,原天岗.综合医院精神卫生学.北京:人民军医出版社,2003.

［27］于欣,方贻儒.中国双相障碍防治指南.2版.北京:中华医学电子音像出版社,2015.

［28］陆林,王雪芹,唐向东.睡眠与睡眠障碍相关量表.北京:人民卫生出版社,2016.

［29］张明园,何燕玲.精神科评定量表手册.长沙:湖南科学技术出版社,2015.

［30］于欣.精神科住院医师培训手册——理念与思路.北京:北京大学医学出版社,2011.

［31］吴文源.心身医学基本技能.上海:同济大学出版社,2009.

［32］曾昭耆.漫漫从医路.2版.北京:人民卫生出版社,2016.

［33］马钱特.自愈力的真相.胡大一,译.杭州:浙江人民出版社,2019.

［34］Stahl S M, Segal S. The third generation of therapeutic innovation and the future of psychopharmacology. Current Psychiatry, 2021, 20(12): 6-8, 25.

［35］奥尔波特．偏见的本质．凌晨，译．北京：九州出版社，2020.

［36］萨加德．病因何在——科学家如何解释疾病．刘学礼，译．上海：上海世纪出版集团，2007.

［37］唐宏宇，郝伟．精神病学．北京：科学技术文献出版社，2003.

［38］Sims A. Symptoms in the mind: an introduction to descriptive psychopathology. 3rd ed. London: Saunders, 2003.

［39］孙学礼，曾凡敏．临床躯体症状的心身医学分类及诊疗共识．2版．北京：科学出版社，2017.

［40］姜忆南，魏镜，李涛，等．躯体形式障碍与躯体症状障碍患者临床特征比较．中华精神科杂志，2020，53（1）：29-34.

［41］沃克斯曼．临床神经解剖学：第27版．张刚利，吉宏明，译．北京：人民军医出版社，2017.

［42］沃克．我们为什么要睡觉？田盈春，译．北京：北京联合出版公司，2021.

［43］陈嘉映．无法还原的象．北京：华夏出版社，2016.

［44］Fountoulakis K N. Being strictly scientific is the only way forward for psychiatry. Acta Psychiatr Scand, 2021, 143（3）：187-188.

［45］成人癫痫患者长程管理共识专家协作组．关于成人癫痫患者长程管理的专家共识．中华神经科杂志，2013，46（7）：496-499.

［46］Verrotti A, Scaparrotta A, Agostinelli S, et al. Topiramate-induced weight loss: a review. Epilepsy Research, 2011, 95（3）：189-199.

［47］Stahl S M. Stahl's essential psychopharmacology: neuroscientific basis and practical applications. 5th ed. New York: Cambridge University Press, 2021.

［48］本托尔．医治心病——精神病治疗为什么失败？李晓，黄艳，张黎，译．上海：华东师范大学出版社，2014.

［49］阿尔瓦伦加，伯恩．心理心脏病学手册．马文林，吴士豪，陈华，译．北京：人民卫生出版社，2020.

［50］德尔纳．失败的逻辑：事情因何出错，世间有无妙策．王志刚，译．上海：上海科技教育出版社，2018.

［51］史考尔．疯癫文明史：从疯人院到精神医学，一部2000年人类精神生活全史（初版）．梅苃芒，译．台北：猫头鹰出版，2018.

［52］道林．理解大脑：细胞、行为和认知．苏彦捷，译．北京：中国轻工业出版社，2021.

［53］科布．大脑传．张今，译．北京：中信出版社，2022.

［54］于欣，田成华，胜利，译．精神病学英汉汉英词典．北京：中国心理卫生杂志社，1998.

［55］薄世宁．薄世宁医学通识讲义．北京：中信出版社，2019.